新版

歯科医療管理

Dental Practice Management

安全・安心・信頼の歯科医療を
提供するために

一般社団法人 日本歯科医療管理学会 編

医歯薬出版株式会社

■ 執筆（執筆順）

尾﨑	哲則	日本大学客員教授
網干	博文	日本大学歯学部特任教授
上原	任	日本大学歯学部専任講師
今村	佳樹	日本大学歯学部特任教授
山本	龍生	神奈川歯科大学歯学部教授
上條	英之	東京歯科大学教授
笹井	啓史	デンタルサポート株式会社理事
日髙	勝美	九州歯科大学名誉教授
片山	繁樹	片山歯科医院（神奈川県）
藤井	一維	日本歯科大学新潟生命歯学部教授
鶴田	潤	東京医科歯科大学准教授
川上	智史	北海道医療大学特任教授・予防医療科学センター長
五十嵐博恵		萌芽の森クリニック・歯科（宮城県）
白土	清司	元白土歯科医院（大分県）
福澤	洋一	虎ノ門ヒルズ福沢歯科（東京都）
木村	哲也	木村歯科医院（大分県）
髙橋	義一	髙橋歯科医院（東京都）
石井	瑞樹	日本歯科大学新潟病院講師
森本	徳明	矯正歯科森本（広島県）
玉川	裕夫	大阪大学大学院歯学研究科招へい教員
瀬川	洋	奥羽大学歯学部教授
植松	浩司	あすか総合法律事務所
福泉	隆喜	九州歯科大学准教授
山口	摂崇	札幌市保健福祉局保健所
平田創一郎		東京歯科大学教授
恒石美登里		日本歯科総合研究機構主任研究員
中村	好	中村歯科医院（東京都）
岸	光男	岩手医科大学歯学部教授
勝部	直人	ミズキデンタルオフィス（神奈川県）
柴垣	博一	柴垣歯科医院（神奈川県）
髙田	晴彦	元髙田歯科医院（神奈川県）

■ 編集

尾﨑	哲則	日本大学客員教授
福澤	洋一	虎ノ門ヒルズ福沢歯科（東京都）
瀬川	洋	奥羽大学歯学部教授
藤井	一維	日本歯科大学新潟生命歯学部教授

This book is originally published in Japanese under the title of：

SHINPAN-SHIKAIRYOUKANRI
-ANZEN-ANSHIN-SHINRAI-NO SHIKAIRYOU WO TEIKYOUSURUTAMENI
（Dental Practice Management）

Editors：
Japanese Society of Dental Practice Administration

Ⓒ 2018 1st ed.

ISHIYAKU PUBLISHERS, INC.
   7-10, Honkomagome 1 chome, Bunkyo-ku,
   Tokyo 113-8612, Japan

序文

本書は，2011年に上梓された『歯科医療管理』（日本歯科医療管理学会編集）の改訂版である．前書は，歯科大学・歯学部の高学年，卒業直後の臨床研修医，開業前後の歯科医師を対象とし，歯科医療管理に関する基本的な情報を伝えていた．本書は，その対象を広げ，卒業後数年経過し，これから開業を目指す若い歯科医師や歯科診療所の管理を見直し，継承も視野に入れた歯科医師も対象とした．

近年の歯科医療を取り巻く環境は，より高度な専門性が求められると同時に社会の動向に合わせた国民目線が求められる時代になってきた．国民は，安全で安心，信頼できる歯科医療の提供を求めている．良質な歯科医療を提供するためには，診療環境を整える必要がある．歯科医療管理は，実際に診療を行う場合，いかにして学問である歯科医学を臨床としての歯科医療に応用するかを考究することを目的としている．歯科医療は，歯科医学の知識と技術をもって病気を治すことが基本であるが，国の制度や法律，国民の習慣および意識，生活環境等に大きく左右される．

憲法第25条を受け，歯科医師法第1条に「歯科医師は，歯科医療及び保健指導を掌ることによって，公衆衛生の向上及び増進に寄与し，国民の健康な生活を確保するものとする」と歯科医師の任務が謳われている．つまり，歯科医師は，単に歯科疾患の治療をするだけではなく，公衆衛生の向上と国民の健康に寄与しなければならないと規定されている．

超高齢社会が進行する今日，国民のニーズに応えるためには，地域住民を主体とした各関係機関との連携強化，医科医療機関，行政各関連機関及び地域包括支援センター等との連携を含めた地域完結型医療といわれている地域包括ケアシステムの構築等，新たな歯科医療の提供体制が必要となってきている．また，平成30年度診療報酬改定では「医療安全」と「地域連携」という歯科医療管理の分野がキーワードとなった．

本書は，これら歯科医療管理に関する総合的な事項を伝えるために，内容を次の5つの編に分け構成した．第Ⅰ章：序説（歯科医療と歯科医療管理），第Ⅱ章：歯科医療管理基本的事項（歯科医療・歯科医療の法的性格・歯科診療所の開設），第Ⅲ章：歯科医療安全（歯科診療所における医療安全・診療所管理と医療監視・歯科医事故への対応・医療情報管理・医事紛争と処理），第Ⅳ章：医療連携及び地域包括ケア（医療制度・医療連携），第Ⅴ章：かかりつけ歯科医機能の強化（かかりつけ歯科医），これにより従来の診療室にとどまる「診療所完結型歯科医療」から，地域包括ケアシステムで求められている「地域完結型歯科医療」と歯科医師の将来展望にまで触れている．

本書の制作には，多くの歯科大学・歯学部の教育関係者及び歯科開業医や法律等の各分野の専門家の方々にご協力をいただいた．各執筆者に敬意を表するとともに，本書の出版に労を費やしていただいた医歯薬出版株式会社に感謝を申し上げたい．

平成30年7月

一般社団法人　日本歯科医療管理学会

理事長　白玉　清司

I編 序説

CHAPTER 1 歯科医療と歯科医療管理……2
- I 歯科医療管理とは……2
- II 「歯科医療管理」と「歯科医療管理学」……2
- III 歯科医療と社会……3
- IV 本書の目的と構成……4

II編 歯科医療管理基本的事項

CHAPTER 1 歯科医療……6
- I 歯科医療と患者の権利……6
- II 歯科医療と倫理……10
  1. 倫理，道徳，法の違い
  2. 医療と倫理
- III 歯科医療とコンプライアンス……13
  1. コンプライアンスとは何か
  2. 社会の変化とコンプライアンス
  3. 医療機関とコンプライアンス
  4. 医療機関にとってのコンプライアンスの範囲
  5. 医療機関のコンプライアンスを促進させるための活動
  - COLUMN　もう1つのコンプライアンス……16
- IV DOSとPOS……17
  1. DOS，POSとは
  2. POSの必要性と問題点
  3. POSの基本的構造
  4. 症例

CHAPTER 2 歯科医療の法的性格……21
- I 歯科医療の法的意義……21
  1. 歯科医師の社会的役割
  2. 日本国憲法第25条，第13条
  3. 歯科医師の義務
  4. 歯科医業
  - COLUMN　医道審議会で歯科医師の行政処分が行われる事例……25
- II 歯科医療と医療法……25
  1. 医療法の沿革
  2. 医療法の目的
  3. 医療法の理念
  4. 国及び医療関係者の責務
  5. 医療法による診療所と病院の定義
  6. 医療機関の開設と管理
  7. 医療機関の指導監督
  8. 医業等に関する広告制限
  9. 広告可能な診療科名

  10. 医療法人制度
  11. 都道府県医療審議会
  12. 医療安全対策について
  13. 医療計画と医療提供体制
  14. 2025年に向けた医療提供体制
 Ⅲ **歯科医療と健康保険関連法** …… 37
  1. 健康保険法
  2. 国民健康保険法
  3. 高齢者の医療の確保に関する法律
  4. その他の法律
 Ⅳ **歯科口腔保健の推進に関する法律（歯科口腔保健法）** …… 41
  1. 概要
  2. 法律の目的と基本理念
  3. 歯科医療関係者などの責務
  4. 公共団体の施策と実施体制
  5. 歯科口腔保健を進めるための基本的事項
  6. 法制定後の施策と今後

CHAPTER 3 歯科診療所の開設 …… 46

 Ⅰ **歯科診療所の開設プロセス** …… 46
  1. 歯科診療所開設に関する基本的プロセスと特徴
  2. 開設における諸届け及び申請
 Ⅱ **歯科診療所開設時の検査** …… 51
  1. 開設にかかわる保健所の立入検査（確認検査）
  2. 消防署などの立入検査
 Ⅲ **歯科診療所の従業員** …… 53
  1. 歯科診療所の従業員（スタッフ）
  2. 募集・採用
  3. 労働保険（労働者災害補償保険，雇用保険）
  4. 労働契約
  5. 就業規則
 Ⅳ **歯科診療所の設備** …… 56
  1. 歯科診療所の開設時の設備の特徴と管理
  2. 医療安全にかかわる管理
 Ⅴ **建設と建物管理** …… 57
  1. 歯科診療所の建設
  2. 法的手続き，法的具備条件
  COLUMN　歯科診療所を閉鎖するときに必要な手続き …… 59

Ⅲ編 歯科医療安全

CHAPTER 1 歯科診療所における医療安全 …… 62

 Ⅰ **医療法における医療安全** …… 62
  1. 義務化されている項目
  2. 安全管理分野ごとの対策
 Ⅱ **医療機関における医療安全対策** …… 66
  1. 医療事故とは
  2. 医療事故の発生要因・ヒューマンエラー

3. 医療事故の事故分析手法
4. 医療事故を防ぐために（含む医療事故調査制度）

Ⅲ 感染予防管理 …… 70
1. 感染対策マニュアルと院内感染管理システム
2. スタンダードプリコーション
3. 職員（従業員）教育と管理
4. 医療廃棄物
5. 感染対策と経済的負担

Ⅳ 院内医薬品・歯科材料の管理 …… 74
1. 医薬品安全管理責任者による管理
2. 偶発症及び全身疾患増悪時等の事前対応
3. 海外から購入する医薬品に関して

Ⅴ 医療機器の管理 …… 77
1. 医療機器保守管理責任者による管理
2. 特定化学物質障害予防規則—ホルマリン殺菌器の扱い

Ⅵ 災害時の対応 …… 79
1. 災害への事前対応
2. 災害時の対応

CHAPTER 2 診療所管理と医療監視 …… 83

Ⅰ 診療用放射線装置の管理 …… 83
1. 歯科で用いられる主な診療用放射線装置の医療法上の分類
2. 診療用エックス線装置の防護
3. 放射線測定器
4. 放射線の防御
5. 照射録の記載
6. 放射線の照射

COLUMN 保健所の立ち入り検査におけるエックス線関連の指摘事項 …… 87

Ⅱ 医療廃棄物の処理・管理 …… 88
1. 分別
2. 梱包
3. 施設内における移動
4. 施設内における保管
5. 容器の表示
6. 施設内における中間処理
7. 在宅医療における廃棄物の処理

COLUMN グルタールアルデヒドの取り扱い …… 99

Ⅲ 院内の掲示 …… 100
1. 掲示が義務づけられている事項
2. 掲示が推奨されている事項

Ⅳ 保健所の立入検査 …… 101
1. 立入検査までの流れ
2. 立入検査当日の主なチェック項目

COLUMN 保健所による立入検査の実態は？ …… 103

CHAPTER 3 歯科医療事故への対応 …… 105

Ⅰ 医療危機管理 …… 105
1. 現代医療の宿命—安全を脅かす状況
2. 歯科医師に求められる管理能力

Ⅱ 医療過誤の民事・刑事責任 …… 107
　　　　1. 民事責任
　　　　2. 刑事責任
　　Ⅲ 医療過誤の行政責任 …… 110
　　Ⅳ 医療過誤の防止 …… 111
　　　　1. 医療過誤の範囲
　　　　2. 医療事故から学ぶべきこと
　　　　3. 具体的な医療過誤防止策

CHAPTER 4 **医療情報管理** …… 115
　　Ⅰ 医療情報管理とは …… 115
　　　　1. 医療情報の定義
　　　　2. 医療情報の特徴
　　　　3. 医療情報の標準化
　　　　4. 医療情報の一次利用と二次利用
　　　　5. 医療情報の共有
　　Ⅱ 診療録 …… 121
　　　　1. 診療録とは
　　　　2. 記載にあたっての注意点
　　　　3. 診療情報の提供
　　Ⅲ 電子診療録 …… 129
　　　　1. 診療情報電子化の概念
　　　　2. 診療録の電子化
　　　　3. 診療情報電子保存の3基準
　　　　4. 電子診療録の例
　　　　5. 電子データの二次利用
　　　　6. 情報のコントロール権
　　　　7. 電子診療録が目指すもの
　　Ⅳ 医療と個人情報保護法 …… 135
　　　　1. 個人情報の保護に関する法律（個人情報保護法）
　　　　2. 医療機関における個人情報の保護
　　Ⅴ 診療情報開示の具体的な流れ …… 138
　　　　1. 診療記録の開示に関する手続

CHAPTER 5 **医事紛争と処理** …… 140
　　Ⅰ 医事紛争の原因と防止 …… 140
　　　　1. 医事紛争の概要
　　　　2. 医事紛争の原因
　　　　3. 医事紛争の流れ
　　　　4. 医事紛争の防止（予防）
　　Ⅱ 医事紛争の解決 …… 153
　　　　1. 医事紛争の解決とは
　　　　2. 医事紛争解決の視点
　　　　3. 誠意ある説明，対応の重要性
　　　　4. 示談
　　　　5. 判決に至る場合
　　　　6. 裁判以外の医事紛争解決のための仕組み，手続

IV編 医療連携および地域包括ケア

CHAPTER 1 医療制度 …… 158

I 日本の医療制度のあゆみ …… 158
1. 近代の医療制度のはじまり（歯科医師法制定まで）
2. 公的な医療保険制度の開始と歯科医療制度
3. 第二次世界大戦後の医療制度と国民皆保険制度
4. 人口の急速な少子高齢化と経済基調の変化（1980年代以降の流れ）

II わが国の医療制度の特徴 …… 162
1. 国民皆保険制度と公的医療保険での保障
2. フリーアクセス
3. 安価な患者負担
4. 医療制度のこれからの展開

III 国民皆保険制度の特徴と歴史 …… 164

IV 医療保険制度の仕組みと種類 …… 165
1. 医療保険の種類
2. 保険給付の種類
3. 医療保険制度における診療報酬

V 介護保険制度 …… 173
1. 制度概要
2. 保険給付に必要な手続き
3. 保険給付と介護報酬
4. 費用負担の仕組み
5. 口腔関連介護サービス
6. 介護予防の導入と改編
7. 今後の課題

VI セカンドオピニオン …… 180
1. セカンドオピニオンとは
2. セカンドオピニオンの利点
3. セカンドオピニオンの進め方
4. セカンドオピニオンの前に

VII 生活保護による医療扶助 …… 182
1. 生活保護制度
2. 申請保護の原則
3. 医療券等
4. 給付要否意見書
5. 病状調査

CHAPTER 2 医療連携 …… 185

I 地域完結型医療の背景 …… 185
1. 4人に1人が高齢者という社会
2. 高齢化に伴う変化
3. 国民が高齢社会に求めること

II チーム医療 …… 190
1. チーム医療の背景と歯科
2. 歯科診療所におけるチーム医療
3. 歯科訪問診療でのチーム医療
4. チーム編成における専門職種

Ⅲ 地域包括ケアシステム …… 195
1. 地域ケア会議

Ⅳ 医科歯科連携事例 …… 197
1. 歯科と多職種との連携 ―臼杵市（大分県）での事例―
2. 在宅高齢者の口腔管理 ―大森歯科医師会（東京都）での事例―

Ⅴ コデンタルスタッフの業務範囲 …… 203
1. 歯科衛生士の業務範囲
2. 歯科技工士の業務範囲

Ⅵ 就業歯科衛生士・就業歯科技工士数 …… 205
1. 就業歯科衛生士，就業歯科技工士数の推移
2. 歯科衛生士の問題
3. 歯科技工士の問題

Ⅶ 歯科医療機関数 …… 208
1. 歯科医療機関数の推移
2. 歯科医療機関の特徴と問題点

Ⅷ 歯科技工の動向 …… 209
1. 歯科技工所の現状
2. 海外歯科技工の状況とその問題点及び今後の展望

Ⅴ編 かかりつけ歯科医機能の強化

CHAPTER 1 かかりつけ歯科医 …… 214

Ⅰ かかりつけ歯科医とかかりつけ歯科医機能 …… 214
1. かかりつけ歯科医とは
2. かかりつけ歯科医機能とは

Ⅱ かかりつけ歯科医の機能の経緯 …… 216
1. 「かかりつけ歯科医」の経緯
2. 地域包括ケアシステムでの「かかりつけ歯科医」
3. 「かかりつけ歯科医機能強化型歯科診療所」が示したもの

Ⅲ 今も求められる「かかりつけ歯科医像」 …… 219
1. 「かかりつけ歯科医」のあり方について
2. 「かかりつけ歯科医」の意義とその役割
3. 「かかりつけ歯科医」の地域での役割
4. むすびに〜真の「かかりつけ歯科診療所」に向けて〜

参考資料

I 編

序説

CHAPTER 1 歯科医療と歯科医療管理

I 歯科医療管理とは

　「患者中心の医療」という言葉に代表される今日の社会において，多くの国民は医療に対し，安全・安心でかつ信頼のできる医療を求めている．さらに，良質で患者満足度の向上を望んでいる．これは，歯科医療にも同じように要求されている．

　歯科医師は，こうした良質な医療の提供・サービスの向上の必要性を感じながら，経営やその他の社会的な問題を認識し，どうすることで「患者中心の医療」を提供できるかを模索しているのが現状である．

　そこで，良質の歯科医療を患者に提供するため，歯科医療に関する諸々の問題について考究していく分野が必要である．その分野を担当するのが「歯科医療管理」である．

　実際の歯科医療提供にかかわる問題は，通常の歯科医学（自然科学分野のみ）だけでは解決することができない部分があり，「歯科医療管理」はそれを補完し，解決する役目を担っている．現実の歯科医療提供は，安全性，効率性，効果性などの管理を通して提供される．この管理体系を「歯科医療管理」とよんでいる．

II 「歯科医療管理」と「歯科医療管理学」

　「歯科医療管理学」の定義については，今日まで数多く示されている．たとえば，総山孝雄は次のように述べている．「歯科医療管理学は，英語では **Dental Practice Administration** とよばれ，歯科医師が診療を通じて歯学を患者に応用する場合の，応用上の諸問題を考究する学問である」[1]．また，増田勝美は，「歯科医療管理学とは，歯学を社会に適応させる（結びつける）諸々の条件と方法を攻究する学問である」[2] と定義している．

　このような定義をはじめとして，日本歯科医療管理学会雑誌には，「歯科医療管理学」についての種々の記述がみられるが，一般の歯科医学に社会科学的な手法を応用し，経済学・経営管理学・社会政策学などを加味した次のような表現が定着してきた．すなわち，「歯科医療管理学」とは，歯科医学という自然科学と社会科学をミックスした学問から構成され，この2つを相互に補完し合うよう駆使し，良質の歯科医療を患者に提供することを考究する学問体系であるといえる．

1958（昭和）年，こうした社会科学的な手法を応用した歯科医学の一分野の学問を基盤とする学会として日本歯科医療管理学会が設立された．

　本学会は，アメリカ等の影響を強く受けたといわれている．たとえば，1957年のD. A. Hoffman「Time and Motion study in Dentistry」は，「作業効率研究」として紹介され，医院管理における合理化の思想を生み出すこととなった．さらに，1964（昭和39）年にはH. C. Kilpatrick「Work simplification in Dental Practice」が出版され，当時のアメリカの経営管理の思想が日本にも入ってきた．つまり，マネジメント論や科学的管理論が中心概念を占めていた．その後，1974（昭和49）年に入り，増田は経営論から歯科医療管理学を発展させてきた流れがある．

　このように「歯科医療管理学」は60年の歴史を有している．しかしながら，現在でも「医療を管理すること」の根源的な意味が問われ続けているのも事実である．

　一般的には，医学・歯科医学を社会に提供する手法等が管理であると理解されている．ここでの論点は，① 各医療機関の存立と社会的責務等にかかわる医療機関の自律システム，② 国の医療の提供システムと医療行為，報酬に対する統制システム，③ 安全な医療提供に向けてのシステム，④ 患者中心の医療を展開していくためのシステム等であり，研究内容もこれらに関するものが多くなっている．

　しかし，一方では「歯科医療管理学」で扱う内容は何かというのも長年の課題として残っている．

　先に述べたシステム論だけにとらわれず，広く現実の歯科医療にかかわる問題を重視し現場で使用している有益な原理原則からノウハウの部分まで扱うことができ，さらに開業を目指す人や開業歯科医師が興味を持つ歯科医療についても多角的に論じる意味で，あえて本書の書名は「歯科医療管理：Dental Practice Management」とした．

Ⅲ 歯科医療と社会

　歯科医療は，歯科医学の知識と技術をもって公衆衛生の向上（疾病の予防・治療を含め国民の健康の維持・増進）をはかることが基本であるが，国の法制度，国民の習慣および意識，生活環境などに大きく左右される．その意味では広義の「文化」ととらえることができる．こうして歯科医療も種々の形で社会との接点をもち，歯科医療専門職は，患者・家族はもとより，地域での行政諸機関，他の医療職種，福祉職種，そして一般市民とのかかわりをもつ．さらに，歯科医療機関を運営管理するにあたり，歯科医療関連の各職種などとの関連も出てくる．

　歯科医療機関の開設・管理については，直接的には保健所の所管になり，保健所には種々の制度上の届出が必要になる．また，医療法に基づく医療安全の監督も保健所であり，怠れば処分される．公的医療保険制度に基づき診療行為を行えば地方厚生局，国民健康保険団体連合会，審査支払基金とも重要な関係ができてくる．また，地域ケアシステムに参画すれば，他の医療職種，福祉職種との関係も重要なものとなってくる．さらに，歯科医

業といえども金銭の授受があり，税務署とも関係する．さらに患者とのトラブルが発生すれば弁護士とも関係してくる．

また，歯科医療を提供するにあたり，患者，地域住民との関係が重要になる．かかりつけ歯科医として活動すれば，患者状況に応じて適切な歯科医療をいかに提供できるか，地域住民に対し，歯科医療を通じいかに貢献できるのかが大きな課題となる．歯科医療を提供する場所は主に歯科診療所であるが，今日では歯科医療は在宅や高齢者の入所施設など種々の場所で展開されている．

さらに，開業にあたって，金融機関からの借入金で開業すれば，金融機関や歯科材料店，歯科技工所などのいろいろな人との人間関係が新たにできる．その信頼関係を守る責任が生じる．さらに，従業員を雇用すると，当然従業員の生活を守らなくてはならないし，そのための安定した経営が求められることになる．

このような関係において生じる諸問題の解決のために，科学的な手法を取り入れて考究するのが「歯科医療管理」であるともいえよう．

IV 本書の目的と構成

新しい保健医療の枠組みが構築されようとする現代において，歯科医療管理が取り扱う課題は多くある．しかし，今回は，特に「医療安全」，「医療連携及び地域包括ケア」そして「かかりつけ歯科医機能の強化」をキーワードにして新版を構成した．それぞれが，個別のものでない．これらは，ある意味では，「患者中心の医療」を地域で実践していくうえでの必要事項となってくる．

本書は，前書の『歯科医療管理』が，歯学部卒前の学生から開業歯科医までの多くの読者を対象に，網羅的にかかれたものであるのに対して，卒業後数年経過し，これから開業を目指す若手の歯科医師から歯科診療所の管理を再度見直していくベテラン歯科医師を対象に，今日的な歯科医療管理に軸足をおいて編纂してきた．

また，歯科医療管理で必要な項目も多々あるが，これらは，それらの項目を専門的に取り扱った書籍に譲ることとし，先述の課題にメインをおいた編集を行ってきた．そのため，章立ても新たな方向から立て直したものである．さらに，図や写真を可能な限り用いて読者の理解を進めるように工夫をした．

（尾﨑哲則）

参考文献
1) 総山孝雄：会長就任の挨拶（巻頭言）．日本歯科医療管理学会誌，17（2），1983．
2) 増田勝美：歯科医療管理学，初版．日本歯科評論社，東京．

Ⅱ編

歯科医療管理
基本的事項

CHAPTER 1 歯科医療

I 歯科医療と患者の権利

　本章での「**患者の権利**」とは，民事における患者との歯科医療の契約という意味での権利（たとえば，**準委任契約**に基づく債務や**不法行為**といった権利）すなわち民事上の権利ではなく倫理的な側面からの権利をいい，ここではそれをいかに擁護するかという観点から述べていく．

　わが国の医療は，医療に関する情報の非対称性（**表 2-1**）の状況が普通であると考えられていたこともあり，長年医療者の患者に対する絶対的優位な力関係のもとに，患者が医療者へ全面的に依存する形（**おまかせ医療**）で行われてきた．しかし，ここ 10 年来この状況に変化が生じてきている．欧米に遅れること数十年であるが，患者の人権やそれに基づく自己決定権という認識が徐々に浸透してきたためでもある．また，医療が消費財とみなされ，患者である消費者の意向を無視できなくなってきたことも影響している．特に**表 2-2** に示すように，一般医療費とは異なる特徴を歯科医療は有している．そのため，患者の消費者的意識が高い傾向にあることも念頭におく必要があろう．このことは，歯科医療自体が公共財的要素より消費財的な要素が強く，歯科医療全般における患者関係が医科における関係以上に，経済的あるいは民事上の契約的側面から語られることが多く，倫理的側面からはあまり述べられなかった要因の 1 つと考えられる．

　元来，医療は疾病等の身体の不都合を有している者が，それを解消するために第三者（高度な知識や経験を有する専門家）へ委託して行われてきたものであり，一般の庶民にはなかなか手の届かないものであった．そのため，「医者にかかるのは死ぬときだけ」というようなこともいわれてきた．それが，わが国では 1961（昭和 36）年に，国民からの強い要望があったわけではないが，国の社会保障政策として国民皆保険制度が導入され，一般の市民にまで医療が浸透していった．しかし，「医療の使い方」に慣れていなかった国民にとって，どのようにしたらよいのか知る由もなく，その後も医療機関へのかかり方について具体的に指導されてこなかったために，「おまかせ医療」が続いてきたという経緯がある．「専門家であり，人間的にも優れている医師にお任せすれば，私たちのことを間違いなくよい方向へもっていってくれるだろう」という思いが，患者側にあった（この考え方は，**父権主義**，**パターナリズム**とよばれている）．このような考え方は，性善説で医療従事者をみているところからくるが，医療従事者・患者（国民）ともに価値観が多様化している今

表2-1 医療の情報における非対称性

患者		医療者
少ない	医学知識	多い
実体験（主観）	経験	伝聞体験（客観）
非日時	日常性	日常
自己決定権	決定権	裁量権
私の先生	相手への認識	one of them

表2-2 歯科医療の特殊性

診療形態から
① 大多数が小規模の診療所から提供される．
② 外来診療が多い．
③ 主訴は直接的診療内容にふれたものが多い．
④ 複数の診療所間での連携診療が少ない．
⑤ 保険診療外の部分がある．

診療内容から
① 硬組織を主体に治療（拘束切削）を行う．
② 治療時に除痛を伴うことが多い．
③ 形態や機能の回復のためにさまざまな材料を用いる．
④ 美容的な部分がある．
⑤ 直接患者に触れない部分（歯科技工）がある．
⑥ 保健指導・予防管理が予後にかかわることが多い．

日においては一般的ではない．しかも，医療の国民への浸透に伴い，個人の尊重がますます重視されるなかで，費用負担も含め，患者本人がどのような医療を受けるのかについての最終決定権をもつとするのは紛れもないこととされるようになってきた．この患者本人の決定を尊重するということが「患者の権利」である．

「**患者の権利宣言**」という言葉は，わが国においては，札幌医科大学心臓移植事件を契機に開催された集会で，1970（昭和45）年に使われたことがある．しかし，このことがもつ意味については，1975（昭和50）年代に入るまでほとんど具体的に指摘されていなかった．

医療従事者側は，歴史的にも「患者のために」を第一に考え，治療に専念してきたとされてきた．1976（昭和51）年9月に制定された日本医師会の「医師の倫理」の中の第一章，患者に対する責務の項には，「診療に際しては念頭にただ『患者のために』ということあるのみ」と記されている．しかし，この場合もあくまで医療従事者側の考える価値観に応じての「患者のために」であって，患者側の人間としての要望について，すなわち人権があまり考慮されてこなかったことは否定できない．

国際的には医療における患者自身の価値観，人生観，患者自身の命に関する評価についての価値判断の最終決定権は患者にあるという，いわば医療の伝統的パターナリズムの崩壊が，1960（昭和35）年代からの社会的な価値観の激変の中で起こった．

CHAPTER 1 　歯科医療

　確かに，米国では患者の権利，特にインフォームド・コンセントをめぐっての法理がさまざまな判例の中で形成されるに至ったが，これはむしろ，医療における**パターナリズム**を支えてきた価値観よりも患者の「人としての尊厳」と，いわば**バイオエシックス**を作り出すに至った「自己決定」という価値観の形成が社会的に容認されたという事実の反映であった．

　つまり，医事訴訟の増大が患者の権利を認めさせたのではなく，「**ヘルシンキ宣言**」〔1964年世界医師会（WMA）総会で採択〕に代表される「現実の臨床や医学研究の中での価値観，被験者を中心に考えよう」という新しい価値観の変動が，現場を変革していったということを正しく把握しておく必要がある．

　これは，被差別者，少数者などの権利を充実させる公民権運動や女性解放運動，消費者への発言や決定権などと連動しつつ，さまざまなセルフヘルプの運動を糾合し，患者の権利運動，バイオエシックス運動が展開されていった．

　このような1960年代の欧米諸国に始まった国際的な価値観の変動と体制・権威主義批判を通して行われた社会変革の大きな広がりの中で，患者の権利運動を評価すべきである．その意味で，わが国の患者の権利は，外国でできあがった運動の単なるコピーの傾向が強く，患者や良心的な医療従事者側が旧来のわが国に特有な「患者のおまかせ意識」と「医療者側の権威主義的パターナリズム」を変革することがよいのだろうという確信をもっていたとしても，日本人の人間関係や社会意識，事大主義が根本から変革されない限り，医療の現場も変革されないであろう．

　つまり，患者の権利の問題によって，実は医療をとりまく日常的な生活の場での「人権意識」が問い直されているのであり，そのための医療従事者側の変革の行動が求められているのである．

　アメリカ病院協会（AHA）は1972（昭和47）年に「**患者の権利章典**」を採択している．これは2つの重要な意味を医療者に示している．第一に，単に患者の権利といわずに「章典」（Bill of Rights）という表現を加えたことである．このことは，いわば人間の基本的人権を権力側に認めさせるという，一種の革命的な意志が示されている．つまり，旧来の医療の絶対的権威への挑戦であった．第二に，いわば今まで完全に医療者側の立場にあった病院という組織体が，全面的に患者の権利を提唱するという，医療における価値観の大転換をやりとげたということである．これは，近代化，合理化，機能化が急激なスピードで進行し，非人間化状況のまっただ中にあった病院のいわば起死回生策であったともいえる．

　もちろん，わが国においても，このような欧米諸国をはじめとする国際的動向から無縁であるはずがなく，「**患者の権利宣言**」，「精神医療における人体実験の原則案」などが唱えられた．

　近年，「患者の権利宣言」を掲げる病院が増えてきた．これらは臨床の現場での医師，患者の相互の心得や決まりを律しているものであるが，患者の権利擁護委員を設置し，地方自治体の責務を含めた幅広い意識であの患者の権利の擁護を意図している米国の「患者の権利章典」と多くの点で異なっている．

さて，患者の権利は具体的にはどのようなことであろうか．また，どのように擁護していくのであろうか．

前述したように，医師，患者及び広い意味での社会との関係は近年著しく変化してきたが，医師は，常に自らの良心に従い，また常に患者の最善の利益のために行動すべきであると同時に，それと同等の努力を患者の自律性と正義を保証するために払わねばならないことがより要求されるようになった．以下に示す（1）〜（5）は，医師が是認し推進すべき患者の主要な権利のいくつかを述べたものである．医師および医療従事者，または医療組織は，この権利を認識し，擁護していくうえで共同の責任を担っている．患者の権利に関する「**リスボン宣言**」（1981年世界医師会総会で採択）に従えば，法律，行政の措置や慣例であっても，患者の権利を否定する場合には，医師はこの権利を保障ないし回復させる適切な手段を講じるべきであるとされている．

医療従事者は，患者を中心とした最良の医療を目指して，患者との相互信頼関係に根ざした医療を行うことの大切さを十分理解し，患者一人ひとりには以下に示す権利があることを今一度確認する必要がある．

（1）個人の尊厳

患者は，どのような場合でも一人の人間として大切に扱われる権利がある．

（2）最善の医療を平等に受ける権利

患者には，個人的な背景の違いや病気の性質にかかわらず，患者が必要とする医療を公平に受ける権利がある．

（3）インフォームド・コンセント

患者には，自身の病気について，また，その治療法について知る権利がある．

患者が受ける治療や検査について，なぜそれらが必要なのか，その方法にはどのようなリスクがあるのか，その治療を受けなければどうなるのか，ほかに方法があるのか，などについて，患者は十分理解できる言葉で説明を受け，それらを十分納得し同意したうえで，医療を受ける権利がある．ただし，患者の判断能力に問題がある場合には，代理者に話をする場合もある．また，患者の担当医以外の医師の意見を聞きたい場合には，それらを求める権利がある．

（4）知る権利

患者は，自分への医療についてすべてを知っている権利がある．

患者は分からないことがあれば，遠慮なく医療者に質問し，わかるまで話を聞くことができる．さらに，患者自身の診療録（カルテ）を見たい場合は，それを請求する権利が保障されている．また，同時に患者自身が知りたくない場合には，知らされないようにしてもらう権利がある．

（5）プライバシーの保護

患者には，個人のプライバシーが守られる権利がある．そのため，医療従事者は患者の個人情報を含めて，患者が話したいことや，患者の身体や病気について，患者が他人に知られたくないことは，決して誰にも漏らしてはならない．

（尾﨑哲則）

Ⅱ 歯科医療と倫理

1. 倫理，道徳，法の違い

　医療と倫理について述べるに際し，まず，倫理の位置づけをはっきりさせておく必要がある．社会規範には，倫理以外では「道徳」と「法」があげられる．これら三者の関係を明確にすることで，倫理の位置づけが理解しやすくなるだろう．

　まず，倫理と道徳はほぼ同じ意味であるとされている．しかし，強いてその違いをあげると，倫理はより客観的で道徳はより主観的である．それゆえ，職業などのプロフェッションとの関連では倫理という語句が使われる場合が多い．

　一方，倫理と法（ここでいう「法」は法律のみならず，憲法や条約，行政命令も含む）の違いは，さまざまに説明されている．一般的には，法とは『強制力を伴った社会規範』であり，社会規範とは，法や倫理，道徳などありとあらゆる社会の決まり（ルール）である，と説明される．つまり，法と法以外のすべての決まりの違いは，強制力を伴っているか否かという点にある．たとえば，倫理と道徳しか存在しない（法が存在しない）と仮定すると，あなたがある約束を相手方と結び，その約束を相手が守らなかった場合，あなたは泣き寝入りのままか実力行使に及ぶしかない．しかし，そこに法が存在することにより約束は『契約』となり，その約束が守られない場合は契約の『不履行』が生じる．したがって，あなたは国家権力（たとえば，裁判という手段）に介入してもらい，強制的（有無をいわさず）に相手方の財産を没収することが可能となる．ここで一番のポイントは『強制力』があるかないかという点であり，法も倫理（道徳）も社会の決まり（ルール）であるという点では同じであることから，前述した『法とは，強制力を伴った社会規範（ルール）である』という定義が導き出せるとされている．

2. 医療と倫理

　次に医学と医療の関連から倫理を考えてみる．医学は「科学」であり，医療は「技術」である．科学は「真」を目指し，技術は「善」を目指す．

　科学は興味本位の好奇心が動機でも許されるが，医療は患者に役立つことが必要となる．

　また，科学では事実の解明が目的となり，善悪は不問に付される場合が多いが，医療では「何が患者の役に立つ良いことで，何が悪いことなのかを決める基準」，つまり倫理が必要となる．

　たとえば，核分裂の発見には科学的意義があるが，それを応用した核兵器の使用は悪である．また，原子力発電（原発）は善を考える人が数多く存在する一方で，原発事故の被害者は悪と考えるかもしれない．絶対的な善が存在するという考え方もあるが，その考え方そのものが全員に共有されていない以上，善悪の基準は価値観に基づく相対的なものである．さらに，研究は失敗しても困るのは研究者自身だが，医療は医師と患者という人間

関係の中でしか成立しないため，結果を引き受けるのは常に患者である．

　医学者にとっては，人体の不思議な構造も，その異常である疾患も，とても興味深いものである．医師同士の間で「今日は面白い病気の患者さんが来たよ」とは，たまに耳にする会話であるが，これを患者が聞けば，自分の病気を「面白い」といわれたことで，嫌な思いをするであろう．医師同士の会話の中では，病気に罹って苦しい思いをしている患者の感情が抜け落ちてしまうこともある．極言すれば，医師は他人の不幸である病気の診療で糧を得て，さらにそれを医学上の知的好奇心の対象としている．

　しかし，それ自体は決して悪いことではなく，病気を個人から切り離すからこそ，医学対象としての「標準化」が可能となり，治療方針も「客観的」「理性的」に決められる．ところが，医師は「病気」を記号化・一般化することで，患者ごとに異なる「個別性」と，医療が内包する「不確実性」を見失いがちになる．

　医療が患者のために行われることに異論はない．医療が善悪の基準を必要とするなら，それは医療関係者ではなく社会と患者の価値観に基づくものでなければならない．医療従事者が良いと思うこと，医学的に正しいと思われることが，患者にとって，あるいは社会的に常に良いとは限らない．ところが20年ほど前までは，ともすると「病気を治す」という医学的な目的だけが強調され，患者に聞かなければわからないはずのことを軽視する慣例が広く存在した．最も典型的な例ががんを告知しないことであり，医師側の善意に基づくとはいえ，医療現場には「嘘」が蔓延していた．また，医学研究のために「患者を使う」という感覚も大学病院の医師の間には根強くあり，そのような中で，医師は医学研究と医療という相互に矛盾しうる業務を，同時に行ってきたことになる．そのため，人を用いた医学研究には，特に倫理的に厳しい要件（たとえばヘルシンキ宣言）をつけてきたといえる．

　その後，医学と医療は徐々に別のものとして認識されてきたが，医学には科学としてすでに確立された部分とそうではない研究部分の両面があり，実際の医療では確立された治療方法を使うだけでは済まない．事実，ほぼすべての医療行為は不確実性を伴い，ある意味で研究・実験に近い試行的な要素を常に含む．また，医学分野だけに限らず，20世紀後半から科学の進歩と応用が加速し，科学と技術を分ける意味が失われ，「科学技術」という言葉が使われるようになった．医療は医学という科学に基づき，その研究性・実験性を内包しながら，同時に倫理的であることが必要なのだと考えられるようになってきた．

　結局，科学者の立場としては不確実で確信がもてない医療行為を，医師としては無理やり決断して実施する必要に迫られるというジレンマに陥ってしまう．とすれば，不確実な行為が許され，医師・患者双方が医療の内容に納得できるために最も重要なのは，医師・患者間の信頼関係であると考えられる．さらに，その信頼関係を支えるのは，医学の不確実性に対する謙虚さ，相互の共感，そして嘘をつかない誠実さであり，これらが21世紀の医療のスタンダードになるであろう．

　侵襲性が低い慢性疾患の患者に対する健康支援について，倫理的側面から検討を加えてみた．慢性疾患患者とのかかわりにおける倫理的問題を2点あげてみる．

　まず1点目は，患者に質問する際の「鈍感さと慣れ」である．歯科疾患の健康支援で

は，食事時間や食事内容，口腔衛生習慣などさまざまな質問を行うが，ここでは患者の考え方・嗜好・家族関係・仕事の状況・経済的状況など多くの情報が反映されている．したがって，生活に関する質問では患者のプライバシーを侵害する可能性があるという認識を常に持ち続けることが重要と考えられる．さらに，保健指導の際にも，「患者の望ましくない習慣を改善する」という傲慢な考えに陥らないように注意すべきである．

2点目は，患者の「意思決定の尊重」である．患者は，治療への効果への期待と痛みへの恐怖だけではなく，たとえば在宅診療などにおいては，家族や介護スタッフに「迷惑をかけたくない」という思いなども抱えながら，自分が受ける治療を選択していると想像される．患者が摂食機能の回復を行わないことによるQOLの低下を伴うような，決して望ましくないはずの決断をした場合でも，それに至った思いを汲み取れるよう，人生において患者本人が大切にしていることを把握することが重要となる．

さらに，臨床現場でみられる問題としては，善意に基づく医療者の治療行為が患者の自律を損なうような患者援助（**アドボカシー**），患者から聞き得た情報の守秘義務と職員間での共有のバランス，患者からのモラルハラスメントなどがある．そのうえで，患者と医療従事者が互いの自律性を尊重しながら，対立する考えも気兼ねなく出し合い，調整することができるような環境づくりも必要であろう．これらを踏まえ，教育現場では臨床で得た経験を生かし，倫理的問題を認識する感性と意見の不一致やあいまいさに対する寛容さを養うことなどを重視して指導していくことが重要となる．

患者支援の倫理的規範として，Tom L. Beaucham, James F. Childressらが提唱した**医療における倫理4原則**，①自律尊重原則，②善行原則，③無危害側，④正義（公正）原則を示す．

1）自律尊重原則

「患者を自律的判断ができる存在だと信頼し，他者への害にならない限り，患者の決定を妨げないこと」である．平易な表現によるインフォームド・コンセントを繰り返し行い，患者の状況把握と自立的決定を補助することが必要となる．

2）善行原則

患者の利益になるような健康支援を実践することである．しかし，医療従事者の考える善行が必ずしも患者の利益につながるわけではないことも理解しておく必要がある．

3）無危害原則

患者に害を与えないことである．

4）正義（公正）原則

利益と負担は，公平に分担するということである．しかし，実際の医療現場では，回復の見込みが少ない患者にも回復が期待できる患者と同様の治療を行う場合の効率の問題など，この原則が抱えるジレンマが存在する．

また，これらの原則が対立し合うこともある．たとえば，入院が必要な患者が，今までどおり仕事を続けたいと希望した場合はどうであろうか．すなわち，自律尊重原則に基づけば，患者の希望を尊重すべきである．しかし，善行原則に基づけば，入院を勧めなければならない状況である．

この解決法としては，対話を重ねることによって，インフォームド・コンセント不足による患者の誤った判断を修正し，家族やほかの医療者の協力の可能性を模索し，病気に対する精神的動揺が判断を歪めていないかを確認することなどが大切となる．

（網干博文）

III 歯科医療とコンプライアンス

1. コンプライアンスとは何か

　コンプライアンスという用語は日常的に聞かれるようになってきたが，改めて辞書で調べてみると「(命令・法令などに対する)順守」とか「(規則などへの)適合性，整合性」と説明されている．営利企業や株式会社などの経営に携わる人々が，さまざまな法令・規則を守ることが重要であると認識し，それを企業コンプライアンスとかビジネスコンプライアンスとよんで重視しはじめたのが始まりで，今や会社員がコンプライアンスといえば「法令遵守」，最近ではコンプラなどと省略されたりしている．

　なぜ，企業の経営者がコンプライアンスを意識し始めたのか，いろいろな説があるが，どうやら企業活動のグローバル化，多国籍化と関係があるようだ．今や世界的に名を知られた大企業も，始まりはある国でごく少数の人によって創業されている．従業員を雇えば労働法や税法に従わなければならないし，会社組織にしようとしたり，他社と取引をしようとすれば会社法や商法に従わなければならない．会社を経営しようとする人たちであるため，このくらいのことは常識の範囲なのかもしれないが，やがて，国境を越えるようになると会社所在国の輸出関連法とともに相手国の輸入関連法を守らなければならない．相手国内に子会社や工場をつくったり，現地で従業員を雇えばその国の法律に従う必要がある．そのつもりがなくても法律違反となれば相応の罰を受けるし，取引先や消費者に対するイメージダウンは免れない．よく，日本の○○自動車は世界百何十カ国で売れているとか，アメリカの××社のソフトは世界標準だなどと簡単にいうが，その裏にはそれこそ無数の法令を遵守する見えない努力が隠れている．

　このように「コンプライアンス」は医学・医療の世界から出た用語ではないため，多くの医療関係者にとってよくわからない，馴染みのない用語であるのが現実である．

2. 社会の変化とコンプライアンス

　前述したとおり，「コンプライアンス＝法令遵守」という発想は多国籍化した企業活動から起こったものであると考えられる．その後のコンプライアンスは2つの方向に拡大する．

　1つ目は国内専業の企業への普及である．大企業から始まったコンプライアンス活動は，その大企業の中だけに留まらず取引先の中小企業へ波及することになった．製造業を例にあげると，仮に法令に違反した部品を納入されたら，それを使ってつくった製品も販売差

し止めになるかもしれない．取引先の部品工場が労働法規に違反しているとなれば，その部品を購入して使った会社の製品にも悪評が立つ可能性がある．合法的に製品ができあがったとしても，販売会社に法令違反があれば計画どおりの販売量は望めない．このような理由で国内の中小企業にも「コンプライアンス＝法令遵守」という言葉はあっという間に普及した．

　2番目は「法令」以外への拡大である．日本で法令といえば，法律と政令・省令のことで，コンプライアンスで考えるために範囲を広げたとしても，省庁からの規則・通知，地方自治体の条例・規則くらいまでで，いわゆる監督官庁から文書が出たり指導されたりといった範囲が考えられる．国境を越えても法的なペナルティーを受けないようにという観点ならこれで十分なのだ．些細な法令違反は報道されることもないであろう．では，マスメディアが取り上げない（＝ニュースとしての商業的価値がない）ような些細な法令違反や，違反ではないすれすれの行為，法の不備を突いて規制をかいくぐるような行為はコンプライアンスを考えるうえで，やってもよいこととして許されるのだろうか．

　現在はネット社会であるため，これらの些細なことを一般の人がインターネット上に投稿することについて，現状では何の規制もないし，スマートフォンがあれば1分もかからない．その結果，インターネットコミュニティで"炎上"することがある（もちろん不適切な投稿のために投稿者が炎上することもよくある）．ネット上ではコミュニケーションをとることができる人数が現実社会よりはるかに大きいので，悪評が立った場合，企業はとてつもないダメージを受けるかもしれない．このような事態をまねかないよう，コンプライアンスの範囲を倫理・道徳・習慣・常識まで広げて考えることになった．

　今のところ，企業のコンプライアンスに対する考え方には法令だけに限定してこれを遵守するという考え方と，倫理・道徳まで広く含めて対応する考え方があるようで，書店のビジネス書コーナーでも両方の立場の本が混在している．法令だけに限定している立場をとる理由は，規制を受けている法令上の規定と，業界の外にいる一般の人の常識との間に不整合があるような場合，企業としては法令上の規定や所管官庁の指導に従わざるを得ない場面が考えられるためと思われる．とはいえ，企業として倫理・道徳を無視していては存続にもかかわるので，コンプライアンス専門の部署が扱うのは法令のみで，倫理・道徳などは別の部署が担当するものと考えるべきである．

3. 医療機関とコンプライアンス

　ここまで，一般企業つまり営利を目的とした株式会社などを例にあげて，コンプライアンス違反が利益を減少させないようにするために重要であると説明してきた．では，営利企業以外にとってコンプライアンスは関係ないのかといえば，当然NOである．官公庁であっても不公平・不公正な対応が元で批判の対象になっているのはご承知のとおりで，ひとむかし前なら許された，あるいは悪い噂が立った程度で済んでしまったことが新聞・テレビ・週刊誌で報道され追求されているのが現実である．

　では，医療機関ではコンプライアンスをどのように考えればよいのだろうか．規模の大

小を問わず，院長（医療法上，医療機関の管理者）という立場であればコンプライアンスを無視するわけにはいかない．医療機関であるため，医療法や医療保険関係の各法がまず思い浮かぶが，人を雇って働かせ，物を仕入れ，その物を使って，廃棄物を出し，診療報酬や一部負担金を受け取り，税金を納めるなど，営利企業と全く変わらない部分もたくさんある．つまり，一般企業のコンプライアンス担当者向けのビジネス書はぜひ参考にすべきであり，それに加えて医療業界特有のコンプライアンスの対象についても考えなければならないということである．

医療業界特有のコンプライアンスの対象となる法令について，「医師法」，「歯科医師法」，「医療法」を中心に古くから医学部・歯学部の教育に含まれていたが，これらは時代に合わせて改正されるものであり，学生時代に習ったことが現在でも正しいとは限らない．法令違反は「知らなかった」ことで免責されないが，卒業から年月を経ている人の中には，今の常識から外れていても平気でいる人（＝コンプライアンス違反の広告塔といってよい）も見受けられる．最新の医療知識・医療技術と同じようにコンプライアンスも吸収していく必要がある．

4. 医療機関にとってのコンプライアンスの範囲

まず，医師・歯科医師など医療従事者はそれぞれ法律に基づいて免許を受け，医療業務に携わっている．このことから，医療機関・医療従事者・医療業は法令でがんじがらめの規制を受けていることを認識しなければならない．医療は決して自由な職業ではない．

コンプライアンスを考えるために最初に思い浮かべる法令としては，「医師法」，「歯科医師法」をはじめとする医療関係者の「身分法」，「医療法」などがあげられる．「健康保険法」その他の医療保険関係諸法は，保険医療機関及び保険医療養担当規則（いわゆる療担規則）を含めて遵守すべき法令である．繰り返しになるが，法令は公表され施行日を過ぎれば，「知らなかった」・「分からなかった」といっても法令違反の責任は免れない．医療機関宛てに通知でも来ればよいのだが，法令については官報に掲載されることで国民全体に周知されたものとすることになっている．医療機関の管理者としては，現行の法令について熟知していることは当然，改正にも目を配る必要がある．

レセプトが提出されてからの事務処理や，行政機関に対する届出など，「お役所」とかかわることを敬遠する人も多いと思うが，これらはすべて根拠となる法令に基づいて行われる．医療機関を取り巻く諸機関でさまざまな業務に携わっている職員は，法令に書いてあることを間違いなく実行することが仕事である．法令に規定がないことまで気を利かせたりはしないのだ．患者についても，保険診療であれば同じように法令に従う義務がある．法令は医療従事者だけではなく一般国民に対して適用されることを忘れてはならない．

前述した倫理・道徳・常識の部分はどうすればよいのだろうか．古くから医は仁術といわれ，洋の東西を問わず高い倫理性を求められる職業であることは間違いない．幸い，医療関係諸法は守秘義務を定めるなど医療における倫理・道徳に一定の配慮をして立法されているため，法令上の規定と倫理的・道徳的観点が齟齬をきたすことは少ないだろう．し

かし，本書の他章で触れられている医療倫理に関する規範など，法令以外に定められたものを含めて厳守することが必要である．さらに，医療機関あるいはその管理者にはこれらの規定が実効あるものとなるような配慮が求められる．医療機関には医療従事者として免許を受けて業務に就いている者と免許資格が求められない職種に就いている者が混在しているため，医療従事者にとってあたり前のことである守秘義務も，事務職員に対する法令上の規制はない．適切な就業規則などで規制する必要があり，臨時職員に対しても徹底しなければならない．

5. 医療機関のコンプライアンスを促進させるための活動

医療機関のコンプライアンスを促進させるためには，トップすなわち院長・事務長が遵守すべき法令・規範・倫理・道徳・常識をよく知ることから始める必要がある．法律・政令・省令までは，医療に関係する法律を集め解説した書籍が出版されている．それより下位の通知類はネットで検索して情報収集する必要があるだろう．倫理・道徳については本書のような社会医学分野の成書をあたる必要がある．最後の「常識」は国内でも地域差があり，現実社会とネット社会の両方を意識しなければならないため，トップの判断だけに

COLUMN

「コンプライアンス」改め「アドヒアランス」

患者さんが抱える医学的な問題に対して医療従事者がとる行動は，予防・治療・リハビリテーションのいずれであっても，医療機関という建物の中だけで完結するものではありません．入院治療や手術，歯科治療の大部分を占める処置は医療機関内部で行われることが基本ですが，患者さんが医療機関の外に出ても続けなければならない行動はたくさんあります．医科であれば服薬，歯科であればブラッシングがよい例でしょう．

この医療側からの指導を患者さんがどの程度実行しているか，言い換えれば医療側の指示をどの程度守っているかということを表すのにコンプライアンス（compliance）という語が用いられていました．医師の（処方せんによる）指示の通りに服薬していれば「服薬コンプライアンスがよい」と表現していました．しかし，コンプライアンスという語には，要求・命令・規則などに対する遵守，適合性，相手に合わせること，従順であることなどの意味があり，「医療側に命じられたので言われるままに従っている」という患者側がとても受動的な姿勢であるニュアンスが含まれています．パターナリズム（paternalism）からインフォームド・コンセント（informed consent），インフォームド・チョイス（informed choice），シェアード・デシジョン・メイキング（shared decision making）へと患者と医療者の関係性に変化が起こる中で，医療者から患者への一方通行の指示に患者が受動的に従うだけという語から，「患者が積極的に治療方針の決定に参加し，その決定に従って治療を実施，継続する」という最近の理念に沿った語**アドヒアランス（adherence）**への言い換えが提案され定着しています．

歯科界は，自然治癒が極めてわずかしか期待できないこと，薬物療法が治療の主体ではないことからこれらの変化には少し鈍感でしたが，慢性疾患を継続的に管理していくことが求められるようになった今，医療者・患者双方が「コンプライアンス」から「アドヒアランス」へと意識改革が必要になってきたように思います．

よるよりもほかの職員・従業員の意見を聴き，地域に長く住んでいる者の生活感とすりあわせる必要がある．

トップがよく勉強して，必要に応じて院内勉強会を開くなどの機会に従業員の意見を反映させて医療機関全体としてのコンプライアンス向上の絶え間ない努力が求められている．

（上原　任）

Ⅳ DOS と POS

1. DOS，POS とは

DOS とは，Discipline（Disease, Doctor）Oriented System を指し，専門領域や疾患，医師に対するパターン化された考え方に基づいた対応を意味する．これに対し，**POS** とは，Problem（Patient）Oriented System を指し，患者が有している問題点に基づいて対応を行う医療を意味する．言い換えるならば，DOS は医療を提供する側を中心とした考え方であり，POS は患者を中心とした医療である．

患者中心の医療とは，個々の患者が有する病態について治療を行っていくうえで，これに関係する身体的，心理的，社会的，経済的背景を考慮して最適の医療を考えることを意味する．患者が有する背景は個々に異なっており，それぞれにおいてさまざまな角度から問題点を抽出することで，その患者に最も適した医療を提供することが可能となる．これは，**オーダーメイド**（テイラーメイド）**医療**の概念に通じる．

2. POS の必要性と問題点

POS では，患者の情報を最大限に活用することが求められる．このことは，主治医一人が患者の医療情報を持つのではなく，その患者の診療にかかわる多くのスタッフが情報を共有することで達成される．

たとえば，診療記録は主治医一人がわかるように書けばよいのではない．複数の歯科医師やスタッフがいる歯科診療所では，それぞれの歯科医師，歯科衛生士等スタッフが得た情報が共有されることによって，患者の利益を増大し，不利益を減少させることが可能となる．POS は，医療スタッフがこれらの情報を共有するためのツールでもある．

一般の歯科診療では，患者の主訴を問診票などで確認した後に，どのような主訴でもすぐに口腔内を診査する傾向が強い．これでは，POS の概念とは程遠いものとなり，患者の医療情報を収集することは不可能である．POS を活用するには，口腔内診査に入る前に，十分な医療面接と口腔外診査を必要とする．また，他科や他院からの紹介（照会）状なども重要な情報源である．

3. POSの基本的構造

1）情報の収集（医療面接，口腔内外診査，医療情報提供書，各種検査，照会状）

　患者の医療情報は，医療面接から検査までを通して収集される．患者の主訴は，治療方針を決めるうえで最も重要なポイントであるが，主訴だけで治療方針が決められるものではない．たとえば，隣在歯の抜去を要する歯の実質欠損では，主訴の歯の実質欠損だけを問題にしていたのでは，修復処置を施した後に欠損補綴に伴う患歯の対応を迫られることになる．

　このような治療上の時系列の問題，緊急性の問題，アレルギーなどによる治療上の制限の問題などあらゆる要因を考慮して治療方針が決定されるべきものである．

　そのためには，生活習慣から仕事の内容，家庭環境，経済上の問題などを含めて関連する多くの問題を収集して適切に評価する必要があるが，実際にはその患者の医療情報，生活環境情報を微に入り細に入りすべて収集するということは不可能である．患者がもつ情報の中で，歯科診療を行ううえで，特にこの領域の情報が必要であるということを意識して医療面接と診査を行うことが大切である．

2）情報の評価

　収集された情報の中から，歯科診療を行ううえで問題となる点を評価してリストアップしていく．これには，自他覚所見，検査所見，他院からの情報，患者の生活習慣・環境などすべてが検討されなくてはならない．

3）初期診断

　リストアップされた個々の問題点について，自他覚所見などから背景にある病態を診断していく．診断に必要な情報が得られていない場合は，前段階に戻って必要な情報の収集（診査，検査，照会など）を行った後に診断する．情報の評価でリストアップしたすべての項目について診断を行う．

4）初期治療計画

　次にこれらの問題点を，緊急性の面から順位を付けて並べていく．緊急性に大きな差異がない場合は，主訴にかかわる問題の優先順位が最も高く，その他は治療の過程における優先性を考慮する．また，治療方針は患者の意思が反映されたものでなければならない．得られた初期診断に対して考えうる治療法を複数提示したうえで，最終的には，患者の意思を尊重して治療方針が決定されなければならない．医療者側からみた最良の治療法が，必ずしも患者側からみて最良の治療法となりえないこともあるので注意が必要である．欠損補綴に際して，画一的にインプラントを勧めることなどは最もPOSの概念から離れた考え方である．

5）経過記録（叙述的記録，経過一覧表）

　診療記録は，叙述的記録と経過一覧表を用いて記録される．すなわち，最初にあげた問題点に関し，初期治療方針に従って治療を行った結果，どのような経過をたどったのか，その症状の変化に対し，どのように対応したのかを記録していく．この**POS形式**の記述方法は，Problem Oriented Medical（Dental）Record（POMR/PODR）とよばれる．

(1) 叙述的記録

叙述的記録は，以下の内容について項目別に **SOAP***で記載する．

> S （subjective）：前回受診から現在までの症状の変化，現在の自覚症状
> O （objective）：他覚的所見（徴候，検査所見）
> A （assessment）：評価，得られた情報から何が考えられるか，前回から今回受診までの間の症状の変化から何を考えるか，現症から何を考えるか，今後の展開として何が考えられるか，その対応をどのようにすべきか
> P （plan）：実際に行うべき対応，治療方針，その治療方針に従った実際の治療内容

(2) 経過一覧表

当初の診断と治療方針に基づき，治療が進む過程で患者の状態がどのように変化したのかを一覧表にしたもので，たとえばプロービングデプスとアタッチメントレベルを経時的に一覧にするなどが例にあげられる．これは，経過中に初期治療計画で対応できなくなった場合に，どのように対応を変更するか（したか）がわかるように一覧にしていくなど，病院におけるクリニカルパスの利点を取り入れた工夫も有効である．

6）まとめ

終診時における一連の診療の総括を行う．

7）監査

本来の POS の考え方では，診療録の記載についての監査を第三者から受けることになっている．しかし，患者の個人情報の管理の観点からは，患者の医療情報を第三者に公開することには問題があるので，その患者の診療にかかわった医療チームのメンバーの中で監査を行うのがよい．また，その結果，診療録に訂正の必要が生じた場合には，医療記録の改ざんとならないように，訂正の箇所を明確に記録として残るようにする必要がある．

4. 症例

> 【54 歳の男性】
> 1 週間前から始まった下顎右側小臼歯部の冷水痛と違和感を主訴に受診した．
> 疼痛は冷水を含んだときのみで，冷水を飲み込むと速やかに消退するもので，1 週間前までは自覚したことはないという．
> 口腔内診査では，6| 以後は喪失しており，部分床義歯が装着されている．
> 5 4| にう蝕や明らかな歯周病を認めず，打診痛を認めない．エアブローと冷水の注水により 5| に誘発痛を再現できた．

この症例を考えるときに，この情報からだけでは，主訴である 5 4| の冷水痛が最大の問題であり，おそらく下顎右側臼歯部の象牙質知覚過敏症を疑い，冷水痛の再現できる歯

用語解説

*SOAP：SOAP は POMR の記載法で <u>S</u>ubjective data, <u>O</u>bjective data, <u>A</u>ssessment, <u>P</u>lan の略．

CHAPTER 1 歯科医療

に対して，知覚過敏処置を行うことになるであろう．冷水痛が消失すれば，歯科治療を終了することになると思われる．

あるいは，5| に鉤がかかっていれば，鉤歯に加わる負担を軽減するために義歯を再設計するなり，臼歯部のインプラントを計画するかもしれない．

しかし，これに口腔外診査で明らかな両側咀嚼筋の圧痛を認め，義歯と左側上下顎臼歯部に著明な咬耗があり，特に最近仕事のストレスが大きかったこと，妻から歯ぎしりを指摘されたことがあるという情報が加わると，どうであろうか．知覚過敏処置を行っても，根本的な解決になっていないことがわかるであろう．

外傷性咬合を疑い，必要に応じて，なぜ右側下顎大臼歯を失うことになったのかを問う必要があるかもしれない．

この場合の問題点をリストアップすると，

> ① 下顎右側第二小臼歯の冷水痛
> ② 両側上下顎臼歯部の咬耗
> ③ 歯ぎしり
> ④ 仕事上のストレス
> ⑤ 両側咀嚼筋の圧痛
> ⑥ 下顎右側大臼歯部欠損（部分床義歯）
> ⑦ 低位咬合
> ⑧ 下顎右側小臼歯部の不快感

である．

これに対する評価は，①〜③については，従来有していた歯ぎしりの習癖から生じた外傷性咬合により 5| に負荷がかかり，象牙質知覚過敏症を起こした疑いが考えられ，アブフラクションを起こす原因となる咬合力の管理が問題となる．③〜⑤については，咀嚼筋の過緊張も症状に影響を与えている可能性があり，特に最近の仕事によるストレスも歯ぎしりなどの悪習癖を増悪させる一因となっている可能性が考えられる．⑥，⑦については，悪習慣に起因した低位咬合があり，この状態で義歯を再製作しても，インプラントを植立しても，低位咬合に伴う症状は改善できない可能性が大きい．⑧については，原因の特定は難しいが，筋症状に伴う不快感も考えられる，となる．

POS の考え方を用いれば，不可逆的な治療を行う前に，第二小臼歯を覆うことで疼痛が消失するか，また，必要に応じて，咀嚼筋のストレッチや原因筋のトリガーポイント注射を行って不快感が変化するかの観察を行うこと（診断的治療）は必要と考えられる．

一方，精査を行う前に保険外診療の治療方針を提示するのは，医療サイドの都合を押し付けた DOS ということになる．

（今村佳樹）

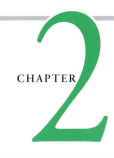

歯科医療の法的性格

I 歯科医療の法的意義

1. 歯科医師の社会的役割

　歯科医師法第1条には,「歯科医師は歯科医療及び保健指導を掌ることによって,公衆衛生の向上および増進に寄与し,もって国民の健康な生活を確保するものとする」(医師法第1条は条文内の「歯科医師」を「医師」に読み替えた表現で同様)と,歯科医師の任務が宣言的に規定されている.つまり,歯科医師は,まず歯科医療および保健指導を行うこと,次に公衆衛生の向上及び増進に寄与して,それらの任務を果たすという行為の結果によって「国民の健康な生活の確保」に貢献するのである[1].また,医療法第1条の2に医療提供の理念が述べられているが,医療法で示されている歯科医師の社会的役割は,生命の尊重と個人の尊厳の保持を第一として,患者との信頼関係に基づき,良質かつ適切な措置(疾病予防,治療およびリハビリテーション)を提供することにある[2].

2. 日本国憲法 第25条,第13条

　日本国憲法第25条は2項から成り,第1項では,「すべて国民は,健康で文化的な最低限の生活を営む権利を有する」と示され,国民の「健康で文化的な生活を営む権利」である生存権の保障を明示している.また,第2項では「国はすべての生活部面について,社会福祉,社会保障及び公衆衛生の向上及び増進に努めなければならない」と示され,第1項で示した生存権の保障を確実に実効あるものとするために,具体的な保障領域として社会福祉や医療保障を含んだ社会保障ならびに公衆衛生施策からの国民の健康確保を義務づけている.歯科医師は,このような責務を負う国から免許を受けて,国民の健康な生活を確保する任務を負っている[3].

　日本国憲法第13条は,「すべて国民は,個人として尊重される.生命,自由および幸福追求に対する国民の権利については,公共の福祉に反しない限り,立法その他の国政のうえで,最大の尊重を必要とする」と示され,医療においては患者の自己決定権の根拠とされている[4].

3. 歯科医師の義務[5,6]

歯科医師が歯科医業（歯科医行為）を行う場合は，「歯科医師法」や「刑法」などによって次の義務が課せられている．

1）応招義務など

診療に従事する歯科医師は，診察治療の求めがあった場合は，正当な事由がなければ，これを拒んではならない（歯科医師法第19条第1項）．また，診断書の交付の求めがあった場合も同様である（歯科医師法第19条第2項）．

「正当な事由」がある場合とは，歯科医師が病気のために診療を行うことが不可能な場合（軽度の疲労程度を除く）や，休日・夜間診療所などによる急患診療が確保されている地域で，休日や夜間などの通常の診療時間以外の時間に来院した患者（症状が重篤でただちに応急措置を施さねば，生命，身体に重大な影響が及ぶ場合を除く）に対して休日・夜間診療所などでの診療を受けるよう指示する場合など，社会通念上，妥当と認められる場合をいう．診療報酬が不払いであっても，ただちにこれを理由として診療を拒むことはできない．

「診断書」とは通常の診断書（健康診断書および疾病診断書）及び死亡診断書をいう．診断書の交付における「正当な事由」の例として，恐喝などの不正の目的に利用される疑いの強い場合などがあげられる．

なお，応招義務などへの違反に対する罰則規定はなく，職業倫理の性格が強いといえる．しかし，歯科医師が応招義務などに反復して違反した場合は，歯科医師法第7条第2項の「歯科医師としての品位を損するような行為のあつたとき」に該当し，その規定によって歯科医師免許の取り消しや歯科医業の停止を命ぜられることもありうる．

2）無診察治療などの禁止

歯科医師は，自ら診察しないで治療をし，または診断書もしくは処方箋を交付してはならない（歯科医師法第20条）．治療などに先立って診察をすることが義務づけられている．したがって，血液や唾液などの検体の送付を受けて，その検査結果のみで診断を行ったり治療を指示することや電話で容態などを聞いただけで診断したり治療方法を指示することなどの行為は，原則として本条の違反となる．

本条の違反に対する罰則は，50万円以下の罰金である（歯科医師法第31条の2）．

3）処方箋の交付義務

歯科医師は，患者に対し治療上薬剤を調剤して投与する必要があると認めた場合には，患者または現にその看護にあたっている者に対して処方箋を交付しなければならない（歯科医師法第21条）．「処方箋」は，いわゆる医薬分業に基づく院外処方箋を意味する．ただし，次の7項目のいずれかの場合はこの限りでないとされている．

・暗示的効果を期待する場合
・患者に不安を与え，治療を困難にするおそれがある場合
・短時間ごとの症状の変化に即応して投薬する場合
・診断または治療法が決定していない場合

- ・応急措置として投薬する場合
- ・患者が安静を必要とする場合
- ・薬剤師が乗船していない船舶内の場合

本条の違反に対する罰則は，50万円以下の罰金である（歯科医師法第31条の2）．

4）保健指導を行う義務

歯科医師は，診療をしたときは，本人またはその保護者に対し，療養の方法その他保健の向上に必要な事項の指導をしなければならない（歯科医師法第22条）．この場合の「保健指導」は，不特定多数を対象とした公衆衛生現場の保健指導ではなく，治療後に行う療養の方法などの保健指導をさす．この保健指導を適切に行わないと治療の予後に影響する．なお，幼児，高齢者などの場合はその保護者などへの保健指導が必要である．

ただし，本条の違反に対する罰則規定は設けられていない．

5）診療録の記載および保存

歯科医師は，診察をしたときは遅滞なく診療に関する事項を診療録に記載しなければならない（歯科医師法第23条）．「診療録」の記載事項は，歯科医師法施行規則第22条に規定されている．書式などは特に規定されていない．

なお，社会保険診療の場合（保険医療機関及び保険医療養担当規則第8条及び第22条）および麻薬を施用したなどの場合（麻薬及び向精神薬取締法第41条）については，「診療録」の記載事項に関する規定が設けられている．

診療録の保管義務者は病院または診療所の管理者とされている（歯科医師法第23条の2）．しかし，大規模災害時などに避難所で行った歯科診療についてはその歯科医師が自分で保管することとなっている（歯科医師法第23条の2）．また，法的な保存期間は5年と定められており（歯科医師法第23条の2），社会保険診療の場合は当該患者に対する一連の診療が完了する日から起算する旨の規定がある（保険医療機関及び保険医療養担当規則第9条）．

なお，民法第167条第1項には，債権は10年間行使しないときは消滅する旨を定めている．患者から医療過誤があったとして損害賠償を請求される危険を鑑みれば，診療録やエックス線写真などの診療記録は少なくとも治療終了から10年間は保存しておくことが望ましいといえる．

歯科医師法第23条の違反に対する罰則は，50万円以下の罰金である（歯科医師法第31条の2）．

6）現状届

歯科医師は，厚生労働省令で定めた2年ごとの年の12月31日現在における氏名，住所その他厚生労働省令で定められている事項を，当該年の翌年の1月15日までに，その住所地の都道府県知事を経由して厚生労働大臣に届け出なければならない（歯科医師法第6条第3項）．この義務は，歯科医業を行っていない歯科医師や，日本で歯科医師免許を取得した海外移住者にも課せられている．

この届出を怠った者は，50万円以下の罰金に処せられる（歯科医師法第31条の2）．

7) 守秘義務

刑法第134条（秘密漏示）には「医師，薬剤師，医薬品販売業者，助産師，弁護士，弁護人，公証人またはこれらの職にあった者が，正当な理由がないのに，その業務上取り扱ったことについて知り得た人の秘密を漏らしたときは，6カ月以下の懲役または10万円以下の罰金に処する」とある．歯科医師はこの条文の「医師」に含まれると解釈される．なお，この罪は告訴がなければ公訴を提起することができない親告罪となっている（刑法第135条）．

4．歯科医業

1）業務独占[7,8]

業務独占とは，歯科医師でなければ歯科医業をしてはならないということを示す（歯科医師法第17条）．歯科医業とは，歯科医行為を業とすることである．**歯科医行為**とは，歯科医師の専門的知識技能を必要とする行為である．業とは，反復継続して行う意思のある行為を意味する．

なお，診療補助行為も医療行為の一部であり，医師，歯科医師のほかは看護師，歯科衛生士などにのみ許されている業務独占行為である．このため資格のない者が歯科医療行為を業として行ったり，看護師，歯科衛生士が医師，歯科医師の指示によらずに診療補助行為を行ったりした場合は，3年以下の懲役もしくは100万円以下の罰金に処せられ，またはこれを併科される（歯科医師法第29条第1項）．

2）歯科医業と医業の関係[9]

法律においては，医業と歯科医業への一定の定義が与えられていない．その理由は以下に述べるように，医業と歯科医業の内容が複雑で，なおかつ医学や歯科医学の進歩とともに変化するために，明文化が困難なためである．したがって，医業や歯科医業の概念や定義は一般の社会通念に任せているといえる．

たとえば，**歯科医業（歯科医行為）**と**医業（医行為）**には互いに独立した領域と重なった領域（いわゆる口腔外科に属する領域）が存在する．口腔外科に属する行為を行った場合，全く同じ行為であっても法律的には，それを歯科医師が行えば歯科医業（歯科医行為），医師が行えば医業（医行為）となる．一方，歯科医行為としては補綴，歯科矯正，充填などとされている．

この関係は一見単純にみえて実際はしばしば解釈の混乱を引き起こす．口腔内を原発巣とするがんの治療，それが頸部リンパ節に転移した場合の治療，他臓器から口腔に転移したがんの扱いなどである．さらに近年，口腔ケアによる誤嚥性肺炎の予防，歯科治療による要介護者の日常生活動作の回復への寄与など，高齢社会において歯科と医科が連携して診断・治療することが患者のQOL向上に寄与することが明らかになった．さらに，国が進めている地域包括ケアシステムにおいて，歯科医師が他職種と連携してその役割を果たすことが求められている．したがって歯科医業と医業の守備範囲の議論は法解釈を基本としつつ，かつ疾患の特性を考慮して患者のために最善の診断・治療（予防）ができる複合

的な判断基準が必要となる．

(1) 歯科医師法と医師法との共通点
　医師法，歯科医師法とも，任務，免許，試験，業務，臨床研修の諸項目は，医師を歯科医師と読み替えればほとんど同じである．ただし，臨床研修の期間は医科が2年以上，歯科が1年以上の違いがある．

(2) 医師法にあり，歯科医師法にはない項目
■死体検案書の交付
■出生証明書の交付
■異状死体届け出義務
　・死体または妊娠4カ月以上の死産児の検案
　・異状発見した場合は24時間以内に所轄警察署に届ける義務
■処方箋交付の除外規定としての覚せい剤投与
　・処方箋交付義務の適用除外規定：院内投薬ができる根拠
　・医師法第22条：8つの場合があり7番目に覚せい剤
　・歯科医師法第21条：7つの場合があり覚せい剤の投与項目なし

(3) 歯科医師法にあり，医師法にない項目
　従前の免許の効力という経過措置項目がある．
■歯科医師法第34条
　・歯科医業中充塡，補綴および矯正の技術に属する行為をなすことができる医師のする歯科医業については，なお従前の例による．

3) 名称独占[7,8]
　歯科医師でなければ，歯科医師またはこれに紛らわしい名称を用いてはならない（歯科医師法第18条）．紛らわしい名称とは，たとえば，歯科技工医師，歯科医士，歯の医師など歯科医師のような印象を与える名称をいう．「名称を用いる」の意味は広告よりも広く，談話の場合に使用したり，名刺に印刷したりする場合も含まれる．
　本条の違反に対する罰則は，50万円以下の罰金である（歯科医師法第31条の2）．

（山本龍生）

II 歯科医療と医療法

1. 医療法の沿革

　医療法は，1942（昭和17）年制定された「国民医療法」が，戦後それぞれの法律にわかれた中で，医療施設に関する法律として1948（昭和23）年に制定された．その後，医療施設の量的な整備，高齢化や疾病構造の変化，医療の高度化，医療費の増大，インフォーム・ドコンセントへの国際的な変化など時代の変遷とともに医療を取り巻く社会状況に合わせ所要の見直しが行われ，今日まで9度の改正を経てきている（**表2-3**）．ことに少子

CHAPTER 2 歯科医療の法的性格

> **COLUMN**
>
> ## 医道審議会で歯科医師の行政処分が行われる事例
>
> **1. 歯科医師法で行政処分を行う場合**
>
> 　歯科医師法では，医師法と同様，罰金以上の刑になった場合や医事に関し犯罪又は不正の行為のあった者等について免許を与えないことがある（第4条）とされ，厚生労働大臣が戒告，3年以内の歯科医業の停止または免許の取消しを行うことができると規定（歯科医師法第7条）されており，必要な場合に行政処分を行うことができる仕組みとなっています．
>
> 　なお，道路交通法での軽微なスピード違反等を罰金と間違えるケースがありますが，これは，反則金のことで，罰金には該当しません．罰金は前科もしくは前歴になる刑罰であるのに対して，反則金はそれにはあたらないとされています．
>
> **2. 行政処分の際の医道審議会医道分科会の役割**
>
> 　厚生労働大臣が歯科医師の処分を行う場合，「あらかじめ，医道審議会の意見を聴かなければならない」と定められています．厚生労働大臣は，医道審議会の答申を受けて行政処分の内容を決定します．
>
> **3. 厚生労働省医政局での事例の収集**
>
> 　この分科会の事務局を行っている厚生労働省医政局では，歯科医師が刑事事件で起訴されたり判決が出た場合，法務省や都道府県等から裁判事例を集めたり，健康保険法に基づく保険医の取り消し処分事例についての情報を入手し，処分が検討されている者について，都道府県が処分に係る者に対する意見の聴取をを行うことを求め，医道審議会で，審議がなされることとなっています．
>
> **4. 最近の医道審議会での医師，歯科医師に対する主な行政処分の例（表）**
>
> 　2017（平成29）年9月以降，医道審議会で，歯科医師が処分された事例を示すと以下のとおりとなります．ただし，個々の事例については，一概にその処分が横並びになるとは限らず，個々の事例については相当の多様性があることに留意する必要があります．
>
> （上條英之）
>
> **表　医道審議会医道分科会での最近の処分事例（2017年9月～2019年1月までの事例を抜粋）**
>
> | 事例 | 行政処分 |
> |---|---|
> | 準強制わいせつ | 免許取消 |
> | 覚せい剤取締法違反 | 免許取消し又は歯科医業停止3年 |
> | 大麻取締法違反 | 歯科医業停止1年6月 |
> | 詐欺 | 歯科医業停止3年 |
> | 危険運転致傷 | 歯科医業停止2年 |
> | 道路交通法違反 | 歯科医業停止1年6月 |
> | 公然わいせつ | 医業停止4月 |
> | 診療報酬不正請求 | 歯科医業停止3月 |
> | 迷惑行為等防止条例違反 | 医業停止3月，歯科医業停止3月 |

　高齢化による影響が社会状況に変化を及ぼしはじめ，その対応としての第5次改正以降の流れについては，団塊の世代が後期高齢者となる2025年に向け，地域の医療と介護の体制の整備が急務とされており，そのための体制整備を目的としてその都度，医療法も多くの点で改正され，わが国の医療政策の方向性を指し示す法律となってきている．具体的には，医療計画制度の見直し，地域医療構想の策定，医療に関する広告の見直し，医療法人制度改革，医師の働き方改革などが実施された．中でも，社会保障制度改革国民会議〔2012(平成24)年11月30日～2017(平成29)年8月6日〕により社会保障4分野（年金，医療，介護，少子化対策）の改革の基本方針が，その後の必要な法制上の措置としての社会保障プログラム法案により，社会保障制度改革全体像と進め方が明示され，「**地域に**

おける医療及び介護の総合的な確保を推進するための関係法律の整備などに関する法律（以下，**医療介護総合確保推進法**）」などにより，効率的かつ質の高い医療提供体制の構築と地域包括ケアシステムの構築（**図2-1**）を一体的に目指すこととなった（**表2-4**）．

2. 医療法の目的

医療法の目的は，法を構成するそれぞれの章立てによりみることができる．具体的には，医療に関する適切な選択の支援，医療の安全の確保，病院，診療所及び助産所の開設及び管理，医療提供体制の確保，医療法人に関する事項を5つに大別することができる．法の目的は，第1条に「この法律は，医療を受ける者による医療に関する適切な選択を支援するために必要な事項，医療の安全を確保するために必要な事項，病院，診療所及び助産所の開設及び管理に関し必要な事項並びにこれらの施設の整備並びに医療提供施設相互間の機能の分担及び業務の連携を推進するために必要な事項を定めることにより，医療を受ける者の利益の保護及び良質かつ適切な医療を効率的に提供する体制の確保を図り，もって国民の健康の保持に寄与することを目的とする」とある．第1条は1985（昭和60）年の

表2-3　主な医療法改正の変遷

改正時期（年）	改正内容
第一次改正 1985（昭和60）	増加し続ける病院病床数と医療費の増大に対応するため，全国を二次医療圏（都道府県内を数地域から十数地域に分け，一般的な病気はその地域内で診療が完結するように考えられた圏域）と3次医療圏（原則として都道府県単位）に分けてそれぞれ病床数の上限を規制．
第二次改正 1992（平成4）	医療機関の機能分化を進めるため，特定機能病院（高度な医療を行う大学附属病院やナショナルセンターなど）と療養型病床群（主に長期にわたり療養を必要とする患者を収容する病床）を制度化．
第3次改正 1998（平成10）	総合病院制度を廃止して地域医療支援病院（診療所や中小病院からの紹介患者を一定比率以上受け入れ，これらの医療機関と連携・支援する病院）を新設．
第4次改正 2000（平成12）	一般病床から療養病床を独立させ，一般病床を結核・精神・感染症・療養病床以外の病床と規定．
第5次改正 2006（平成18）	医療法全般にわたって大幅に手が加えられ，患者の選択に資する医療機関情報提供の推進，広告規制緩和，医療安全対策の強化，患者相談窓口設置の努力義務，医療計画の見直し，医療機能の分化・連携，行政処分を受けた医師などへの再教育，医療法人制度の改革などを規定．
第6次改正 2014（平成26）	医療と介護の制度関係の法律を一括で改正する「医療介護総合確保推進法」による改正．地域医療構想に基づく病床数の整備や臨床研究中核病院の設置，医療事故調査制度の創設を規定．
第7次改正 2015（平成27）	医療法人の分割や社会医療法人の認定についてなど医療法人制度の見直しや地域医療連携推進法人の創設に関する内容を規定．
第8次改正 2017（平成29）	医療に関する広告規制の強化（医療機関のウェブサイトなどにおける虚偽・誇大などの表示規制），出資持分なし医療法人への移行計画認定制度の要件緩和，医療機関開設者に関する監督規定の整備，検体検査の品質・精度管理の制度化などを規定．
第9次改正 2021（令和3）	医師の働き方改革，医療計画に新興感染症対応医療を追加，地域医療構想の一環として病床を削減する医療機関を財政支援する予算措置を恒久化，外来医療機能の明確化・連携を図る外来機能報告制度の創設などを規定．

CHAPTER 2　歯科医療の法的性格

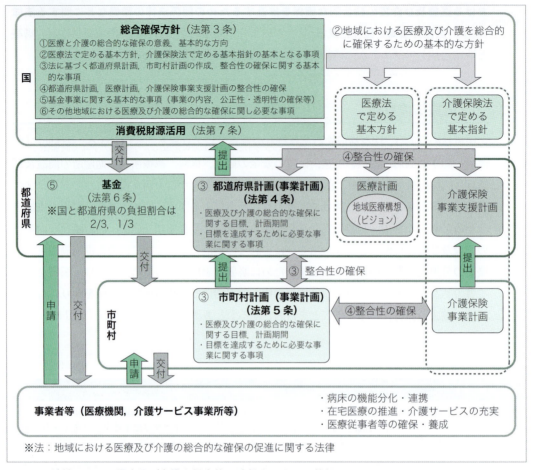

図 2-1　地域における医療及び介護を総合的に確保するための仕組み

第一次改正（医療計画の制度化など）の際に新設され，その後の改正時に条文に逐次事項が書き加えられ，医療法の目的そのものが法律の改正に伴い変化してきている．

3. 医療法の理念

　医療法の理念は，法第 1 条の 2 に記載されている．具体的には，「医療は，生命の尊重と個人の尊厳の保持を旨とし，医師，歯科医師，薬剤師，看護師その他の医療の担い手と医療を受ける者との信頼関係に基づき，医療を受ける者の心身の状況に応じて行われる．内容は，単に治療のみならず，疾病の予防のための措置及びリハビリテーションを含む良質かつ適切なものでなければならない」と規定することで，医療提供のあるべき姿を明確にし，それを広く周知し，最終的に医療の質の向上を目指している．また，同条第 2 項には，医療の理念が規定され，国民自らの健康の保持増進のための努力を基礎として，医療を受ける者の意向を十分に尊重し，病院，診療所，介護老人保健施設，調剤を実施する薬局その他の医療を提供する施設，医療を受ける者の居宅などにおいて，それぞれの施設の

表2-4 社会保障・税一体改革大綱以降の流れ

年月	事項	内容
2012（平成24）年2月	社会保障・税一体改革大綱閣議決定	
2012年8月	社会保障制度改革推進法 成立	社会保障制度改革国民会議の設置を規定
2013（平成25）年8月	社会保障制度改革国民会議報告書	都道府県の地域医療ビジョン策定が書き込まれる
2013年12月	持続可能な社会保障制度の確立を図るための改革の推進に関する法律 成立（社会保障改革プログラム法）	○少子化対策（すでに成立した子ども・子育て関連法，待機児童解消加速化プランの着実な実施など） ○医療制度（病床機能報告制度の創設・地域の医療提供体制の構想の策定などによる病床機能の分化及び連携，国保の保険者・運営などのあり方の改革，後期高齢者支援金の全面総報酬割，70～74歳の患者負担・高額療養費の見直し，難病対策など） ○介護保険制度（地域包括ケアの推進，予防給付の見直し，低所得者の介護保険料の軽減など） ○公的年金制度（すでに成立した年金関連法の着実な実施，マクロ経済スライドのあり方など）
2014（平成26）年4月	消費税8％導入	
2014年5月	地域における医療及び介護の総合的な確保を推進するための関係法律整備などに関する法律 成立（医療介護総合確保推進法）	○新たな基金の創設と医療・介護の連携強化（地域介護施設整備促進法など関係） ○地域における効率的かつ効果的な医療体制の確保（医療法関係）→地域医療構想の策定 ○地域包括ケアシステムの構築と費用負担の公平化（介護保険関係）
2017（平成29）年12月	新しい経済政策パッケージ閣議決定	○消費税率10％への引上げによる財源を活用し，以下の取組を実施する旨明記． ・待機児童の解消（保育の受け皿拡大，保育士の処遇改善） ・幼児教育・保育の無償化 ・介護人材の処遇改善 ・高等教育の無償化
2019（令和元）年10月	消費税率10％への引上げ	

機能に応じ効率的に，かつ，福祉サービスなどの関連サービスとの有機的連携を図ることが求められている．

4. 国及び医療関係者の責務

「国及び地方公共団体の責務」と「医師医療関係者の責務」が第1条の3ならびに4に記載されている．国と地方公共団体の責務は，医療そのものではなく適切な医療の提供体制づくりが努力義務とされ，医療従事者の責務は，医療提供の理念に基づき，医療を受ける者に対して，良質かつ適切な医療やそのために必要な措置などを行う努力義務が求めら

5. 医療法による診療所と病院の定義

法制定当時から存在する病院、診療所、助産所に加え、病院の類型として特定機能病院（第2次改正）、地域医療支援病院（第3次改正）、臨床研究中核病院（第6次改正）が順次創設されてきている（**表2-5**）。なお、医療提供施設には、上記以外に調剤薬局、訪問看護ステーション、介護老人保健施設、介護医療院などが存在するが、それらはそれぞれ他法において規定されている。また、診療所が「医師又は歯科医師が、公衆又は特定多数人のため医業又は歯科医業を行う場所であって、患者を入院させるための施設を有しないもの又は19人以下の患者を入院させるための施設を有するものをいう」と規定されているのに対し、病院は第1条の5に「医師又は歯科医師が、公衆又は特定多数人のため医業又は歯科医業を行う場所であって、20人以上の患者を入院させるための施設を有するものをいう。病院は、傷病者が、科学的でかつ適正な診療を受けることができる便宜を与えることを主たる目的として組織され、かつ、運営されるものでなければならない」と記され、病院が科学的かつ適正な医療を行うべきものであり、そのため、診療所に比べ相当程度の充実した施設・設備と組織された人員を備えることが規定されている。現在、医療法においては、一般病院、特定機能病院、地域医療支援病院、臨床研究中核病院が、それぞれの機能に応じ分類、定義されるとともに、病床の種別として、医療法第7条第2項に精神病

表2-5 病院の分類と主な要件

	特定機能病院	地域医療支援病院	臨床研究中核病院
概要	高度の医療の提供など	地域医療を担うかかりつけ医、かかりつけ歯科医の支援など	臨床研究の実施の中核的な役割など
主な要件	・高度な医療の提供、開発及び評価ならびに研修実施能力を有すること. ・他の病院または診療所から紹介された患者に提供すること. ・400床以上の病床を有すること. ・医師は通常の病院の2倍程度の配置が最低基準. ・集中治療室、無菌室、医薬品情報管理室などの構造設備が必要. など	・都道府県、医療法人、学校法人など厚生労働大臣が定める者により開設されていること. ・「地域医療支援病院紹介率」が80％以上であること. ・施設の一部または全部、設備、器械器具を外部の医療従事者の診療や研究などに利用できること. ・24時間体制で重症救急患者の受入れに対応できる体制が確保されていること. ・地域の医療従事者に対する研修が行えること. ・原則として200床以上の病床を有すること. ・病床規模や種別などに応じた構造設備を有すること. など	・10以上の診療科を有すること. ・400床以上の病床を有すること. ・技術能力について外部評価を受けた臨床検査室を有すること. ・臨床研究支援・管理部門に所属する人員（職種ごとに設定）を有すること. ・不適正事案の防止などのための管理体制を整備すること. ・臨床研究支援、データ管理、安全管理、倫理審査、利益相反管理の体制などについて担当部門・責任者の設置、手順書の整備などを行うこと. など

床，感染症病床，結核病床，療養病床，一般病床の5つが定義されている．

6. 医療機関の開設と管理

医療機関の開設は第7条から第9条，管理は第10条から第23条で規定している．医療機関には設置を意味する「開設」と，日常的な運営を行う「管理」の行為が存在し，それぞれを行う者を開設者と管理者とよんでいる．病院・診療所という医療行為を行う「場」である施設としての適正性を確保するため，開設者が医師や歯科医師でなくてもよいとされているのに対して，管理者は必ず医師や歯科医師（現行では臨床研修修了が要件）であることが必要とされていることから，両者の責任の違いが意味するところが自ずと明らかにされている．開設者は自然人または法人格を有する団体であることが要件である．病院の開設と非医師・非歯科医師による診療所の開設については，許可制とされているが，これは病院が構造設備をはじめさまざまな要件が詳細に規定されていることと，非医師等による診療所の開設は営利目的のおそれがあることを前提としている．この営利目的については，開設主体，目的，運営方針，資金計画などをもとに総合的に判断されることになる．

一方で，医師・歯科医師による診療所の開設が届出とされていることには，診療所が構造設備などの要件が病院に比べ厳格でなく，医師・歯科医師による診療所の開設は，社会通念上，営利目的でないと認識されていることによる．管理者は，病院・診療所の管理について法的責任を一元的に担っていることから，原則として，診療時間中は当該医療施設に常勤として存在しなければならず，特に都道府県知事の許可を受けた場合以外は，他の医療施設の管理をすることは認められていない．これに違反した場合は，法第89条第1号の規定により罰則を受ける．また，管理者は医療施設内の従事者の監督義務を負っているだけではなく，施設内の院内掲示（管理者の氏名，診療日，診療時間など省令で規定）を行う義務などを負っている．

7. 医療機関の指導監督

各医療機関において提供される医療の質を担保するため，医療機関に対する**指導監督**は，医療法における医療施設として，また健康保険法などに定める保険医療機関としてなど，さまざまな観点から行われている．本項では，医療法における医療施設に対する指導監督について触れる．医療施設である病院・診療所は，それぞれの機能に応じた人員の配置や構造設備（換気，採光，照明，防湿，保安，避難，清潔など），院内掲示などについて基準が定められており，それらが適切に確保・維持されているかについて記録を備えておかなければならないこととされている．例えば，病院などの構造設備に問題があり，清潔さを欠いたり，衛生上の有害や保安上の危険性が存在したりすると都道府県知事が認めた場合は，開設者に対して使用制限や修繕・改築を命じることができる．こうした状況を確認するために，法第25条では，厚生労働大臣，都道府県知事などが，病院等に対して必要な報告を命じたり，実際に対象となる医療機関に行政の職員（医療監視員）を派遣し，

立入検査（いわゆる医療監視）を行ったりすることができることとされている．また，医療機関が，この規定に違反し，報告を怠ったり，虚偽の報告を行ったり，または立入検査の妨害や忌避をした場合は，法第89条2号に基づき罰金刑を受ける．

8. 医業等に関する広告制限

医業等に関する広告制限は第6条の5～第6条の8で規定されている．同条では，一定の事項以外は何人に対しても広告することが許されていない．そもそも広告とは，不特定多数の者に対して文書やその他の素材，方法，媒体を組み合わせて一定の事項を知らしめることであり，医療に関する広告可能な事項は厚生労働大臣告示により示されており，2004（平成16）年以降，認められた資格に限り専門医資格が広告可能となった．また，従来は広告に関し広告可能な事項を1つひとつ事項別に列記していたが，現在は同様の性質をもつ事項を群ごとにまとめて「○○に関する事項」とする包括規定方式が導入され大幅な規制緩和が行われ，広告が禁止される事項についても具体的に明示されるなどわかりやすくなってきている．また，2017（平成29）年の法改正では医療機関のウェブサイトが法的規制の対象となるなど広告規制の見直しが行われた．具体的には，厚生労働省が公表している「医療法における病院等の広告規制について」(http://www.mhlw.go.jp/stf/seisakunitsuite/bunya/kenkou_iryou/iryou/koukokukisei/index.html) が参考となる．なかでも，「医業若しくは歯科医業又は病院若しくは診療所に関する広告等に関する指針（医療広告ガイドライン）」は内容を十分理解しておくことが必要である．この中で，医療広告への該当性の判断基準として，「① 患者の受診等を誘引する意図があること（誘因性），② 医業若しくは歯科医業を提供する者の氏名若しくは名称又は病院若しくは診療所の名称が特定可能であること（特定性），③ 一般人が認知できる状態にあること（認知性）」のいずれの要件も満たす場合に，医療広告に該当するとされている．

9. 広告可能な診療科名

広告規制が緩和されたことを受け，従前に認められていた診療科名以外にも，医業では，外科，内科，精神科などと ① 人体の部位や器官，② 性別や年齢など，③ 整形，透析，移植などの医学的処置，④ 感染症，アレルギーなど特定の疾病，のいずれかの組合せが可能となった．これにより，歯科医業においては，従来から認められている，「歯科」，「小児歯科」，「矯正歯科」，「歯科口腔外科」に加え，組合せとして「小児矯正歯科」が広告可能な診療科名となった．ただし，審美歯科やインプラント科など法令通知において根拠がない名称は，従来どおり診療科名として広告は認められておらず，緩和をすることで国民が混乱することがないよう一定の制限はかけられている．また，2007（平成19）年より都道府県が医療機関の情報を集約してホームページなどで公表する**医療機能情報提供制度**が第5次医療法改正により開始されている．本制度は，病院，診療所などの管理者の報告義務として，都道府県知事が診療科目，疾病ごとの手術件数などを集約し，住民が広くまた簡便に情

報を得られることを目的としている．

10. 医療法人制度

医療法人に関する制度は医業経営の主体が，医業の非営利性を損なわずに法人格を得ることにより，運営資金を適切に取得し，医療機関の経営が維持・安定することを目的として1950（昭和25）年に規定されたもので，社団，財団のいずれも医療法人を設立することができる．医療法人の設立には，定款または寄付行為を作成し，都道府県知事の認可が必要であり，2以上の都道府県にまたがり医療施設を開設する法人の場合は，広域医療法人と呼ばれ，2015（平成27）年の法改正により厚生労働大臣の所管から主たる事務所が存在する都道府県知事に権限が移管された．医療法人は，開設した医療施設の業務に支障のない場合に限り，看護師等の医療従事者の養成や医師・歯科医師などに対する研修の実施，医学または歯学に関する研究所の設置，国民の保健衛生の向上を目的とする業務などを付帯業務として行える．地域の医療介護の体制整備の中で地域医療構想の実現を達成するための選択肢として，**地域医療連携推進法人制度**が開始された．これは，医療機関相互間の機能の分担及び業務の連携を推進することで競争よりも協調を進め，地域において質が高く効率的な医療提供体制の確保のため，地域の医療機関などを開設する複数の医療法人その他の非営利法人の連携を目的とする一般社団法人について，都道府県知事が地域医療連携推進法人として認定するものである．

11. 都道府県医療審議会

法第72条において都道府県医療審議会は，都道府県知事の諮問に応じ，当該都道府県における医療を提供する体制の確保に関する重要事項を調査審議するため，都道府県に置くこととされている．医療法施行令第5条の16で構成委員は30人以内，同令第5条の17で医師，歯科医師，薬剤師，医療を受ける立場にある者及び学識経験のある者のうちから，都道府県知事が任命する．同令第5条の20の第3項で議事は出席委員の過半数をもって決するとされている．審議事項には，地域医療支援病院の承認，病院の開設・増床などにかかる勧告・不許可，社会医療法人の認定，医療法人の設立・解散・合併の認可，医療法人の業務停止命令などがある．

12. 医療安全対策について

2006（平成18）年の第5次改正により医療機関の管理者に対し，①医療安全のための体制確保（指針の作成，委員会の設置，職員の研修，事故発生時における報告や手順，改善方策の立案），②院内感染防止対策（指針の作成，委員会の設置，職員の研修，感染症発生時における報告や手順，改善方策の立案），③医薬品の安全管理体制（管理責任者の配置，職員の研修，手順書の作成），④医療機器の保守点検と安全な使用（管理責任者の

CHAPTER 2 歯科医療の法的性格

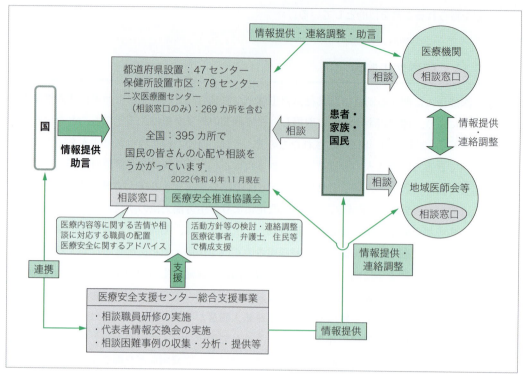

図 2-2 医療安全支援センター体制

配置，職員の研修，保守点検の実施）の4点の体制整備を義務づけた．また，都道府県などに対しては，患者やその家族からの苦情や相談に対応できる体制として，都道府県及び二次医療圏に**医療安全支援センター**の設置を義務化した(**図 2-2**)．この医療安全支援センターの主な業務は，①患者や住民からの苦情や相談への対応（相談窓口の設置），②医療安全推進協議会の開催，③患者・住民からの相談等に適切に対応するための関係機関・団体等との連絡調整，④医療安全の確保に関する必要な情報の収集及び提供，⑤研修会の受講などによるセンターの職員の資質の向上，⑥医療安全の確保に関する必要な相談事例の収集・分析及び情報提供，関係機関・団体などとの連絡調整，⑦医療安全施策の普及・啓発，などである．なかでも①については，患者・家族と医療機関をつなぐ重要な役割を担っているといえる．また，2015（平成27）年10月1日から**医療事故調査制度**が施行された．本制度は医療機関が予期しない死亡事故が発生した場合には，院内調査を実施したうえで，医療事故・支援センターに報告し，今後の再発防止や安全確保に役立てるものであり，医療従事者の責任追及の仕組みではない（**図 2-3**）．なお，小規模な歯科診療所などで自ら院内調査を行えない場合などは，医療事故調査等支援団体である歯科医師会などに対し協力を求めることができるとされている．歯科治療においても，過去に予期せぬ死亡事故としてアスピリン喘息患者の発作や抜去歯誤飲などにより死亡に至る事故が発生しており，歯科診療所といえども医療事故調査制度への対応は必至と考えるべきである．

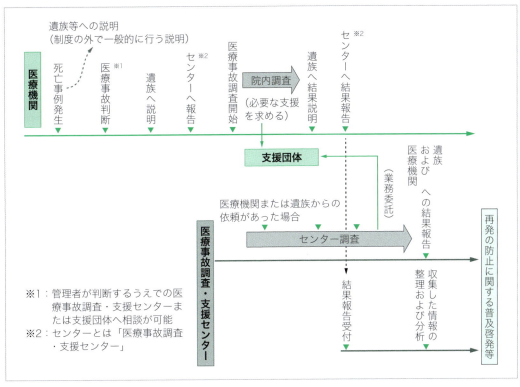

図 2-3 医療事故に係る調査の流れ

13. 医療計画と医療提供体制

　医療計画とは，都道府県における医療提供体制を確保するため，3年ごとに都道府県が見直し作成する整備計画で，医療法第 30 条の 4 に規定され，二次医療圏を基本単位とし，地域医療の効率化・体系化をはかるものである．医療計画では 5 疾病（がん，脳卒中，急性心筋梗塞，糖尿病，精神疾患）と 5 事業（救急医療，災害時における医療，僻地の医療，周産期医療，小児救急医療を含む小児医療）と在宅医療を計画に位置づけることが義務づけられてきた．一方これまで感染症は感染症法の枠内で実施されてきたため，医療計画では新興感染症が位置づけられていなかったが，新型コロナウイルス感染症による病床逼迫が社会問題焦点となったことから，新興感染症を含めることとされた．なお第 8 次医療計画では，5 疾病 5 事業と在宅医療，地域医療構想に加え，医師確保計画と外来医療計画，さらに新興感染症への対応も盛り込まれることとなる．

14. 2025 年に向けた医療提供体制

　高齢化の進展に伴い慢性疾患や複数の疾患を有する患者の増加が予想され，国は，急性期から在宅，介護までの一連のサービスを高齢者が住み慣れた地域で継続的に確保するための施策を進めている．効率的かつ質の高い医療提供体制の構築とともに，地域包括ケア

CHAPTER 2 歯科医療の法的性格

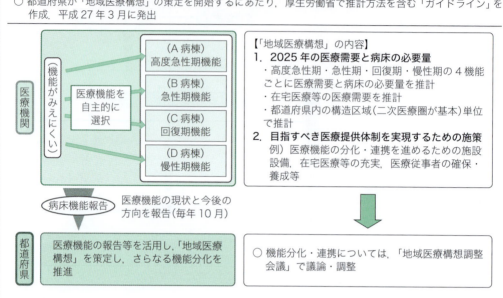

図2-4 地域医療構想

システムを構築することを通じ，地域における医療及び介護の総合的な確保を推進するための医療介護総合確保推進法に基づき，厚生労働大臣は，地域における医療及び介護を総合的に確保するための基本的な方針（総合確保方針）を定めなければならない．地域における効率的かつ質の高い医療提供体制を都道府県レベルで実現するものが，いわゆる地域医療構想である（**図2-4**）．都道府県は，この地域医療構想の策定のために地域の医療ニーズはもとより医療資源の把握が重要であるため，これまで機能が見えにくかった各病院の機能を，高度急性期，急性期，回復期，慢性期の4つから医療機関（一般病床または療養病床をもつもの）に自主選択させ病床機能報告制度に基づき報告させる．ついで都道府県は二次医療圏（原則）ごとの将来の必要量の確保に向け，圏域ごとの将来の医療提供の構想を地域医療構想（ビジョン）として定めることとされている．具体的には，都道府県は医療関係者や医療保険者による協議の場を設けるが，協議が進まない場合は，都道府県知事の権限により，①病院の新規開設・増床への対応，②既存医療機関による医療機能の転換への対応，③稼働していない病床の削減の要請ができることとされている．一方，**地域包括ケアシステム**は，高齢者が日常生活圏（中学校区単位）で自立した生活が営めるよう

医療，介護，介護予防，住まい，生活支援サービスを充実するよう都道府県が介護保険事業支援計画などにおいて進めるもので，この両者は，整合性をとることが必要とされている．こうした構想の実現に向けたさまざまな事業を実施していくために，各都道府県は，消費税を財源として新たに創設された財政支援措置である「**地域医療介護総合確保基金**」を活用し体制を整備し，団塊の世代が後期高齢者となる75歳を迎える2025年に向けて利用者の視点に立った切れ目のない医療及び介護を提供していくことになる．

(笹井啓史)

III 歯科医療と健康保険関連法

わが国の医療保険制度は加入者の就業形態の相違によって，**被用者保険**（健康保険，船員保険，共済組合）と**地域保険**（国民健康保険）に区分されている．これらの医療保険とは別に，2008（平成20）年には主に75歳以上の高齢者を加入対象とする後期高齢者医療制度が創設された．本節では公的医療保険の各制度を規定している医療保険各法について概説する．

1. 健康保険法

健康保険法は国内で初めて医療保険制度を規定した法律であり，1927（昭和2）年に施行された．わが国における医療保険制度の基盤となっている．

1) 保険者及び被保険者

健康保険は代表的な被用者保険であり，健康保険法第1条には「労働者又はその被扶養者の業務災害以外の疾病，負傷若しくは死亡又は出産に関して保険給付を行う」と規定されている．健康保険が適用される事業所は幅広く，船員や公務員等の場合を除き，被用者は原則として健康保険に加入することとなっている（第3条）．保険者は**全国健康保険協会**と**健康保険組合**（以下「**健保組合**」という）に区分される．健保組合の組合員以外の被保険者は全国健康保険協会が管掌する健康保険（以下「**協会けんぽ**」という）に加入することとなる（第4〜6条）．一般に中小企業の従業員が協会けんぽの被保険者となっている．

2) 保険給付

保険給付の種類は，療養の給付，療養費の支給，傷病手当金の支給，埋葬料の支給，出産手当金の支給など多岐にわたる（第52条）．保険給付のうち，保険医療機関で行われる一般的な保険診療は療養の給付に該当する．健康保険法で療養の給付については，被保険者の疾病または負傷に関して行う「①診察，②薬剤又は治療材料の支給，③処置，手術その他の治療，④居宅における療養上の管理及びその療養に伴う世話その他の看護，⑤病院又は診療所への入院及びその療養に伴う世話その他の看護」と定義されている（第63条）．また，保険医療機関において保険診療に従事する保険医の登録や保険医療機関の指定が規定されている（第64条，第65条）．さらに，保険医療機関の責務として，厚生労働省

令で定めるところにより療養の給付を担当しなければならないこと，保険医の責務として，厚生労働省令で定めるところにより健康保険の診療に当たらなければならないことが規定されている（第70条，第72条）．当該条文で示されている厚生労働省令が「保険医療機関及び保険医療養担当規則」であり，一般に「療養担当規則」と略されている．この規則には保険医療機関は「療養の給付」に関し，保険医は「健康保険の診療」に関し，厚生労働大臣の指導を受けなければならない旨が規定されている（第73条）．これらの指導は，集団指導，集団的個別指導及び個別指導に区分し行われている．その他，保険医療機関で保険診療を受けた場合の一部負担金の割合及び保険医療機関が保険者に請求できる費用の額についても規定されている（第74条，第76条）．通常の保険診療の場合，70歳未満の被保険者であれば，一部負担金は療養の給付に要した費用の3割となる．これに対し，被保険者の被扶養者（配偶者や子どもなど）が保険診療を受けた場合は，家族療養費として保険者から保険給付されることとなり，保険者の負担割合という形で規定されている（第110条）．たとえば，6歳以上（就学前の3月までの期間は除く）70歳未満の被扶養者であれば，家族療養費にかかる保険者の負担割合は要した費用の7割とされている（第110条2）．

3）保健事業

健康保険の保険者は，高齢者の医療の確保に関する法律第20条に規定する特定健康診査及び同法第24条に規定する特定保健指導を行うことなどが規定されている（第150条）．そのため，40～74歳の健康保険加入者を対象に生活習慣病予防を目的とする保健事業が全国健康保険協会及び健保組合によって実施されている．

4）費用の負担

健康保険事業に要する費用は国庫と保険料で負担されており，保険料については，保険者等が徴収することとされている（第155条）．健康保険の保険料額については，各被保険者の標準報酬月額及び標準賞与額に一般保険料率を乗じて得た額とされており，協会けんぽの保険料額は被保険者と事業主が1/2ずつ負担する扱いとなっている（第156条，第161条）．なお，一般保険料率は健康保険に充当するための基本保険料率と後期高齢者医療制度などを支援するための特定保険料率で構成されている．保険料額の算出根拠となる標準報酬月額は，給料などの報酬月額に応じ，第1級（58,000円）から第50級（1,390,000円）に区分されている（第40条）．ボーナスなどが対象となる標準賞与額については，賞与を受けた月に保険者等が当該被保険者の受けた賞与額に基づき決定する（第45条）．一般保険料率について，協会けんぽの場合，30/1,000～130/1,000までの範囲内において，支部（都道府県）被保険者を単位として全国健康保険協会が決定する（第160条）．40歳以上（介護保険第2号被保険者）の場合，保険料の負担に際しては介護保険料も合算される（第156条）．なお，健保組合の場合は，事業主の保険料負担割合を増加できることとなっている（第162条）．ちなみに2021（令和3）年度の例では，全健保組合平均の事業主負担割合は54％と報告されている．

2. 国民健康保険法

国民健康保険法は，当初，1938（昭和13）年に制定されたが，国民皆保険の基盤を確立するために全面改正が行われ，1958（昭和33）年に現行法が制定された．自営業者などが加入する地域保険としての医療保険制度を規定している．

1）保険者及び被保険者

国民健康保険は2018（平成30）年4月から，従来の市町村及び特別区に加え，都道府県がともに行うこととなった．併せて国民健康保険組合（以下「国保組合」という）も国民健康保険を行える旨が規定されている（第3条）．都道府県などが行う国民健康保険の被保険者は，当該都道府県の区域内に住所を有する者であるが，被用者保険及び後期高齢者医療制度の加入者，国保組合の被保険者，生活保護を受けている場合は適用除外とされている（第5条，第6条）．一方，国保組合は同種の事業または業務に従事する者で当該組合の地区内に住所を有するものを組合員として組織される（第13条）．国保組合を設立しようとするときは，組合員300人以上の同意を得て，主たる事務所の所在地の都道府県知事の認可を受けなければならない（第17条）．組合員及び組合員の世帯に属する者は，当該組合が行う国民健康保険の被保険者とすることができるが，都道府県などが行う国民健康保険の場合と同様に被用者保険加入者などの適用除外が設けられている（第19条）．

2）保険給付

国民健康保険における保険給付の種類については，保険診療に相当する療養の給付をはじめ健康保険の場合とほぼ同様に規定されている（第36条，第52条，第52条の2，第53条，第54条，第54条の2，第54条の4，第57条の2，第57条の3，第58条）．保険診療を受けた場合の一部負担金の割合についても健康保険の場合と同様に規定されている（第42条）．また，保険医療機関及び保険医の責務や厚生労働大臣などによる指導についても健康保険の場合と同様に規定されている（第40条，第41条）．

3）保健事業

国民健康保険の保険者は，特定健康診査や特定保健指導の実施に加え，健康管理や疾病の予防にかかる被保険者の自助努力についての支援その他の被保険者の健康の保持増進のために必要な事業を行うように努めることとされている（第82条）．

4）費用の負担

国は保険者である都道府県や国保組合に対し，療養の給付などに要する費用の一部を負担することが規定されている（第70条，第73条）．また，国は都道府県に対し，市町村が行う特定健康診査及び特定保健指導に要する費用の一部を負担することが規定されている（第72条の5）．保険者は，国民健康保険事業に要する費用に充てるため，世帯主または組合員から保険料を徴収しなければならないが，市町村の場合は地方税法の規定により，保険料の徴収に代えて国民健康保険税を課すことができる扱いとなっている（第76条）．そのため，現状では大半の市町村が国民健康保険税を採用している．なお，具体的な保険料の賦課及び徴収などに関する事項は，国民健康保険法の政令で定める基準に従って，保険者が条例または規約で定めることとされている（第81条）．したがって，保険税または保

険料の額については，保険者ごとに異なっている．

3. 高齢者の医療の確保に関する法律

後期高齢者医療制度を構築するため，従前の老人保健法が2006（平成18）年に全面改正され，**高齢者の医療の確保に関する法律**（以下，「**高齢者医療確保法**」という）に変更された．改正後の法律は2008（平成20）年から施行されている．

1）医療費適正化の推進など

高齢者医療確保法では，高齢期における適切な医療の確保を図る観点から，国は6年ごとに全国医療費適正化計画を定めることとされており，都道府県においても同様な計画を定めることが規定されている（第8条，第9条）．また，生活習慣予防を目的とする特定健康診査及び特定保健指導の適切かつ有効な実施を図るため国が基本的な指針を定めることや保険者による特定健康診査や特定保健指導の実施を規定している（第18条，第20条，第24条）．

2）後期高齢者医療制度

高齢者の疾病，負傷または死亡に関して必要な給付を行うが，その事務を処理するために都道府県ごとに**後期高齢者医療広域連合**（以下「広域連合」という）を設けることが規定されている（第47条，第48条）．被保険者は当該広域連合区域内に住所を有する75歳以上の者または65歳以上で一定の障害の状態にある者とされている（第50条）．療養の給付などの保険給付の種類は健康保険の場合とほぼ同様となっている（第56条，第64条，第74条，第75条，第76条，第77条，第78条，第83条，第84条，第85条，第86条）．また，保険医療機関及び保険医の責務や厚生労働大臣などによる指導についても健康保険の場合と同様に規定されている（第65条，第66条）．保険診療を受けた場合の一部負担金の割合は通常1割であるが，高齢者医療確保法の政令で定める額以上の所得者は2割または3割負担とされている（第67条）．具体的には，高齢者単身世帯で年収200万円以上の場合は2割負担，383万円以上など現役並みの所得者は3割負担となる．

3）費用など

後期高齢者医療制度における医療給付の財源負担は，後期高齢者の保険料が約1割，公費負担が約5割，現役世代からの保険料支援が約4割とされている．そのため，広域連合に対する国や都道府県の負担，国の調整交付金，市町村の一般会計における負担，社会保険診療報酬支払基金からの後期高齢者交付金，国の補助などが規定されている（第93条，第95条，第96条，第98条，第100条，第102条）．保険料については，市町村が徴収し広域連合に納付することとされている．保険料は被保険者ごとに課され，所得割と均等割を合算した額となっているが，この保険料の額については，広域連合の条例で定めることとされている（第104条，第105条）．また，保険料の負担が困難な場合には減免などができる扱いとなっている（第111条）．

4. その他の法律

　健康保険以外の被用者保険の法律には，船員保険法と各種の共済組合の法律がある．船員保険法では船舶所有者に使用される船員が被保険者とされており，医療保険に加え，被保険者への労働者災害補償保険にかかる保険給付も規定されている（第1条）．船員保険の保険者は健康保険法に基づく全国健康保険協会となっている（第4条）．保険給付については健康保険とほぼ同様であるが，被保険者への療養の給付については，船員という特殊性から，健康保険の場合の5項目に加え，自宅以外の場所における療養に必要な宿泊及び食事の支給が対象となっている（第53条）．保険料負担については，健康保険の場合と同様の仕組みであり，疾病保険料率については，40/1,000～130/1,000の範囲内で協会けんぽが設定することとされている（第121条）．国家公務員共済組合法は，国家公務員及びその被扶養者の病気，負傷，出産，死亡などに関して適切な給付を行うため，相互救済を目的とする共済制度を設けることなどを目的としている（第1条）．国家公務員共済組合は省庁ごとに設けることとされている（第3条）．そのため，現在，20共済組合が設立されている．また，地方公務員共済組合法は，地方公務員及びその被扶養者を対象にして，国家公務員共済組合法と同様な規定が整備されている．地方公務員共済組合は，道府県職員，公立学校職員，都道府県警察職員などの区分ごとに設けることとされている（第3条）．現在，64共済組合が設立されている．さらに，私立学校教職員共済法は，私立学校教職員及びその被扶養者を対象として国家公務員共済組合法と同様な規定が整備されている．私立学校教職員共済制度は，**日本私立学校振興・共済事業団**が管掌する仕組みとなっている（第2条）．共済組合における給付の範囲及び組合員の短期給付に要する費用の負担については，健康保険の場合の保険給付や保険料負担とほぼ同様となっているが，公務員である組合員の標準報酬などの額に対する掛金の割合は，各共済組合の定款で定めることとされている（国家公務員共済組合法第100条，地方公務員共済組合法第114条）．また，私立学校教職員共済における短期給付にかかる組合員の掛金の割合は，共済規程で定めることとされている（私立学校教職員共済法第27条）．

（日髙勝美）

歯科口腔保健の推進に関する法律（歯科口腔保健法）

1. 概要

　歯科口腔保健の推進に関する法律（以下「**歯科口腔保健法**」と記載）は，2011（平成23）年8月に制定がされた．歯科口腔保健法は，受動喫煙などを規定する健康増進法に類似し，どちらかというと，国民の歯科口腔保健（「歯科疾患の予防等による口腔の健康の保持のこと」で，この法律が制定された際，法文上の定義として，示された）を推進するための基本法と位置づけられる．口腔の健康を保持していくための基本的な考え方や施策が

この法律では規定されており，歯科医療機関における医療管理の側面では，管理者に対して，直接的な義務を与えているものではないが，高齢化による医療費適正化要請が強まり，保健医療サービスを進めることでの健康増進の機運が高まるなか，ある意味でこれからの歯科医療サービスの進められる方向性を示しているといえる．なお，この法律の制定は，歯科医療関係者にとって，悲願であった．法制定の機運が，1950（昭和25）年代以降，今日まで何度か盛り上がった時期も見受けられたが，結果的には，1989（平成元）年に開始された8020運動から約20年を経た2011年になって，制定がされることとなった．

2. 法律の目的と基本理念（図2-5）

歯科口腔保健を推進するため，総合的に施策進め，国民の保健向上に寄与することが，この法律の目的として示されている（第1条）．この法律の目的を実現していくため，基本理念と関係者の責務を定めるとともに，施策を進めて行くうえでの基本となる事項を示しており，いわゆる基本法に近い法律では，一般的にこのような構成で条文が記載されている．
なお，目的実現のため施策を総合的に進めていくにあたり，

> 1. 生涯にわたる日常生活での歯科疾患予防や早期治療の促進
> 2. 適切で効果的な歯科口腔保健を進めること
> 3. 保健医療のみならず，介護や福祉，教育，就業の場での施策の有機的な連携を基本にして総合的に行うこと

が規定されている（第2条）．

3. 歯科医療関係者などの責務

法律そのものは，本来国民に対して一定の義務を課すのが基本となり，責務が定められるのが一般的であるが，歯科口腔保健法の場合，歯科医師などの責務が定められ，歯科医師，歯科衛生士，歯科技工士など，歯科医療従事者が，歯の機能回復を含む歯科口腔保健に資するよう，その他の医療業務従事者との緊密な連携のもと，適切に業務を行うことや公的団体が進める施策に協力するよう努めるものとする旨の規定がなされている．そもそも歯科医師法では，「歯科医師が歯科医療及び保健指導をつかさどることで，公衆衛生の向上・増進に寄与し，国民の健康な生活を確保する」と第1条で規定されており，この実現を具体的に図ることができるよう歯科口腔保健法においても規定がされていることになる．

4. 公共団体の施策と実施体制

歯科口腔保健法では，施策として，①歯科口腔保健についての普及啓発，②定期健診の推奨，③障害者等の歯科治療や定期健診の施策推進，④歯科疾患予防のための措置，⑤関連研究の推進が示されるとともに，①～⑤の施策を進めていくための支援を行う口腔保

歯科口腔保健の推進に関する法律の概要（平成23年8月10日公布・施行）

目的（第1条関係）
- 口腔の健康は，国民が健康で質の高い生活を営む上で基礎的かつ重要な役割
- 国民の日常生活における歯科疾患の予防に向けた取組が口腔の健康の保持に極めて有効

→ 国民保健の向上に寄与するため，歯科疾患の予防等による口腔の健康の保持（以下「歯科口腔保健」）の推進に関する施策を総合的に推進

基本理念（第2条関係）
① 国民が，生涯にわたって日常生活において歯科疾患の予防に向けた取組を行うとともに，歯科疾患を早期に発見し，早期に治療を受けることを促進
② 乳幼児期から高齢期までのそれぞれの時期における口腔とその機能の状態及び歯科疾患の特性に応じて，適切かつ効果的に歯科口腔保健を推進
③ 保健，医療，社会福祉，労働衛生，教育その他の関連施策の有機的な連携を図りつつ，その関係者の協力を得て，総合的に歯科口腔保健を推進

責務（第3～6条関係）
①国及び地方公共団体，②歯科医師等，③国民の健康保持増進のために必要な事業を行う者，④国民について，各々の責務を規定

国及び地方公共団体が講ずる施策（第7～11条関係）
① 歯科口腔保健に関する知識等の普及啓発等
② 定期的に歯科検診を受けること等の勧奨等
③ 障害者等が定期的に歯科検診を受けること等のための施策等
④ 歯科疾患の予防のための措置等
⑤ 口腔の健康に関する調査及び研究の推進等

実施体制
- 基本的事項の策定等（第12, 13条関係）
- 財政上の措置等（第14条関係）
- 口腔保健支援センター（第15条関係）

歯科口腔保健の推進に関する基本的事項（第二次）の概要（令和5年10月5日厚生労働大臣告示）

【趣旨】
- 歯科口腔保健に関する施策について，総合的な実施のための方針，目標等を定めることを目的として本基本的事項を策定

【位置づけ等】
- 健康日本21（第3次）医療計画，介護保険事業支援計画，障害保健福祉計画等をはじめ，その他の計画との調和を保ち策定
- 令和11年度：中間評価
- 令和17年度：最終評価

基本方針，目標等
① 歯・口腔に関する健康格差の縮小
② 歯科疾患の予防
③ 口腔機能の維持・向上
④ 定期的に歯科検診又は歯科医療を受けることが困難な者に対する歯科口腔保健
⑤ 歯科口腔保健を推進するために必要な社会環境の整備

※ ②～⑤について，各々の目標・計画を達成すること等により①の実現を目指す．
都道府県，市町村の基本的事項策定

都道府県，市町村の基本的事項策定
・都道府県及び市町村は，本基本的事項を勘案し，地域の実情に応じた基本的事項を定めるように努める．

調査及び研究に関する基本的事項
・調査の実施及び活用　・研究の推進

その他の重要事項
・正しい知識の普及　・大規模災害時の事項
・連携及び協力

歯科口腔保健に関する施策の推進を通じて国民保健の向上に寄与

図2-5　歯科口腔保健の推進に関する法律と基本的事項

	1. 歯・口腔に関する健康格差の縮小（＊重複する具体的指標）					
	2. 歯科疾患の予防		3. 生涯を通じた口腔機能の獲得・維持・向上		4. 定期的な歯科検診又は歯科医療を受けることが困難な者	
	具体的指標	現状値→目標値	具体的指標	現状値→目標値	具体的指標	現状値→目標値
乳幼児期	＊3歳児で4本以上のう蝕のある歯を有する者の割合	・3.5%→0%			(1) 障害者・障害児が利用する施設での過去1年間の歯科検診実施率	・77.9%→90%
学齢期（高等学校を含む）	＊12歳児でう蝕のない者の割合が90％以上の都道府県数 ・10代における歯肉に炎症所見を有する者の割合	・0都道府県→25都道府県 ・19.8%→10%			(2) 要介護高齢者が利用する施設での過去1年間の歯科検診実施率	・33.4%→50%
成人期（妊産婦を含む）	・20歳以上における未処置歯を有する者の割合 ・20代〜30代における歯肉に炎症所見を有する者の割合 ・40歳以上における歯周炎を有する者の割合 ＊40歳以上における自分の歯が19歯以下の割合	・33.6%→20% ・24.5%→15% ・56.2%→40% ・22.7%→5%	・50歳以上における咀嚼良好者の割合 ＊40歳以上における自分の歯が19歯以下の者の割合	・72.2%→80% ・22.7%→5%		
壮年・高齢期	・60歳以上における未処置の根面う蝕を有する者の割合 ・80歳で20歯以上の自分の歯を有する者の割合	・−→5% ・51.2%→85%				

5. 歯科口腔保健を推進するために必要な社会環境の整備	
具体的指標	現状値→目標値
・歯科口腔保健の推進に関する条例を制定している保健所設置市・特別区の割合 ・歯科口腔保健に関する事業の効果検証を実施している市町村の割合の増加 ・過去1年間に歯科検診を受診した者の割合 ・法令で定められている歯科検診を除く歯科検診を実施している市町村の割合 ・15歳未満でフッ化物応用の経験がある者の割合	・36.4%→60% ・29.3%→100% ・52.9%→95% ・48.5%→100% ・66.7%→80%

図2-6　歯科口腔保健の推進に関する基本的事項における目標例

健支援センターを都道府県などが設置することができることとなっている．このため，地域の歯科医師が市町村などから歯科健診などの委託を受ける場合や，市町村保健センターなどで健診などの歯科保健サービスを提供する機会が今まで以上に増えることになる．実際に2017年度で約2/3を超える市町村で健康増進事業の位置づけで実施されている歯周疾患検診については，厚生労働省が毎年実施している「地域保健・健康増進」事業報告によると，年々，検診の参加者が増える傾向にある．

5. 歯科口腔保健を進めるための基本的事項

歯科口腔保健についての方針, 目標, 計画などを記載した基本的時候が2012 (平成24) 年7月に定められたが, 2023年10月に見直しが行われた. 見直しが行われた基本的事項のコンセプトは, 誰一人取り残さないユニバーサルな歯科口腔保健の実現のための基盤整備とされている. 健康日本21と調和を保って策定することが求められている. このため, 健康日本21 (第三次) と同じ目標年となる2036年3月 (2035年度) までの目標として, 歯科疾患予防や口腔機能の維持・向上, 障害者などの定期健診などについて, 目標が新たに定められている. 一部は健康日本21 (第三次) の目標と重複している. なお, 2030年に中間の見直しが健康日本21 (第三次) と同様に予定されている (**図2-7**).

また, 医療DXの推進の一環で, 歯科口腔保健を含め保健医療情報を適切・効果的に活用できるよう, PHR (Personal Health Record) の整備が進められている.

6. 法制定後の施策と今後

歯科口腔保健法が制定されてから, 歯科疾患実態調査が6年ごとから5年ごととなった. また, 「歯の衛生週間」の名称も, 約半世紀ぶりに「歯と口の健康週間」に変更がなされるなどの動きが見受けられるとともに, 歯科保健関係の事業も継続的に行われている. また, 基本的事項では4年ごとの歯科疾患実態調査の実施が位置づけられた. なお, 近年, 国民皆歯科健診 (生涯にわたる定期的な国民歯科健診) の実現に向けての世間の関心が高まっており, 歯科口腔保健の推進に関する法律を改正する動きがある.

健康寿命の延伸に対する機運が高まる中, 今後, この法律でも責務として規定されている社会保障制度の適切な運用を図るため医療保険者に対する保険者努力支援制度の充実強化される時代背景の中, 歯科医療機関を適切に運営していくうえでこの法律の重要性は高い.

(上條英之)

参考文献
1) 能美光房：社会歯科学通論＜PartⅠ＞. 日本歯科評論社, 東京, 1986, 78-79.
2) 可児徳子ほか編：新社会歯科学. 医歯薬出版, 東京, 2005, 23.
3) 宮武光吉：ハンディ社会歯科学, 第4版. 学建書院, 東京, 2003, 84.
4) 社会歯科学会編：歯科五法コンメンタール, 第2版. ヒョーロン・パブリッシャーズ, 東京, 2016, 54-61, 73, 125-137.
5) 医療六法　平成29年版, 中央法規
6) 日髙勝美ほか：歯科医師のための医療保険制度入門―保険診療の仕組み早わかりガイド―, 第1版第2刷, 医歯薬出版株式会社, 東京, 2017, 5-76.
7) 一般財団法人厚生労働統計協会編：保険と年金の動向・厚生の指標 増刊, 通巻第1011号, 一般財団法人厚生労働統計協会, 東京, 2017, 188-189.
8) 厚生省医務局編：医制100年史. ぎょうせい, 東京, 1976.
9) 厚生省50年史編集委員会編：厚生省50年史. 構成問題研究会, 東京, 1988.
10) 上條英之：歯科保健医療に関連する社会保障制度と関係法規 第3版. アナトーム社, 東京, 2021.

CHAPTER 3　歯科診療所の開設

I　歯科診療所の開設プロセス

1. 歯科診療所開設に関する基本的プロセスと特徴

1) 経営理念の策定

　平均的な歯科診療所の年間収入が，4,000万円程度及び申告所得金額が1,000万円前後という厳しい経営環境になっている現在，開業前にどこでどういう診療所を目指してどのように行っていくべきか，まずは経営理念を明確にしておく必要がある[1,2]．歯科診療所の理念は，待合室や医局，診療所案内，名刺などに掲げておき，スタッフ一丸となって実践を心がけることにより，歯科診療所の目指す患者層が自然に増加してくることになる[3]．また，事業計画・経営計画に関しては，当初だけではなく，3年・5年・10年の中期・長期経営計画を作成し，状況に合わせて修正しながら慎重に実行・運営していく必要がある[3]．中期・長期の目標がある診療所と，目標のない診療所とでは，次第に成果に違いが出てくることになる．

2) 開業の意志決定と基本構想（事業計画，長期経営計画）の立案

　開業する意志が固まったら，診療所の規模，診療方針や理念，スタッフ構成，大まかな資金調達（開業資金・運転資金）と返済計画などを検討する．経営や税務に関する勉強も心がけるようにする．

3) 開業地・物件の選定

　次に自分の目標とする診療が行えるような開業地を探すことになる．不動産情報や歯科材料商，医療機器メーカーなどから得た情報をもとに，候補地の調査（マーケティング）を行う．自己もしくは親族所有の土地を利用する場合には，土地勘もあり，十分な調査期間もあるが，テナント契約の場合には，土地勘がないうえに，契約と同時に賃料が発生し，時間的な制約があることが多い．業者の調査結果を鵜呑みにせず，自らも何度も出向いて人や車の動向を観察することが大切である．近隣の歯科診療所の状況もやはり自分の目で確かめておきたい．

> **＊開業形態**
>
> 　所有地や購入した土地に一戸建てを建設して開業するのか，その場合に，自宅を併設するのか否か，ビルテナントを借りて開業するのかなどいろいろな開業の形態がある．この形態の違いによって，必要となる資金も大きく違ってくるので，自分にあった開業形態を選択することが大切となる．
>
> **＊開業形態の種類**
>
> 　新規で開業する場合が多いが，親子や親族間で継承するケースや居抜きで開業するケースもある．居抜き開業の利点の1つは，実際に診療している所を引き継ぐため，短期間で開業することができる点である．費用も新たに設備投資するよりは少額で済むため，新規で開業するだけの資金が不足するケースには有効な方法となる．
>
> 　ただし，以前の診療所の影響がいい意味でも悪い意味でもあるので，以前の診療所の方針や売却の理由を確認しておく必要がある．
>
> 　建物については，一戸建て（所有，購入，借地，借家）で開業する場合もあれば，ビルテナントで開業する場合もある．一戸建てにおいては，単独で開業する形態でなく，メディカルビレッジのような形式で集合して開業する形態もある．また，ビルテナントで開業する場合でも，単独の場合と医療ビルとして集合している場合や駅ビルやショッピングセンター内のメディカルフロアの形式で開業する形態があり，後者が近年増えている．
>
> 　一戸建ての場合には，建物の設計から，施工まで数カ月から年単位の時間がかかることもある．資金が比較的多く必要となるため，十分な準備が必要である．既存のビルテナントを賃貸する場合には，契約した時点で家賃が発生するため3～4カ月程度の短い期間で開業することが多い．

4）事業計画策定と金融機関への融資依頼

　近年，歯科診療所に対する融資については，金融機関の審査基準が厳しくなっている．一般の金融機関だけではなく，政府系の金融機関である日本政策金融公庫や独立行政法人福祉医療機構などの公的な機関も含めて，手間を惜しまず相談するべきであろう．都道府県や市町村などの地方自治体にも，「**創業融資制度**」が用意されていることがあるので確認するとよい．その際，①経営理念が明確になっているか，②開業に必要で十分な知識や経験を持っているか，③開業場所の状況（診療圏調査の結果），④事業計画は作成されているか，⑤他院と差別化できるような特色があるか，⑥必要な自己資金はあるか，⑦保証人や担保はあるか，などについて説明できるよう準備しておくとよい．信頼できる顧問税理士や公認会計士が決まっている場合には，金融機関の紹介をしてもらえる場合もある．資金不足の場合，リースを利用する方法もあるが，収入の安定しない当初はなるべく避けたほうが無難である．経営状態が安定するまでに時間を要することが多くなっているので，運転資金は十分余裕をもって用意し，元本の返済開始を6カ月後からにするなど，破綻をきたさないよう配慮が必要となる．

5）不動産の取得もしくは賃貸契約

　慎重に調査を行い，条件の合う物件があったら，不動産の取得もしくは賃貸契約をする．

契約の各種条件にも十分な確認が必要である．

6）診療所の設計（設計・施工業者の選定）と機器の選定

開業場所が決まったら，診療所の設計，建築（内装）費用の見積り，工務店の選定と施工契約へと進行することになる．自己もしくは親族所有の土地を利用する場合には，時間的余裕があるが，テナント物件の場合には，契約と同時に賃料が発生し，時間的な制約がある．しかしながら，一度工事が始まってしまうと，将来にわたり，簡単には変更できなくなるので，短い時間の中でも慎重に行動しなければならない．時間的な制約のため，工務店に設計から施工まで任せてしまうケースもあるが，設計士と十分な打ち合わせをしたうえで，数社に相見積りを取って工務店の選定を行うとよい．ユニットやエックス線装置，滅菌機器などの診療機器の選定についても，金額が大きいので，数社のものを比較検討すべきである．細かな診療器材や事務用品（診察券や名刺などを含む）の購入・手配については，あらかじめすべて用意しておくのはかなり大変な作業になるが，自分の行いたい診療をイメージして，人任せにしないことが肝要である．診療所の設計が決まったら，保健所へ事前相談をし，行政の対応状況を確認しておくことや地元の歯科医師会その他の組織加入の検討を行う．

7）施工

十分な打ち合わせをしたうえで決めた設計であっても，現場での細かい確認が必要となるので，時間があれば小まめに現地に足を運ぶことが望ましい．工事の進展状況で，予想より狭く感じたり，広く感じたりする場合もあり，イメージと実際に違いがあれば，早めの対処が必要である．ただし，設計変更を繰り返すと，余分な費用がかかることがあるので，業者との十分な打ち合わせが必要である．

8）スタッフの募集（2カ月くらい前より）

スタッフの募集，選考，採用については，2カ月くらい前から開始する．受付や診療スタッフの教育，研修は，開業2週間くらい前より行うとよい．

9）開業案内広告・HPの検討

開業に先立ち（2カ月くらい前より），新聞チラシやポスティングなどにより，開業案内の広告を行うのが一般的になっているが，医療法の規定に違反する広告も散見される．医療法の規定に沿った内容とすることが，近隣の歯科診療所とのトラブルを避けることにもなる．また，最近では，開業の案内として内覧会（診療所見学会）を催すことが多いようである．さらに，電話帳に代わる広告媒体としてホームページによる広告を積極的に取り入れている診療所が増えている．

10）設備，機器，器材，備品の搬入と据え付けと点検及び試運転

内装工事が完成したら，設備，機器，器材，備品を搬入し，据え付け工事となる．診療をイメージして，配置を確認しておかなければならない．これらの機器，器材などは，必ず点検，試運転を行うようにする．

11）内覧会（見学会）の開催

開業に先立ち，内覧会を開催することが多くなってきている．地域の方々に接する初めての機会になるので，十分な準備をしてよいところをアピールできるようにしておく．口

コミ効果が期待できるとともに，開業前に予約いただくことも期待できる．

2. 開設における諸届け及び申請

1）開業（保健所への届け出，地方厚生局への保険医療機関指定申請）

保健所へ開設届けを提出し，その証明書を持って，保険医療機関指定申請を行うことにより，保険診療が行えるようになる．

2）開業時の各種届出書

開業時にはいろいろな届出が必要である．主な申請書類としては，① 診療所開設届（所轄の保健所），② 診療用エックス線装置設備届（所轄の保健所），③ 保険医療機関指定申請書（地方厚生局）（**参考資料1**），④ 生活保護法による医療機関指定申請書（所轄の福祉事務所），⑤ 歯科医師会入会届（歯科医師会），⑥ スタッフ雇用にかかる届（所轄のハローワーク），⑦ 税務に関する届出（税務署）などがあり，その内容について以下に解説する．

(1) 診療所（歯科診療所）開設届（所轄の保健所）

新規に診療所（歯科診療所）を開設する場合は，医療法第8条に基づく診療所開設届を開設後10日以内に所管の保健所へ提出しなければならない．申請書式は，保健所の窓口で配布しているほか，ホームページからダウンロードできることもある．

提出書類は，**表2-6**に示すとおりである．

(2) 診療用エックス線装置備付届（所轄の保健所）

診療用エックス線装置を設置する場合は，診療用エックス線装置備付届を提出する．エックス線診療室放射線防護図および漏えい線量測定結果を添付する．

(3) 保険医療機関指定申請書（地方厚生局）

保険診療をするためには，開設と同時に保険医療機関指定申請書を地方厚生局に提出する必要がある．保険医療機関の指定後，社会保険診療を開始することができる．

(4) 生活保護法による医療機関指定申請書

生活保護の患者の診療を行う場合には，所轄の福祉事務所に申請する．

(5) 歯科医師会入会届（歯科医師会）

歯科医師会に入会する場合には，初めに地域歯科医師会に手続きし，その後，都道府県歯科医師会，日本歯科医師会へ入会することになる．入会金や会費は，地域により差異があるので，事前に調べておくとよい．

(6) スタッフ雇用にかかわる届

1人でも人を雇えば労働保険に加入する必要があるため，「労働保険関係成立届（採用の日から10日以内）」と「労働保険概算保険料申告書（採用の日から50日以内）」を労働基準監督署に提出する．また，スタッフが雇用保険に加入する際に，「雇用保険適用事業所設置届（採用の日から10日以内）」と「雇用保険被保険者資格取得届（採用の日の翌月10日まで）」を公共職業安定所（ハローワーク）に提出する．

(7) 税務に関する届出（所轄の税務署）

住所地（自宅）と診療所が離れていて，税務署の管轄が異なる場合は原則として住所地

CHAPTER 3 歯科診療所の開設

表 2-6 保健所および地方厚生局への提出書類

名　称	保健所	厚生局	留意点
1．保険医療機関指定申請書	―	1部	
2．診療所解説届け	1部	―	開設10日以内
3．診療所開設受理証明書	―	1部	保健所に発行してもらう．印紙代が必要
4．歯科医師免許証（原本）	○	○	
5．歯科医師免許証（コピー）	1部	1部	原本と照合する
6．臨床研修修了証（原本）	○	○	平成18年以降免許取得者
7．臨床研修修了証（コピー）	1部	1部	原本と照合する
8．保険医登録証（原本）	―	○	他県からの移動の場合には事前に登録してある都道府県で変更手続きをしておく
9．保険医登録証（コピー）	―	1部	原本と照合する
10．履歴書	1部	1部	最後に○○歯科医院開業と記入する（写真が不要な場合もある）
11．診療所平面図	1部	1部	各部屋の用途を明記する
12．敷地図	1部	1部	敷地の面積，診療所の位置がわかるもの（テナントの場合はどの部分か印をつける）
13．診療所案内地図	1部	1部	最寄りの駅から診療所までの案内
14．土地の公図〔土地開業の場合〕	1部	1部	法務局にて取得する
15．賃貸契約書（原本）〔賃貸物件の場合〕	○	○	
16．賃貸契約書（コピー）〔賃貸物件の場合〕	1部	1部	原本と照合する
17．エックス線設置届け（漏えい検査）	1部	―	パノラマ・デンタル・CTなどそれぞれ必要（メーカーで用意してもらう）

＊診療所開設時に必要な書類を列挙したが，地域により異なる場合もあるので，事前に確認しておくとよい．

の所轄税務署に諸届け出書を提出するが，診療所のある所在地の所轄税務署に提出することも認められている．（届け出が必要）※一般に顧問税理士に依頼することが多い．

❶ **個人事業の開（廃）業など届出書**

開業の日から1カ月以内に提出する．

❷ **給与支払い事務所などの開設（移転・廃止）の届出書**

専従者を含んで従業員を雇用する場合に，給与支払い開始後1カ月以内に届出書を提出する．※開業当初は赤字決算になることが多いので，専従者給与の額をどの程度にするかは，節税対策としても重要となる．

❸ **所得税の青色申告承認申請書**

開業の年から青色申告をする場合は，開業の日から2カ月以内に申請書を提出する．家族従業員がいる場合には，「青色専従者給与に関する届出（変更）届出書」も併せて提出する．

❹ **所得税のたな卸資産評価方法・減価償却資産の償却方法の届出書**

提出期限は確定申告期限である．開業年度の収支実態によって検討する．この届出書を提出しない場合には，減価償却方法は定額法で償却し，たな卸資産は最終仕入原価法に

よって評価する．

❺ **源泉所得税の納期の特例の承認に関する申請書兼納期の特例適用者にかかる納期限の特例にかかる届出書**

専従者を含めて従業員の給与などに対する源泉徴収税額は，翌月10日までに，毎月納付しなければならないが，常時10人未満のときには，納期の特例の承認を受けることによって，1～6月までの税額を7月10日に，7～12月までの税額を翌年1月20日に，6カ月分をまとめて納付することができる．申請書の提出期限は特例の適用を受ける月の前月末日までとなっている．

II 歯科診療所開設時の検査

1. 開設にかかわる保健所の立入検査（確認検査）

診療所開設届は認可制ではなく届出制のため，書類に不備がなければ受理される．後日，保健所の立入検査（確認検査）がある．概要としての以下のような事項の確認がある．

1）資格者の免許証

開設時には，医療従事者の免許証の確認があるので，歯科医師・歯科衛生士などの医療従事者を採用する際には，必ず免許証原本の提出を求め，確認し，その旨を記載した免許証の写しを保管する．2006（平成18）年以降の歯科医師免許取得者の場合には，臨床研修修了証も確認する．また，有資格者と歯科助手の業務分担については，マニュアルを作成するなどして明確化し，無資格者による医療行為の防止を徹底する．

2）医療安全管理体制の確保（医療法第6条の10）

2007（平成19）年の医療法の改正により医療の安全管理のための体制を確保することが義務化されている．具体的には，「医療にかかる安全管理のための指針」を策定し，指針に基づき職員研修の実施，事故報告体制や事例を分析・検討する体制を整備する．「院内感染対策」，「医薬品の安全管理体制」，「医療機器の安全管理体制」に関しても，それぞれ法に規定されている．なお，これらの検査は開設時に限らず，行われるので常に体制を整備しておく．

3）歯科診療所の広告及び院内掲示

立入検査では，広告や院内掲示の確認が行われるので以下の点に留意する．

(1) 広告（医療法第6条の5）

医療法により認められた事項以外は広告できない（詳細はp.32参照）．

(2) 院内掲示（医療法第14条の2）

診療所内の見やすい場所（受付・待合室の付近）に次の事項を掲示する．

① 管理者の氏名
② 診療に従事する歯科医師の氏名
③ 歯科医師の診療日及び診療時間

4）業務委託（医療法 15 の 2）契約

医療法は，診療などに著しい影響を与える業務を指定し，この業務を業者委託する場合は基準に適合する業者でなければならないことを定めている．診療所では，「検体検査」，「医療機器などの滅菌消毒」，「患者搬送」，「医療機器の保守点検」，「医療ガスの供給設備の保守点検」，「洗濯」の業務が該当する．「検体検査」の業務を受託できる業者は，衛生検査所の登録を受けた者でなければならない．衛生検査所登録証を確認のうえ契約を締結する．

5）職員の健康管理（労働安全衛生規則，電離放射線障害防止規則）

従業員に対して，定期的に（1 年以内ごとに 1 回）健康診断を行わなければならない．また，最近では結核患者数が増加し，問題になってきているため，非常勤も含めて（結核予防法により）スタッフ全員に胸部エックス線検査を行う．

6）感染性廃棄物の処理（廃棄物の処理及び清掃に関する法律）

廃棄物処理業者と契約し，感染性廃棄物の処理を法令で定められたとおり行う．委託する場合には，廃棄物処理業許可証などにより内容を確認のうえ契約を締結する．契約書の確認や医療廃棄物のマニフェスト伝票のチェックなどがある（p.94 参照）．

7）薬品の取り扱い（医薬品医療機器等法第 48 条，第 68 の 7，第 68 条の 9，麻薬及び向精神薬取締法）

毒薬及び劇薬は他の物と区別して貯蔵，陳列しなければならない．さらに，毒薬を貯蔵，陳列する場所は施錠管理する．毒薬については不正使用による事件が発生したことから，受払簿などにより在庫を管理する．

8）エックス線装置などの管理（医療法施行規則 30 条の 4，30 条の 13，30 条の 18，30 条の 20，30 条の 22）

エックス線装置を設置している診療室には，エックス線室診療室である旨の標識，管理区域の標識，放射線障害防止に必要な従事者及び患者への注意事項の掲示を行う．

2. 消防署などの立入検査

開設時には「**消防立入検査**」が行われる．これは，消防署管内の防火対象物や危険物施設などに，査察官が立ち入り，建物の構造，設備，管理の状況を，消防法令に基づいて，検査を行うものをいう．検査の主な内容としては，消防関係の書類，防火管理体制，避難通路・避難口の状況，消防用設備などの維持管理・点検の状況，届出などである．開設時には，開設前に，「消防用設備等（特殊消防用設備等）設置届出書」（**参考資料 2**）（消防法第 17 条の 3 の 2），「防火対象物使用開始届出書」（**参考資料 3**）に建物設計図や建物設備図面などを添えて提出し，所定の検査を受け，消防用設備等検査済証（**参考資料 4**）を受理する必要がある．施工業者が手配して開業前に検査を受けることが多い．

III 歯科診療所の従業員

1. 歯科診療所の従業員（スタッフ）

　歯科診療所に限らず，どのような企業においても人材の確保，育成は組織活性化のために大変重要であることはいうまでもない[4)5)]．歯科診療所においては，とりわけそれぞれの専門性を発揮するチーム医療が重要となってきており，歯科医師はチームリーダー及び雇用主の立場から，労働基準法に則した雇用にかかわる事項を理解しておく必要がある．

2. 募集・採用

1) 募集

　求人誌，折込広告，インターネット，ハローワーク，歯科衛生士学校や歯科技工士学校，歯科助手学校などいろいろな媒体が考えられるが，歯科診療所の立地条件や募集人員などを考慮して検討する．求人誌や折込広告を利用する場合には，相手の心を引き付けるキャッチコピーが大切である．新規開業であることや目指している歯科診療所のイメージをアピールできると，求人だけではなく，新規開業の案内という意味でも，効果を望むことができる．学校への求人には，求人条件だけではなく，診療所案内を資料として提出するとよい．ホームページを充実させておくのも効果的である．ハローワークへの求人申し込みは，費用がかからないので基本となる求人媒体である．ただし，法令に違反している求人は受理されない．

3. 労働保険（労働者災害補償保険，雇用保険）

　労働者災害補償保険（労災保険）と**雇用保険**とを総称して**労働保険**という．1人でも労働者を雇用する事業所は，すべて加入しなければならない．

1) 労災保険

　労災保険とは，労働者の業務上または通勤途上での負傷，疾病，障害，死亡に対して必要な保険給付を行う制度である．保険料は，労働者に支払う賃金の総額に，労災保険率を乗じた額で，全額事業主負担となる．

2) 雇用保険

　雇用保険とは，労働者が失業した場合に必要な給付を行うことにより，労働者の生活の安定とともに，その就職を促進し，雇用の安定をはかるための制度である．保険料は，雇用保険被保険者に支払う賃金の総額に雇用保険率を乗じた額で，事業主と従業員双方の負担で支払うが，料率はそれぞれ決まっている．

4. 労働契約

労働契約は，労働者が使用者に使用されて労働し，使用者がこれに対して賃金を支払うことについて，双方が合意することによって成立する（労働契約法第6条）．

1）労働条件の明示

使用者は労働契約を結ぶときには，労働者に労働する際の条件をはっきりと伝えなければならない．その範囲は**表2-7**のとおりとなる．（労働基準法第15条）

このうち，①〜⑥は必ず伝えなければならないことで，⑦〜⑭は制度を作る場合には伝えなければならないことである．さらに，①〜⑤は必ず書面化して，労働者に渡さなければならない．

2）労働時間・休日に関する主な制度（法定の労働時間，休憩，休日）

(1) 使用者は，原則として，1日に8時間，1週間に40時間（10人未満の保健衛生業は44時間）を超えて労働させてはならない．

(2) 使用者は，労働時間が6時間を超える場合は45分以上，8時間を超える場合は1時間以上の休憩を与えなければならない．

(3) 使用者は，少なくとも毎週1日の休日か，4週間を通じて4日以上の休日を与えなければならない．

3）賃金の支払

賃金は，通貨で，全額を労働者に直接，毎月1回以上，一定の期日を定めて支払わなければならない．賃金から税金など法令で定められているもの以外を除いて支払う場合には，労使協定が必要となる（労働基準法第24条）．

4）時間外，休日及び深夜の割増賃金

法定時間外，深夜（原則として午後10時〜午前5時）に労働させた場合には2割5分

表2-7 労働条件の明示

① 労働契約の期間
② 就業の場所および従事すべき業務
③ 始業および終業の時刻，所定労働時間を超える労働の有無，休憩時間，休日，休暇，交替勤務をさせる場合の就業時転換に関すること
④ 賃金の決定，計算，支払いの方法，賃金の締切・支払いの時期
⑤ 退職に関すること（解雇事由を含む）
⑥ 昇給に関すること
⑦ 退職手当の定めが適用される労働者の範囲，退職手当の決定，計算・支払いの方法，支払いの時期
⑧ 臨時の賃金，賞与，各種手当・最低賃金額
⑨ 労働者に負担させるべき食事，作業用品その他に関すること
⑩ 安全および衛生
⑪ 職業訓練
⑫ 災害補償および業務外の傷病扶助
⑬ 表彰および制裁
⑭ 休職に関すること

以上，法定休日に労働させた場合には3割5分以上の率で計算した割増賃金を支払わなければならない．時間外労働が1カ月60時間を超えた場合には，5割増以上の率で計算した割増賃金を支払わなければならない（中小企業は猶予あり）．

5）女性にかかわる規則

(1) 産前産後の休業

6週間（双子以上の多胎妊娠の場合は14週間）以内に出産予定の女性が休業を請求した場合は，その人を働かせてはならない．産後8週間を経過しない女性は働かせてはならない．ただし，産後6週間を経過した女性が働きたいと求めた場合には，医師が支障がないと認めた業務を行わせることは差し支えない（労働基準法第65条）．

(2) 妊産婦の就業制限など

妊産婦（妊娠中の女性および産後1年を経過しない女性）が請求した場合には，次のことをさせてはならない．（労働基準法第64条の3，第66条）．

① 時間外・休日労働を行わせること
② 変形労働時間制を採用している場合に，1週または1日の法定労働時間を超えて働かせること
③ 深夜時間帯（午後10時～午前5時）に働かせること

また，本人からの請求の有無にかかわらず妊産婦に重い物を取り扱う作業，有害ガスの発散する場所における作業などの危険有害な業務を行わせてはならないし，妊娠中の女性が請求した場合には，身体的に楽な仕事などに変更しなければならない（例：診療補助業務→事務作業）．

(3) 育児時間

生後満1年に達しない子どもを育てる女性から請求があった場合は，休憩時間のほかに，1日2回それぞれ少なくとも30分の子どもを育てるための時間を与えなければならない（労働基準法第67条）．

(4) 生理休暇

生理日の就業がとても大変な女性が休暇を請求したときは，その人を働かせてはならない（労働基準法第68条）．

5. 就業規則

常時10人以上の従業員を使用する使用者は，労働基準法第89条の規定により，就業規則を作成し，所轄の労働基準監督署長に届け出なければならない．就業規則を変更する場合も同様に，所轄の労働基準監督署長に届け出なければならない．

開設当初は，通常，従業員10人には満たないと思われるが，厚生労働省などの行政のホームページに掲載されている「モデル就業規則」の規程例や解説を参考に，就業規則を作成・届出しておくとよい．

Ⅳ 歯科診療所の設備

1. 歯科診療所の開設時の設備の特徴と管理

　歯科診療所の設備には，診療用機械や器材，それらを使用するための水道，排水，電気，ガス，空調，照明，音響，防音，防塵設備，空気清浄器などが必要となる．また，立地条件や診療所の規模，診療方針の違いなどによって，設備も異なってくる．

　診療用機械や器材としては，

- 歯科用診療台と付属機器
- 歯科用エックス線装置（デンタル・パノラマなど）
- 消毒・滅菌器材（オートクレーブなど）
- エアコンプレッサー，エアドライヤー
- 歯科技工設備と器材
- レセプトコンピュータ

などが一般的に必要になるが，目指す診療形態により，口腔外バキューム，AED，生体監視モニタ，レーザー装置，歯科用顕微鏡，歯科用CT，セファログラム，歯科用CAD/CAMシステムなどの設備を導入することになる．

2. 医療安全にかかわる管理

　医療機器の保守点検は医療法に定められていて，これは医療機関の業務であり，自ら適切に実施しなければならないと定められている．保守点検が必要な医療機器は，厚生労働省令で「**特定保守管理医療機器**」と規定されている（**参考資料7**）．〔医薬品，医療機器等の品質，有効性及び安全性の確保等に関する法律（医薬品医療機器等法）（第2条第8項）〕

　なお，この特定保守管理医療機器医療機器の保守点検は，医薬品医療機器等法第40条の2第1項に規定する医療機器の修理業の許可を受けた者（特定保守管理医療機器医療機器の修理業区分許可を受けた修理業者）に委託できるので，当該医療機器の製造販売業者または修理業者に確認するとよい．（医政発第1222001号「医療法施行規則の一部を改正する省令の施行などについて」厚労省医政局長通知平成17年12月22日）

V 建設と建物管理

1. 歯科診療所の建設

歯科診療所の建設においては，歯科医療の機能を果たせる構造・条件を備え，患者と医療従事者の双方が快適に過ごすことができる衛生的な施設であることが必要である．一般的には，次のような部分からできている．

1) アプローチ・入口，玄関（図 2-8）

患者が最初に目にする場所であり，診療所のイメージを表現することになるので，明るく，清潔な雰囲気であることが望まれる．玄関に至るまでのアプローチでは，安全性と開放感が大切である．なるべく段差を少なくし，滑りにくい仕上げを行うなどの配慮を要する．汚れにくく清掃しやすい材料を使うとよい．寒暖の激しい地域では外気を直接待合室に入れないよう，風除室を設けた二重ドア構造とする．玄関のひさしは雨にぬれずに傘がさせる大きさが必要である．

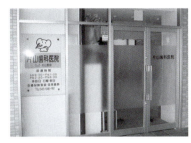

図 2-8 入口・玄関
院内掲示：入口，受付，待合所の付近の見やすい場所に，① 管理者の氏名，② 診療に従事する歯科医師の氏名，③ 診療日及び診療時間を掲示しなければならない（医療法第14条の2）．

2) 待合室

患者がリラックスできるよう広めのスペースを確保し，患者同士の視線があわないように配慮するとよい．トイレは患者専用を用意し，スペースに余裕があれば男女別が理想である．高齢者対策としては，トイレ室内など必要に応じて手すりを設置しておく．自動血圧計を設置するのもよい．診察前後に化粧や服装を整えるための化粧コーナーも必要である．子どもの多い地域ではキッズスペースを設ける診療所も多い．

3) 受付

患者待合室側からはすっきり見えて，受付の内側は機能的でなければならない．電話，FAX，コピー機，レセコン，アポイント帳，クレジットカード端末機，歯ブラシなどの販売物品など，受付周辺に配置すべきものは多いので，スペースにゆとりをもたせておくとよい．受付カウンターの高さは，1,100 mm 前後にすると，患者が立って受付を行うのに楽であり，内側の事務作業スペースの視線避けにもなる．

玄関を出入りする人，待合室の患者の様子が確認でき，診療室の状態もわかるような場所に配置する．

4) エックス線室（図 2-9）

デンタル口内法撮影用エックス線装置と歯科用パノラマ断層撮影装置を設置するのが一般的であるが，歯科用 CT やセファログラムを設置する診療所

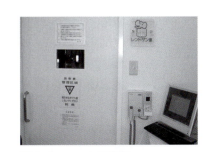

図 2-9 エックス線室
放射線管理区域の標識を掲示する．

もある．デジタル化が進んでいる．エックス線装置を設置した場合は設置後 10 日以内にエックス線装置設置届を診療所所在地の都道府県知事（開設地が保健所を設置する市においては市長，特別区においては区長）に届け出なければならない．

5）診療室，手術室（図 2-10）

診療室は，診療所の中心であり，最も重要な場所である．診療方針に合った診療ユニットや診療機器を配置する．従来は，診療台を並列したオープンスタイルの診療室が主であったが，プライバシー保護のためパーテーションを設置したり，個室形式の診療室やインプラントの手術室を設置する診療所が増えている．

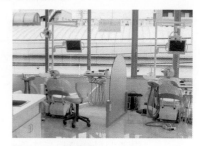

図 2-10　診療室
パーテーションの設置や個室化が進んでいる．

6）歯科技工室

歯科技工設備を整え，院内歯科技工を主とする場合は，歯科技工室としての構造設備基準に適合しなければならない（医療法第 20 条，同施行規則第 16 条，**参考資料 5**）．診療室や他の室とは間仕切りし，出入口にはドアをつける．ガスなどの火器を使用する場所は簡易耐火構造とする．有毒ガスを発生する場所はフード付き換気扇を設置するが，市街地では注意が必要である．外注歯科技工が主で，簡易歯科技工室または歯科技工コーナーとして小規模な設備としている場合には，法的な規制はない．石膏を流す流し台の排水管には石膏トラップを設置し，床下排水管の詰まりを防止する．

7）消毒コーナー

感染予防が社会的にも大きな関心事項になっている．院内感染予防の要となる消毒コーナーは，作業がスムーズに行え，診療室との連携が容易であることが求められる．滅菌器設置場所付近には，換気扇を設置し，熱気や水蒸気を排除する．滅菌器は電気容量が大きいので，電気工事ではあらかじめ配慮する．

8）相談・説明コーナー（室）

インフォームド・コンセントを徹底するために，より効果的に対話を行うために，その環境を整えた相談室を設置する診療所が増えている．

9）保健指導コーナー（室）

歯科衛生士が患者にブラッシングの技術指導などを行う場所である．小児の患者には父母が付き添うことが多いので，患者用の椅子を複数用意しておく．

10）収納

電子化が進んでいるものの，カルテなどの治療記録や，さまざまなディスポーザブル用品，その他各種材料などストック品が徐々に増えていくので，将来に備えて専用の収納庫を備えるなど，場所を確保しておくとよい．受付の裏側やスタッフ出入口に近い場所が便利である．

11）その他

更衣室，スタッフルーム，院長室など必要に応じて設ける．あらかじめ将来のスタッフ数などを予測しておくとよい．

2. 法的手続き，法的具備条件

構造設備は，医療法第20条に「病院，診療所は清潔を保持するものとし，その構造は衛生上，防火上，及び保安上，安全と認められるようなものでなければならない」とされている．また，医療法施行規則第3章（第16条第23条）に，「病院，診療所及び助産所の構造設備」として定められ，同条には，「法第23条第1項の規定による病院または診療所の**構造設備の基準**は，次のとおりとする」とあり，歯科診療所に関係する部分を抜粋すると，以下のとおりである．実際の運用に関しては，各保健所にて確認が必要である（**参考資料6**にその1例を示した）．

〈医療法施行規則より抜粋〉
第三章　病院，診療所及び助産所の構造設備
第十六条　法第二十三条第一項の規定による病院または診療所の構造設備の基準は，次のとおりとする．（以下略）．
一　診療の用に供する電気，光線，熱，蒸気またはガスに関する構造設備については，危害防止上必要な方法を講じることとし，放射線に関する構造設備については，第四章に定めるところによること．
十三　歯科技工室には，防塵設備その他の必要な設備を設けること．
十五　火気を使用する場所には，防火上必要な設備を設けること．
十六　消火用の機械または器具を備えること．
2　前項に定めるもののほか，病院または診療所の構造設備の基準については，建築基準法の規定に基づく政令の定めるところによる．

（片山繁樹）

COLUMN

歯科診療所を閉鎖するときに必要な手続き

歯科診療所を開設するときの法的な手続きは本編で示されていますが，閉院するときはその法的届出，カルテ，エックス線フィルムなど個人情報にかかわる書類等の取り扱いについては，どのようにすべきでしょうか？

閉院に伴ってしなければならないことは，大きく分けて2つになります．1つ目は，保険医療機関であったために生じることです．もう1つは事業所を閉じるにあたり生じること（いわゆる税務・労務関連の届出）です．

ここでは，前半の公的医療保険を取り扱っている歯科診療所としての部分を中心に解説します．

1．役所への届出
1）保健所への届出
① 歯科診療所廃止届出

これは，医療法第9条に基づき，閉院後10日以内に，都道府県知事に届け出ることになっています．実際は所轄の保健所への届出です．

② 診療用エックス線装置廃止届

医療法施行規則第29条第1項により，廃止後10日以内に届け出ることになっています．

2）地方厚生局への届出
① 保険医療機関の廃止の届出

保険医療機関が廃止した場合には，保険医療機関及び保険薬局の指定並びに保険医及び保険

薬剤師の登録に関する省令第8条により，地方厚生局長に届出を行わなければなりません．その届出を行うための手続きです．
② 保険医登録の抹消も同様

2．書類等の取り扱い

診療録の法定保存期間は，診療終了時から5年間（歯科医師法23条2項），その他の医療記録（エックス線写真など）は2年間です（医療法施行規則20条10号）．したがって，医院閉院後も法定保存期間が過ぎるまでは，責任をもって保管しておかなければなりません．

近年，医療事故の裁判以外でも，医療機関が裁判所等から患者の診療録の提出を求められることが増えています．この場合，法定保存期間内になる診療録を廃棄して提出できない場合には，歯科医師法23条違反として処罰（50万円以下の罰金）されることがあります（歯科医師法31条の2）．

診療録保存義務は，歯科医師に対する行政上の義務ですから，遺族（歯科医師の）には相続されません．その場合，保管者についての明確な法令はありませんが，遺族ではなく医療を管理指導する公的機関（保健所など）が保管するべきだとされています．しかし，歯科医師死亡後に患者から遺族が医療過誤を理由に損害賠償を請求される可能性があることを考えると，期間である10年間が過ぎるまでは，遺族が自分で保管を継続することを勧める弁護士もいます．

さらに，これらの保存期間が終了した後，個人情報等が記載された診療録などの書類については，事業者と「個人情報保護・機密情報保持契約書」を締結して，適正に処理を依頼することが最も望ましいと考えられます．一方，エックス線フィルムは，銀の含有量に応じて有価物として評価，買取りをする業者もあり，これらの業者は処理後には，廃棄証明書を発行しています．

（尾﨑哲則）

参考文献
1) 公益社団法人日本歯科医師会：平成26年分歯科医業経営内容調査検討資料．2016．
2) 関口武三郎，伊東昌俊，片山繁樹ほか：新・診療室が変わる本．クインテッセンス出版，東京，2005．
3) 髙津茂樹ほか：スタッフが変わる本1．クインテッセンス出版，東京，1997．
4) 髙津茂樹ほか：スタッフが変わる本2．クインテッセンス出版，東京，1999．

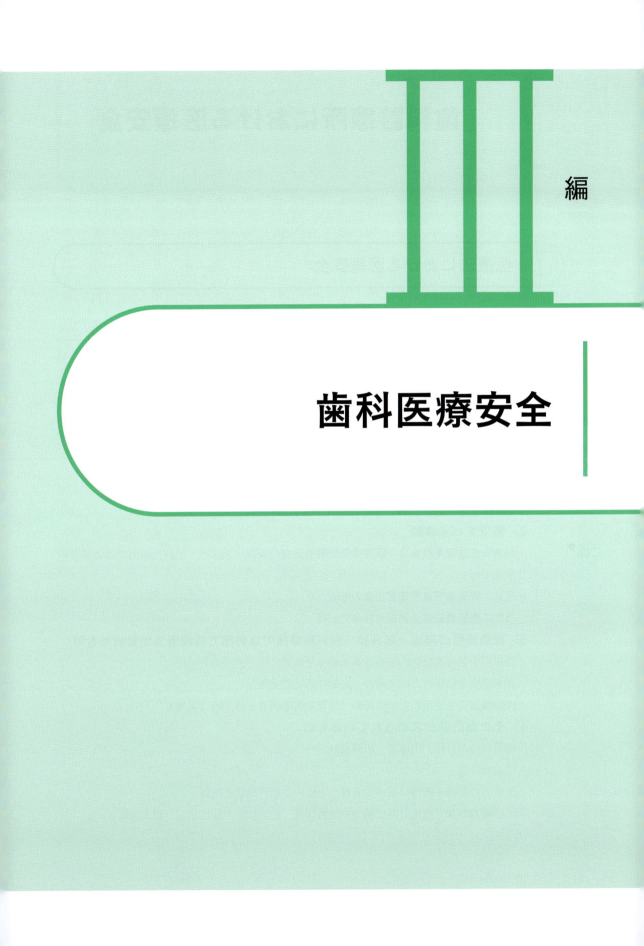

CHAPTER 1 歯科診療所における医療安全

I 医療法における医療安全

1. 義務化されている項目

　病院，診療所及び助産所の管理者は，医療安全を確保するため，安全管理分野ごとに対策を講じる必要があり，それぞれ，指針の策定，委員会，責任者の配置，研修の実施，諸記録の整備をする必要がある．法的には無床診・歯科診療所と病院・有床診療所でその義務化されている内容が異なり，任意の実施程度の留まっている項目もある．

1) 策定が義務づけされている指針，手順書等
- **医療安全管理指針**・**院内感染対策指針**の策定と指針に基づく対策の実施
- **医薬品業務手順書**の作成と手順書に基づく業務の実施
- **医療機器保守点検計画**の作成と計画に基づく業務の実施

2) 確保すべき体制
- **医療安全管理委員会**及び**院内感染対策委員会**の設置（無床診・歯科診療所では責任者の設置で可）
- 常勤の**医薬品安全管理責任者**の配置
- 常勤の**医療機器安全管理責任者**の配置

3) 職員研修の実施（無床診・歯科診療所では外部での講習会の受講でも可）
- 医療安全管理及び院内感染対策研修（それぞれ年 2 回程度）
- 医薬品安全使用のための研修（必要に応じて実施）
- 医療機器安全使用のための研修（新規の医療機器を導入時に実施）

4) その他記録が求められているもの
- 職員研修の日時，出席者，研修項目
- 事故報告書
- 医薬品の業務手順書に基づく業務の実施の定期的確認と記録
- 医療機器の保守点検計画に基づく実施状況，使用状況，修理状況，購入年など

2. 安全管理分野ごとの対策

1）医療安全の確保

（1）医療安全管理指針に取り入れるべき項目（全医療機関に義務化）

　医療安全管理指針は，医療機関の医療安全管理に関する基本的な考え方を明示し，その概要を記載したもので，全職員はその内容を熟知する必要がある．また，その中には，それぞれの職種，立場に課せられた責任の範囲も明示する．具体的には以下の内容が必要となる．

- 安全管理に関する基本的考え方
- 安全管理委員会その他の医療機関内の組織に関する基本的事項
- 安全管理のための従業者に対する研修に関する基本方針
- 医療機関内における事故報告等の医療にかかる安全の確保を目的とした改善方策に関する基本方針
- 医療事故等発生時の対応に関する基本方針
- 医療従事者と患者との間の情報の共有に関する基本方針（患者等に対する当該指針の閲覧に関する基本方針を含む）
- 患者からの相談への対応に関する基本方針
- その他医療安全の推進のために必要な基本方針

（2）医療安全管理委員会の設置

　無床診・歯科診療所における委員会の設置は任意であるが，スタッフミーティングなどでその役割を兼ねる必要がある．委員会は以下の基準を満たす必要がある．

- 委員会の管理・運営規定を定める．
- 重要な検討内容は，患者への対応状況を含め管理者へ報告する．
- 重大問題が発生した場合は，速やかに発生の原因を分析し，改善策の立案及び実施ならびに従業者への周知を図る．
- 改善策の実施状況を必要に応じて調査し，見直しを行う．
- 委員会は月1回程度開催し，重大問題が発生した場合は適宜開催する．
- 委員は，各部門の安全管理のための責任者等で構成する．

（3）職員研修の実施

　全医療機関は安全管理のための職員研修を実施しなければならない．

- 年2回程度の定期的な開催及び必要に応じた適時実施
- 研修の日時，出席者，研修項目の記録
- 無床診・歯科診療所は，外部開催の講習会の受講で代替え可能
- 病院・有床診療所は，院内研修

(4) 事故報告等の医療安全確保改善方策の実施

全医療機関は，医療事故発生時には迅速に対応し，再発防止，未然防止のための必要な情報を収集し，医療事故のみならず，事故になりかけた事例についても報告する必要がある．すなわち，ヒヤリハットを含むインシデント全事例がその対象となる．

- 医療事故の管理者への報告（委員会がある場合は，委員会へ報告）
- 事例収集・分析・改善策の企画立案や実施状況評価，情報の共有
- 重大事故発生時の管理者への速やかな報告
- 診療録や諸記録等に基づく報告書作成

2）院内感染対策

(1) 院内感染対策指針の策定

全医療機関は，以下の要件を満たした院内感染対策指針を策定しなければならない．

- 院内感染対策に関する基本的考え方
- 院内感染対策委員会その他の医療機関内の組織に関する基本的事項
- 院内感染対策のための従業者に対する研修に関する基本方針
- 感染症の発生状況の報告に関する基本方針
- 院内感染発生時の対応に関する基本方針
- 患者等に対する当該指針の閲覧に関する基本方針
- その他の医療機関内における院内感染対策の推進のために必要な基本方針

(2) 院内感染対策委員会の設置

無床診・歯科診療所については医療安全管理委員会の設置と同様である．院内感染対策委員会の設置基準は以下のとおりである．

- 委員会の管理・運営規定を定める．
- 重要な検討内容は，患者への対応状況を含め管理者へ報告する．
- 院内感染が発生した場合は，速やかに発生の原因を分析し，改善策の立案及び実施ならびに従業者への周知を図る．
- 改善策の実施状況を必要に応じて調査し，見直しを行う．
- 委員会は月1回程度開催し，重大問題が発生した場合は適宜開催する．
- 委員は，職種横断的に構成する．

(3) 従業者に対する院内感染のための研修

全医療機関は院内感染防止のための職員研修を実施しなければならない．
- 職員研修の年2回程度定期的開催及び必要に応じた適時実施
- 研修の日時，出席者，研修項目の記録
- 無床診・歯科診療所は，外部開催講習会の受講で代替え可．
- 病院・有床診療所は，院内研修

(4) 感染症発生状況報告，院内感染対策改善方策の実施（すべての医療機関）

- 院内感染の管理者への報告（委員会がある場合は，委員会へ報告）
- 感染症の発生動向の情報共有（感染発生の予防及びまん延の防止）
- 重大事故発生時の地域の専門家等への相談体制確保（努力規定）
- 院内感染対策マニュアルの整備・見直し（努力規定）

3）医薬品の安全管理体制

(1) 医薬品安全管理責任者の配置（全医療機関，病院は管理者との兼務不可）

- 医師，歯科医師，薬剤師，看護師，歯科衛生士のいずれかの資格を有する常勤職員

(2) 医薬品安全管理責任者の業務

❶ **医薬品業務手順書の作成**（全医療機関，医療機関の規模や特徴に応じて対応）
- 医薬品の採用・購入
- 管理方法（医薬品の保管場所，医薬品医療機器等法で適切管理を求めている麻薬等の管理方法）
- 投薬指示・調剤（例：薬剤服用歴，入院時に持参してきた薬剤などの患者情報の収集，処方せんの記載方法，調剤方法，処方せんや調剤薬の監査方法）
- 患者への与薬や服薬指導
- 医薬品の安全使用にかかる情報の取り扱い（収集，提供）
- 他施設との連携

❷ **従業者に対する医薬品の安全使用のための研修**（全医療機関）
- 職員研修の実施（他の医療安全管理研修との併実施で可）

❸ **医薬品業務手順書に基づく業務実施の定期的確認・記録**（全医療機関）

❹ **医薬品の情報収集，安全使用を目的とした改善方策**（全医療機関）
- 薬の添付文書や製薬メーカーからの情報収集・管理
- 必要な情報の該当従業者への周知

4）医療機器の保守点検・安全使用に関する体制

(1) 医療機器安全管理責任者の配置（全医療機関，病院は管理者との兼務不可）

- 医師，歯科医師，薬剤師，看護師，歯科衛生士，臨床検査技師，診療放射線技師，臨床工学士のいずれかの資格を有する常勤職員

(2) 医薬品安全管理責任者の業務

❶ **医療機器の情報収集，安全使用を目的とした改善方策**
- 医療機器の添付文書，取扱説明書等の保管
- 業者からの医療機器不具合情報等の一元管理，該当従業者への周知

❷ **医療機器不具合情報等の管理者への報告**

❸ **医療機器保守点検計画の作成及び保守点検**（全医療機関）
- 医療機器の添付文書または業者からの情報に基づく保守点検計画の作成

- 保守点検計画には，機種別に保守点検の時期等を記載，保守点検の実施状況，使用状況，修理状況，購入年等を記録

*外部委託の場合：医療法の規定基準を遵守し，保守点検の実施状況，使用状況，修理状況，購入年等の記録を保存

❹ **従業者に対する医療機器の安全使用のための研修**（全医療機関）
- 新規医療機器導入時の安全使用研修実施（他の医療安全管理研修と併せて実施も可）
- 実施内容の記録

（藤井一維）

Ⅱ 医療機関における医療安全対策

1. 医療事故とは

1）医療事故と関連用語

　医療安全対策に関して，多くの関係用語が利用される．その中で，「医療事故」の対象とされる事象にどのようなものがあるかを理解することが重要である．

　その定義においては，相楽らにより分析された広義・狭義の定義と，2014（平成26）年に成立した改正医療法に基づいて2015（平成27）年10月に施行された医療事故調査制度において，制度の対象とされる事象としての**「医療事故」**の定義がある．

　相楽ら[1]によると，広義の定義においては，旧厚生省および厚生労働省の報告書（1999年，2000年，2002年）が示した，「"医療にかかわる場所で医療の過程で発生した人身事故一切"を包含する」事象であり，被害者に医療従事者も含んでいる．狭義の定義においては，「医療行為により患者に引き起こされた望ましくない事象であり，医療従事者が被害者である場合は含まない」ものである．医療事故以外に，関連する用語として，医療過誤，ヒヤリハット事例などの言葉の概念を同時に理解することが重要である．

> 第3　用語の定義（リスクマネージメントマニュアル作成指針，厚生労働省HP）
>
> **1　医療事故**
> 　医療に関わる場所で，医療の全過程において発生するすべての人身事故で，以下の場合を含む．なお，医療従事者の過誤，過失の有無を問わない．
> 　ア　死亡，生命の危険，病状の悪化等の身体的被害及び苦痛，不安等の精神的被害が生じた場合．
> 　イ　患者が廊下で転倒し，負傷した事例のように，医療行為とは直接関係しない場合．
> 　ウ　患者についてだけでなく，注射針の誤刺のように，医療従事者に被害が生じた場合．
>
> **2　医療過誤**
> 　医療事故の一類型であって，医療従事者が，医療の遂行において，医療的準則に違反し

て患者に被害を発生させた行為.

3 ヒヤリハット事例

患者に被害を及ぼすことはなかったが,日常診療の現場で,"ヒヤリ"としたり,"ハッ"とした経験を有する事例.

具体的には,ある医療行為が,(1)患者には実施されなかったが,仮に実施されたとすれば,何らかの被害が予測される場合,(2)患者には実施されたが,結果的に被害がなく,またその後の観察も不要であった場合等を指す.

(厚生労働省HP,リスクマネージメントマニュアル作成指針,リスクマネージメントスタンダードマニュアル作成委員会,http://www1.mhlw.go.jp/topics/sisin/tp1102-1_12.html より抜粋. 2017年7月21日)

一方,**医療事故調査制度**においては,制度の対象となる「医療事故」が法律により限定された定義となる.医療法第6条の10第1項により,「当該病院等に勤務する医療従事者が提供した ① 医療に起因し,又は起因すると疑われる,② 死亡又は死産であって,③ 当該管理者が当該死亡又は死産を予期しなかったものとして厚生労働省で定めるもの」と定義される.詳細は後述する.

2. 医療事故の発生要因・ヒューマンエラー

医療事故(有害事象)が生じる原因は何であろうか.医療の提供過程においては,医療従事者がかかわることから,有害事象の発生は,個人の能力に依存した人為的なミスにより引き起こされると考えてしまうと,"表面的な"解釈となってしまう.確かに人為的なミスが有害事象発生の1つの原因となることは事実ではあるが,有害事象発生につながる一連の流れにおいては,人為的なミスが幾度も重なり生じているものである.この連鎖をいずれかのタイミングで断ち切ることができれば,有害事象が生じなかったことを考えると,連鎖を断ち切れなかったシステムや組織そのものの構造問題が,実際の根本的な原因であると考えることができる."**ヒューマンエラーは生じる**"という事実に目を閉ざし,人為的ミスを犯した当事者を責め立て,個人の業務改善のみを行うことは,その後の医療事故の再発防止につながらないだけではなく,再発の可能性を残すことにさえなる.そのため,医療事故の再発防止策を講じる際には,過去に発生した医療事故(有害事象)の分析を詳細に行い,ヒューマンエラーに隠れたシステムや組織の構造問題を見出し,改善策に基づいた予防策を実施することが,きわめて効果的な再発防止,抑止効果となると期待される.

Reasonは,医療事故(有害事象)が生じる理由を,個人の人為的ミスを根本原因ととらえるパーソンアプローチではなく,それに対応するシステムアプローチによる医療事故の防止が可能と述べている.その際,**スイスチーズモデル**を提案し,1つの層(チーズ)の欠陥(穴)により事故が生じるのではなく,幾層もの層(チーズ)の欠陥(穴)が生じ,それらを通り過ぎてしまう道筋ができてしまうことで,事故が生じるとしている(**図3-**

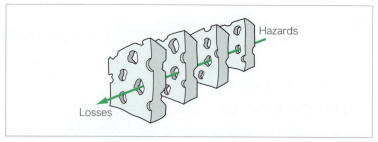

図 3-1　スイスチーズモデル
(The Swiss cheese model of how defences, barriers, and safeguards may be penetrated by an accident trajectory, Reason J. Human error：models and management. BMJ 2000；320：768-70.)

1)．この時，それぞれの層（チーズ）は，事故を防止するための防護・防止策を表しており，各場面におけるヒューマンエラーを生じる人間の行動を理解し，それに対応するシステムとすることで，医療事故を防ぐことが可能となる．

3. 医療事故の事故分析手法

医療事故（有害事象）に関しては，原因を究明し再発の防止を図ることが必須である．当該事象が生じた原因を究明する方法として，以下の分析方法があげられる．

1) なぜなに分析（Five Why Analysis）

生じた有害事象に対して，"なぜ"その事象が生じたのかを繰り返して検討することにより，根本的な原因を掘り出す方法である．回数を多く行うことにより，有害事象に対する具体的な理由が現れてくる．これを5回程度行うことは，非常に簡便な方法であるため，誰でも行うことができる．

2) 根本原因分析（RCA：Root Cause Analysis）

米国退役軍人病院の患者安全センターで開発された分析方法であり，有害事象の生じた時系列的な流れを作成し，その中の事象に対し，「なぜなに分析」を行い，その要因の関係を考察，対策案の立案を行うものである．根深い要因を分析することで，有害事象に直接関わったヒューマンエラーの背景にひそむシステムの欠陥などを見いだす作業が含まれる．

3) M-SHEL分析

SHELLモデルを利用した分析方法である．SHELLモデルとは，ソフトウエア（S：Software），ハードウエア（H：Hardware），環境（E：Environment），人間（L：Liveware）の頭文字をとっており，これに，管理（M：Management）を加えて，M-SHELという．これらの要因が互いにかかわる中，なぜ有害事象が生じたのかを検討し，それぞれの要因の視点で，対策案を考えるものである．（S：マニュアル・規則，H：医療機器・施設など，E：温度，湿度，雰囲気など，L：スタッフ，患者など）

4) 4M-4E分析

有害事象が生じた場合，それにかかわった具体的要因を，4つのM〔人的要因（Man），

機器要因（Machine），環境要因（Media），管理的要因（Management）] に分けて検討し，それぞれの要因への対策を4つのE〔教育（Education），機器工学（Engineering），手順の遵守（Enforcement），規範（Example）] として考えるものである．

4. 医療事故を防ぐために（含む医療事故調査制度）

　医療事故を防ぐためには，準備できる対策を講じることに加え，これまでに生じた医療事故の事例をもとに，その原因分析を詳細に実施し，再発防止策を講じることが必要である．**医療事故調査制度**は，医療法の改正に盛り込まれた制度で，2015（平成27）年10月1日に施行された．その概要は，「医療事故が発生した医療機関において院内調査を行い，その調査報告を民間の第三者機関（**医療事故調査・支援センター**）が収集・分析することで再発防止につなげるための医療事故に係る調査の仕組み等を，医療法に位置づけ，医療の安全を確保するもの」である．

　本制度の対象となる「医療事故」は，医療法により，「当該病院等に勤務する医療従事者が提供した①医療に起因し，又は起因すると疑われる，②死亡又は死産であって，③当該管理者が当該死亡又は死産を予期しなかったものとして厚生労働省で定めるもの」と定義され，医療の安全を確保するために，医療事故の再発防止を行うことを目的としている．

　医療事故調査制度は，国により定められた法律・制度は，改正されるため，最新の制度内容を確認することが重要である（p.35, **図 2-4** 参照）．

1）具体的な流れ

❶ 患者の死亡事例が発生した場合，医療機関の管理者は，医療事故調査制度の調査対象となる「医療事故」に該当するかどうかについての判断を行う．

❷ 「医療事故」に該当すると判断した場合，遺族への説明を行い，**日本医療安全調査機構（医療事故調査・支援センター）** に報告をする．同時に，院内における医療事故調査を進め，得られた結果を遺族および医療事故調査・支援センターへ説明・報告する．医療事故調査・支援センターは，必要に応じて，再発防止策の検討を充実するために，医療機関に確認・照会を行う．医療機関または遺族からの依頼により，医療事故調査・支援センターがセンター調査を実施した場合は，その結果を医療事故調査・支援センターが医療機関および遺族へ報告する．

❸ 医療事故調査・支援センターは，医療機関から集積した情報に基づいて，医療事故の再発に関する普及啓発を目的に，情報提供を行う．

　したがって，歯科医院で患者が急変し，高次医療機関に搬送され，そこで死亡した事案については，その報告義務は原因となる医療を実施した歯科医院の管理者にある．

（鶴田　潤）

III 感染予防管理

1. 感染対策マニュアルと院内感染管理システム

2006（平成18）年6月に「良質な医療を提供する体制の確立を図るための医療法等の一部を改正する法律」（改正医療法）が成立し，2007（平成19）年4月1日より施行された．このときから，良質な医療を提供する体制の確立を図るため，医療法第6条の10に基づき，無床診療所を含むすべての医療機関に安全管理体制の充実・強化，院内感染防止体制の充実等が義務づけられ，**感染対策マニュアル**の策定も必要となった．感染対策マニュアルに関しては，院内感染防止に関する基本的な方針とその対策を具体的にまとめたものであり，各医療機関単位でその実情に即した内容で作成されるものである[2]．歯科における院内感染防止のための基本的考え方は，2003年の米国疾病管理予防センター（CDC）が公表した「**歯科医療における感染管理のためのCDCガイドライン**」[3]及び**標準予防策（スタンダードプリコーション，1996年）**に準拠した対応である[4]．外科的処置の多い歯科治療の特殊性にも配慮したマニュアルの作成が必要である．特に診療所では，通常診療における洗浄・消毒・滅菌に関すること，診療前後の作業手順，経皮的曝露（針刺しなど）等防止法，経皮的曝露（針刺しなど）などが起こった場合の対処法について十分に考慮して作成することを日本歯科医師会は提唱している[1]．院内感染防止には，マニュアル作成とともにすべての職員（従業員）が感染予防対策の必要性を認識し，遵守することが最も有効な手段であると考える．院内感染予防対策は，医療を安全に行ううえでの最優先事項であることをすべての医療従事者が自覚し，日常診療における感染予防の実践が重要である．

医療機関における**院内感染管理システム**は，歯科治療が外科的治療の分野に属し，歯髄組織や歯周組織からの血液や多種多様な口腔内常在菌，ときには病原性ウイルスを含んだ唾液・血液をエアタービンなどの切削用器具により飛散させる，いわゆるエアロゾルを引き起こす直接的な感染や歯科技工物作製のための印象採得物，咬合採得物，石膏模型などの移動に伴う，交差感染などの感染リスクを有するのが歯科医療の感染における特殊性がある[5]．歯科医療器具の洗浄・消毒・滅菌や診療域・作業域を設定する必要のある感染経路対策などを十分に考慮する必要がある．さらに，これらのことを全職員（従業員）に院内ミーティングなどを定期的に開催し，徹底することが院内感染予防管理には肝要である．このような背景から感染予防管理の重要性は明白であり，国民の関心も高いが，正しい知識が国民に定着していないのが現状である．医療機関における院内感染管理が有効かつ適切に機能されることは，医療の質の向上につながり，医療コストの削減が可能となり，医療従事者の安全や患者への安心・安全な医療の提供に寄与するものである．

2. スタンダードプリコーション

スタンダードプリコーションとは，感染症の有無にかかわらず，すべての患者に際して適用され，血液，汗を除くすべての体液・分泌液及び排泄物，傷のある皮膚及び粘膜には感染の可能性があるとみなし，患者や医療従事者による感染を予防するための標準予防策で，感染の危険を軽減することを目的に実施するものである[4]．患者が感染症であるかどうかにかかわりなく，感染経路別予防策に先立って，すべての患者について基本的に遵守するべき予防策で，米国疾病管理予防センターが1996年に発表したものである[2]．また，その具体的内容は，適切な手洗い，防護具の着用，使用した器具・器材の取り扱い，廃棄物の取り扱い，周囲環境対策，血液媒介病原体の対策などである．

3. 職員（従業員）教育と管理

1）院内感染対策

院内感染対策は，医療を安全に行ううえでの最優先事項であることをすべての職員（従業員）が自覚し，日常診療における感染予防対策を実践することが重要である[2]．

それを達成するために，年2回程度の定期的な研修とその記録作成・保管はすべての医療機関に義務づけられている．院内感染対策を担当する職員（従業員）を指名し，院内における対応を図ることも重要である．また，院内感染対策を実践するうえでは，医療機関の全職種の従事者の理解と協力が不可欠である．また，それとは別に新入職員に対する初期研修として指導・教育や日常業務の確認など院内感染対策として行うべきことも少なくない．以下に本院で使用している教材を図3-2～5に示す．このように，実例を紹介し，教育を行うことも効果的である．

医療従事者である職員（従業員）は，さまざまな感染症に暴露される危険性を有している．医療機関の開設管理者は，確実に感染を防止するための予防接種や健康診断を実施する．また，医療従事者が暴露事故にあった場合に備えて，緊急報告，緊急処置，治療，予防，経過観察などのマニュアルを整備する．

2）保険の加入

労働契約を結んだ医療従事者を雇用する医療機関は，**労働災害補償保険法**に従い労働保険加入のため必要な手続きを行う．また，歯科医師臨床制度における出向契約等においては出向先の実態に合わせて対応する必要がある．さらに，雇用関係のない者（臨床実習の学生など）が診療に関与する場合は施設管理者として事前に加入を勧告する必要がある．

4. 医療廃棄物

排出される廃棄物には，医療行為等に伴って発生する廃棄物（感染性と非感染性とに区分される）と医療行為等以外の事業活動により排出される非感染性廃棄物がある．ここでは，医療行為等によって生じた廃棄物について述べる．廃棄物の処理及び清掃に関する法

CHAPTER 1 歯科診療所における医療安全

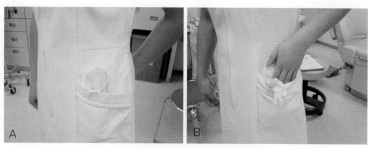

図 3-2　マスクやグローブの取り扱い
　使用後のマスクやグローブは廃棄する．
　（梶　美奈子氏・北海道医療大学病院歯科衛生士のご厚意による）

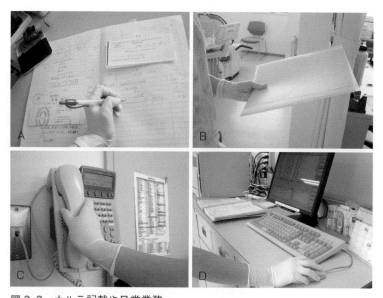

図 3-3　カルテ記載や日常業務
　A：カルテ記載，B：カルテの運搬，C：電話対応，D：パソコン入力
　いずれの場合も，グローブを装着したまま周囲環境に触れない．
　（梶　美奈子氏・北海道医療大学病院歯科衛生士のご厚意による）

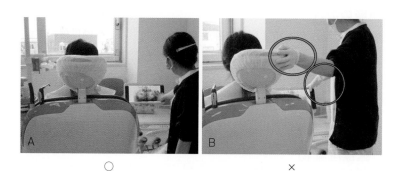

図 3-4　ユニットの取り扱い
　A：よい例．B：悪い例．グローブを装着したままチェアやモニタを触っている．
　（梶　美奈子氏・北海道医療大学病院歯科衛生士のご厚意による）

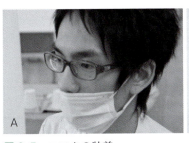 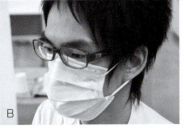

図 3-5 マスクの装着
A：悪い例，鼻を覆っていない，B：正しい装着
マスク装着の目的は，湿性生体物質による汚染から医療従事者と患者を守り，呼吸器感染拡大を防止することである．
(尾立達治氏・北海道医療大学病院歯科医師のご厚意による)

律（昭和45年法律第137号）により，**感染性廃棄物**は，医療関係機関などから生じ，人が感染し，もしくは感染するおそれのある病原体が含まれ，もしくは付着している廃棄物またはこれらのおそれのある廃棄物と定義されている．現在その処理には環境省が定めた「**廃棄物処理法に基づく感染性廃棄物処理マニュアル**」に準じて行うこととなっている．特に廃棄物に関しては，法定感染症を除くB型肝炎，C型肝炎，HIVなどの感染症で唾液が除外されていることから，廃棄物に関しての，歯科的特殊性はないことに留意が必要である．医療機関においては，感染性廃棄物は他の廃棄物と分別して排出することが義務づけられている．ただし，非感染性であっても鋭利なものは，すべて感染性廃棄物として，分別して廃棄する．分別容器には，医療従事者は一目で感染性廃棄物と識別できるよう**バイオハザードマーク**（p.91 図3-9参照）を付与することが推奨されている[5]．そのマークの赤色は液状または泥状のもの（血液など）黄色は注射針，メスなど鋭利なもの，橙色は血液が付着したガーゼ，マスクなど固形状のものである．感染性廃棄物の施設内移動は，内容物の飛散・流失，職員（従業員）の手に汚染するおそれがないように蓋つきの容器を使用する．

5. 感染対策と経済的負担

国民は，安全で安心な医療の提供を強く求めている．特に歯科においては，多くの器具・器材が口腔内に挿入され使用され，その1つひとつが交差感染のリスクをもっているといっても過言ではない．器材等の洗浄・消毒・滅菌は感染対策にとって重要なことであるが，医療機関の経済的負担や人的資源の確保も大きな問題である．このような中，2008（平成20）年4月の診療報酬改定において「**歯科外来診療環境体制加算（以下，外来環）**」が新設され，一定の施設基準を満たす医療機関はこれを算定することが可能となった．この加算の算定要件の1つには，口腔内で使用する歯科医療機器等について，患者ごとの交換や，専用の機器を用いた洗浄・滅菌処理を徹底するなど，十分な感染症対策を講じていることなどが謳われている．しかしながら，それを実践するためには，個々の医療機関が多くの設備投資や実施経費を負担する必要があることも報告されている[6]．外来環の導入

によって多くの国民も医療機関の感染対策に対する真摯な取組みを評価しているが，さらなる歯科医療に対する信頼と支持が得られるように各医療機関が院内感染対策に努力することがより一層必要となる．

(川上智史)

IV 院内医薬品・歯科材料の管理

1. 医薬品安全管理責任者による管理

1) 医薬品安全管理責任者の選任・配置

医薬品は明確な責任体制のもとに使用し，歯科医師と歯科衛生士等の間，これらの医療従事者と患者の間，及び医療機関と薬局との間で十分な連携をはかるため，医薬品安全管理責任者を置く．

医薬品安全管理責任者は，常勤の歯科医師，歯科衛生士または看護師の資格を有するものとし，院長の指名により選任する．院長または医療安全管理者等ほかの役職と兼任してもよい．医薬品安全管理責任者は医療施設の管理者の指示のもとに以下の業務を行う．

2) 医薬品安全管理責任者の業務

医療安全管理責任者は，以下の業務を行う．
① 院内における医薬品の使用・業務の改善方法についての検討及び提言．
② 医薬品の安全使用のための業務に関する手順書の作成及び従業者の業務が医薬品の業務手順書に基づいて行われているか定期的な確認．
③ 従業者に対する医薬品の安全使用のための研修の実施．
④ 医薬品の安全管理のために必要となる情報の収集・管理．
⑤ 医療安全管理委員会への医薬品の安全管理にかかる情報提供．
⑥ その他医薬品の安全確保を目的とした改善のための方策の実施．

3) 医薬品安全使用のための業務に関する手順書の作成（表3-1）

医薬品の取り扱いについての業務手順を確立し，実施するにあたり，医薬品の業務手順書を作成する．医薬品の業務手順書は，以下の事項を含む．
① 医薬品の採用，購入に関する事項．
② 医薬品の管理に関する事項（保管場所，管理方法）．
③ 患者に対する医薬品の投薬指示から調剤までに関する事項（薬剤の服用歴の情報収集，処方せんの記載方法，調剤方法）．
④ 患者に対する与薬や服薬指導に関する事項．
⑤ 医薬品の安全使用にかかる情報の取り扱いに関する事項．
⑥ 他の医療機関や薬局との連携に関する事項．

また，必要に応じて，医療安全管理委員会において医薬品の業務手順書の点検及び見直しの提言を行う．

表3-1 医薬品の業務手順書を作成すべき事項

- 医薬品などの管理
- 医薬品,薬物,歯科材料の使用にあたっての確認など
- 処方・調剤
- 調剤薬の交付・服薬指導
- 局所麻酔薬の使用
- 消毒薬の使用
- 歯垢染色剤,う蝕検知液,フッ化物の使用
- 血液製剤の使用
- 多施設との連携
- 在宅患者への医薬品使用
- 医薬品情報の収集・管理・提供
- 医薬品に関連する事故発生時の対応
- 教育・研修

手順書を定めるべき具体的事項は以下のとおりである.

医薬品の管理については,医薬品棚などに配置,類似名称,外観類似,同一銘柄で複数規格などのある医薬品・薬物・歯科材料の取り間違い防止対策,有効期限,使用期限,保管条件の確認や管理の方法などの定め.処置用医薬品の小分け用薬瓶への充塡,補充間違いの防止対策(例：複数人による確認,定期的な薬瓶交換,薬瓶の色分けやラベリングなど)がある.

歯科領域で用いる医薬品には,一般的な医療用薬品に加え,歯科領域専用のものがあり,また,毒物・劇物(ホルマリン,フッ化水素酸,亜硝酸ナトリウム,過酸化水素水)や歯科材料がある.毒物・劇薬管理にはほかの医薬品と区別した保管,施錠管理が必要である.取り扱い,使用方法,管理に対する注意点を従業者に周知することが重要である.

歯科材料を同一個所に同時に用いる際の注意点や処置時の医薬品による腐食性などの留意事項について周知を行う.

4) 歯科材料に対する取り扱い

歯科材料については,医薬品または医療機器に準じた取り扱いとする.個別の歯科材料について,**医薬品安全管理責任者**または**医療機器保守管理責任者**(p.77参照)が責任をもって管理・点検を行う.

5) 医薬品の安全使用のための研修事項

安全に対する意識,安全に業務を遂行するための技能やチームの一員としての意識の向上などをはかるため,医療にかかる安全管理の基本的考え方及び具体的方策について従業者に対して研修を行う.

① 医療事故,院内感染防止,医薬品の安全使用など医療安全管理に関する内容とする〔医薬品・薬物・歯科材料に関する事故防止,特に安全管理が必要な医薬品(要注意薬)など〕.
② 医療にかかわる場所において業務に従事する者を対象とする.
③ 院内において開催または外部の研修を受講する.受講内容はすべての業者に周知する.

④ 年2回程度，定期的に開催または受講し，それ以外にも必要に応じて実施する．

研修については，（1）医薬品の有効性・安全性に関する情報，使用方法に関する事項，（2）医薬品の業務手順書に関する事項，（3）医薬品による副作用などが発生した場合の施設内での報告，行政機関への報告などの対応に関する事項などを記録する．

6）医薬品による事故発生時の対応（医療事故発生時の対応を含む．「医療事故発生時の対応マニュアル」作成の場合は不要）

① 具体的かつ正確な情報の収集
② 責任者または管理者への報告
③ 患者・家族への説明
④ 医薬品使用による患者容態急変時のための他の医療機関との連携
　（自施設のみで対応が不可能と判断された場合の外部応援要請の体制と手順）

7）多施設との連携

① 情報の提供（医薬品情報の提供・患者情報の提供）
② 他施設からの問い合わせなどに関する体制整備
・他医療機関及び薬局への問い合わせ，手順，内容，回答
・他医療機関及び薬局からの問い合わせ

2. 偶発症及び全身疾患増悪時等の事前対応

1）留意事項

① 救急用医薬品の準備
② 酸素（人工呼吸・酸素吸入用）の準備
③ 他の医療機関との連携
④ 患者急変を想定した対応訓練

2）医療ガスの管理方法

診療用に供するガス（酸素，笑気などの各種麻酔ガス，吸引，医療用圧縮空気など（以下「医療ガス」）の設備については，医療法施行規則（昭和23年厚生省令題50号）第16条第1項第1号に基づき医療ガス安全管理委員会（以下「委員会」）を設置する．

（1）委員会の目的

医療ガス設備の安全管理をはかり，患者の安全を確保することを目的とする．

（2）委員会の構成

管理責任者（歯科医師），麻酔担当歯科医師，主任歯科衛生士

（3）委員会の業務

年に1回定期開催する．また，必要に応じて臨時に開催する．

3）医療ガスの管理記録方法

保守点検を行い（メーカーに委託する），行った保守点検業務について記録を作成し最低2年間保存する．

3. 海外から購入する医薬品に関して

　医薬品のほか，医薬部外品，化粧品または医療機器を医療目的に輸入するには，「**医薬品，医療機器等の品質，有効性及び安全性の確保等に関する法律（医薬品医療機器等法）**」により厚生労働大臣の承認・許可などが必要である．一方，歯科医師による医薬品などの個人輸入は，①治療上の緊急性がある，②国内に代替品が流通していない，③自己責任のもと，自己の患者の診断または治療のために使用する．①〜③すべてに当てはまる場合にのみ認められ（海外からの持ち帰りも含む．），原則として，地方厚生局に必要書類を提出する．必要書類は輸入報告書，輸入品目の商品説明書，仕入れ書写し，歯科医師免許証写し，必要理由書（治療上必要な理由，使用にあたって一切の責任を負うこと，販売，譲渡しないことの誓約を記したもの），航空貨物運送状写しまたは船荷証券写し，を提出し厚生局の確認を受けてから通関する必要がある．

注1）個人輸入代行と称し，広告や学会などで外国製の医薬品や医療機器を紹介し購入を薦める仲介業者によっては，製品に関して何かトラブルが生じてもすべて購入した歯科医師の責任とされる場合がある．
注2）また，同一効能をもつ国内承認薬がある医薬品は，原則として輸入することはできない．

医療機器の管理

1. 医療機器保守管理責任者による管理

1）医療機器保守管理責任者の選任・配置
　医療機器を適切に使用し，集中管理を行うために，**医療機器保守管理責任者**を置く．
　医療機器保守管理責任者は，常勤の歯科医師，歯科衛生士または看護師の資格を有するものとし，院長が指名により選任する．院長または医療安全管理者など他の役職と兼任してもよい．

2）医療機器保守管理責任者の業務
　①院内における医療機器の使用・管理の改善方法についての検討及び提言
　②従業者に対する医療機器の安全使用のための研修の実施
　③医療機器の保守点検に関する計画の策定及び保守点検の適切な実施
　④医療機器の安全管理のために必要となる情報の管理
　⑤医療安全管理委員会への医療機器の安全管理にかかる情報提供
　⑥その他医療機器の安全確保を目的とした改善のための方策の実施

3）医療機器情報担当者の選任・配置
　医療機器の安全使用のために必要となる情報の収集を一元的に行うために，医療機器情報担当者を置く．医療機器情報担当者は，医療機器保守管理責任者が指名により選任する．

院長または医療安全管理者など他の役職と兼任してもよい.

4) 医療機器の保守管理計画の策定
医療機器の保守計画は以下の事項を含む.
① 保守管理の方法
② 医療機器の特性に応じた機種別の点検計画
③ 入れ替え時期などに関する計画
④ また,必要に応じて,医療安全管理委員会において医療機器の保守管理計画の点検及び見直しの提言を行う.

保守点検が必要な医療機器は,厚生労働省で「特定保守管理医療機器(1,182品目)」と規定されている.このうち,主な歯科関連の特定保守管理医療機器を**参考資料7**に掲載したので,参照されたい.

5) 医療機器の定期的な保守点検
(1) 個別の医療機器について,納入時期,保守管理および修理の状況を記録し保守点検記録をつけ保存する.
(2) 医療機器を使用する前に,機器の扱い方を習得した従業者自らが,必ず機器の定期的な保守点検を行う.
(3) 保守点検にあたっては,添付文書に記載されている保守点検に関する事項を参考とし,不明な点については製造業者に対して情報提供を求める.
(4) 医療機器メーカーなどとの積極的な対応により,安全管理上問題を有する医療機器について改善がはかられ,安全管理上,十分に配慮された新たに開発される医療機器を積極的に採用する.

6) 医療機器の安全使用のための研修事項
個々の従業者の安全に対する意識,安全に業務を遂行するための技能やチームの一員としての意識の向上などをはかるため,医療にかかわる安全管理の基本的考え方及び具体的方策について研修を行う.

(1) 医療事故,院内感染防止,医薬品,医療機器の安全使用など医療安全管理に関する内容とする.
(2) 医療にかかわる場所において業務に従事する者を対象とする.
(3) 院内で開催または外部の研修を受講する.
(4) 年2回程度定期的に開催もしくは受講し,それ以外にも必要に応じて実施する.
(5) 研修内容について記録する(開催日,参加者,場所,研修項目,対象機器)
　① 医療機器の有効性・安全性に関する情報提供
　② 医療機器の適切な使用(操作)方法に関する技術研修
　③ 医療機器の適切な保守点検の方法
　④ 医療機器の使用により生じた不具合への対応方法
　⑤ 医療機器の使用に関して特に法令上遵守すべき事項に関する情報提供

2. 特定化学物質障害予防規則—ホルマリン殺菌器の扱い

1) 発散抑制措置
　ホルムアルデヒド水溶液の滅菌器などへの補給や滅菌器の点検作業時（以下「補給作業など」），あるいは滅菌など作業時のホルムアルデヒドガス発散に対して局所排気装置及びプッシュプル型換気装置を設置する．

2) 作業主任者設置
　作業主任者は，作業者が汚染されたり，吸入したりしないように作業の方法を決定，指揮する．

3) 作業環境測定
　補給作業，滅菌作業でホルムアルデヒドが存在しない場合や，常時使用する作業に該当しない場合は，作業環境測定は実施しなくてよい．ただし，法令規定によって指示が行われた場合は指示に従う．

4) 健康診断
　作業場が補給，滅菌作業の際，ホルムアルデヒドガスが発散しないか発散する場所であっても滅菌作業が臨時的頻度の場合は，特定業務従事者の健康診断は要しない．
　ただし，ホルムアルデヒドが漏えいし，労働者がホルムアルデヒドにより汚染され，また吸入したときは遅滞なく**緊急作業従事者等に係る健康診断**を実施する．

5) 作業の記録
　作業者氏名，従事した作業の概要，作業従事期間，特別管理物質により著しく汚染される事態が生じたときの事態の概要，事業者が講じた応急措置の概要などを記録する．補給作業，滅菌作業などの作業について，臨時的頻度で実施される場合は作業記録は要しない．

（五十嵐博恵）

VI 災害時の対応

1. 災害への事前対応

　災害時（大規模地震・水害など）における歯科診療所の事前の安全確保管理としては，防災体制の確認，訓練の実施が重要であり，さらにこれらの実施には想定される被害の推測に基づいた対応でなければ実践的ではない．

1) 医療器具・備品・棚等の転倒・移動防止対策
(1) 大型医療器具の固定確認
　大規模地震時は，未固定の歯科用ユニット等は一瞬にして移動する．また，固定されていたはずの歯科用CT撮影等のエックス線装置も倒れた事例もあることから，日常からの固定程度の確認が必要である．IPスキャナー，PC，待合室設置テレビなどは，一般家庭などの地震対策同様，転倒防止，移動防止のための直接または間接固定，ワイヤー固定な

どを励行する必要がある．

(2) 危険物（特定化学物質），引火性物質，劇薬，薬剤瓶など，感染性廃棄物散乱の防止と収納棚の管理

基本的には薬剤瓶等は，常に収納しておくことが望ましく，医院内の収納庫の扉は地震による開閉を避けるための感知式地震対策ラッチの設置等で対応する．また，ボンベやガスの元栓を閉め忘れないようにする．また，避難時の動線も含め，感染性廃棄物が散乱しないように管理する．

2）防災訓練等の定期的実施（防災体制の確認）

病院では定期的に防災訓練で，避難経路の確認を行うが，歯科診療所において定期的に実施し，患者の誘導方法を含め，定期的に行うべきである．また，非常灯で非常口を掲示するとともに，診療所の規模に応じて複数の避難路を確保する．

3）電子カルテ等診療データの保存

紙媒体は地震による散乱よりも，火災や水害での被害に配慮した保存を考える．電子カルテのバックアップは義務化されているが，その方法については，災害を想定した方法にすべきである．特にこれらデータは，震災後の身元確認の検索データとなることから特に重要なデータとなることを意識しなければならない．

4）防災及び防火に関する書類整備

管理者は，避難経路等や消火設備を把握し，防災訓練の実施や従業員の安否確認，非常招集体制を整備し，全職員に周知しておく必要がある．

歯科診療所においては以下のような書類・マニュアルなどの整備が好ましい．

> ・災害時対応マニュアル
> ・避難・消防訓練計画書（防災訓練を含む）及び実施状況記録
> ・災害・非常時の職員の安否確認，緊急連絡・召集表
> ・消火・警報・避難設備の保守点検記録

5）緊急地震速報の取得

スマートフォンで緊急地震速報が取得できるようになってはいるが，地震発生時までの時間を勘案すると，常時医院内でこれが音声的に確認できるシステム導入が望ましい．

6）防災セット（緊急時持出品，帰宅時支援用品，備蓄品）の用意

災害時対応マニュアル，連絡名簿などの緊急時持出品，ホイッスル，ライト，軍手，ヘルメット，マスクなどの帰宅支援用品，食糧，飲料水，毛布，簡易トイレ，使い捨てカイロ，防塵マスクなどを備蓄品として持ち出しできるようにキャリーケースなどに入れて準備しておく．

2. 災害時の対応

1）発生直後の対応

災害発生時は，事前に作られた『**災害時対応マニュアル**』に準じて明確な行動基準がな

ければ人は動けない，また，管理者の指揮が必要である．避難誘導，危険物対応，緊急持ち出しなどの担当を事前に決めておくとよりスムーズな行動ができる．スタッフ全員で被災状況の報告，連絡，相談を行う．

(1) 患者および職員の避難誘導

　診療中に地震が発生した場合は，ただちに診療を中止し，患者及び職員を安全な場所（物が落ちてこない，または倒れない場所），または避難所へ誘導する．一端，避難した後，余震等の状況を見極め，観血的手術など中断できない診療内容の場合は，必要最小限の暫定的な対応をする必要がある．なお，その際は，避難時に内服薬・含嗽剤などの処方薬を持ち出し物に含める必要がある．

(2) 帰宅可否の判断

　スタッフ全員が協力して地域全体の被災状況等情報を収集し，共有する．管理者は，患者やスタッフを帰宅可能者と困難者に分ける必要がある．

　災害発生時，自宅にたどり着けるからといって患者やスタッフを安易に帰宅させることが危険な場合もある．帰宅が可能か否かは，道路・橋の情報，避難所の開設状況などを総合的に判断する必要がある．また，帰宅はおおむね徒歩となることが多いので，帰宅可能な準備（衣服・靴）をしているか，帰宅支援用品（軽食・飲み物・軍手など）が提供できるかにもよる．

　帰宅困難者に対しては，そのストレスに十分配慮し，サポートをする．特に災害時は患者の帰宅までが医療機関の責務と認識し，スタッフも含め備蓄品を分配するなどの配慮が必要である．また，余震や二次災害による危険に注意する．

2）休診時における被災時の対応（復旧に向けた対応）

　職員の安否を確認するとともに医院の被害状況及び周辺の状況を踏まえ，自院診療の再開の判断，早期復旧への行動を開始する．なお，その際は出勤可能なスタッフ，業者，メーカーの協力を得て，復旧活動作業の割り当てをする．

3）診療の再開

　大規模災害時の歯科保健医療支援活動は歯科医師会を中心に歯科医療救護所がフェーズ2で開設される（詳細は『災害歯科医学』（医歯薬出版）等を参照）．ライフラインの復旧および診療所の被災状況に応じて，その自院再開時期はさまざまである．診療開始時は，医療機器の点検は業者，施設の点検は建築業者に依頼し，診療再開前に確実な安全確認を行う必要がある．

（藤井一維）

参考文献

1) 相楽有美ほか：医療事故に関連する用語の定義の現状と特徴―看護基礎教育課程における安全管理教育の充実に向けて．群馬県立県民健康科学大学紀要．3：83-100, 2008.
2) Reason J. et al：The Swiss cheese model of how defenses, barriers, and safeguards may be penetrated by an accident trajectory, Human error：models and management. BMJ 2000；320：768-70
3) WHO Patient Safety Curriculum Guide：Multi-professional Edition 2011, WHOHP, http://www.who.int/patientsafety/education/curriculum/Curriculum_Tools/en/

4) WHO Patient Safety Curriculum Guide：Multi-professional Edition 2011，患者安全カリキュラムガイド多職種版，東京医科大学HP，http://www.tokyo-med.ac.jp/mededu/news/detail2.html
5) 厚生労働省：医療事故調査制度について　1．制度の概要．http://www.mhlw.go.jp/stf/seisakunitsuite/bunya/0000061201.html
6) 一般社団法人日本医療安全調査機構（医療事故調査・支援センター）https://www.medsafe.or.jp/
7) To Err is Human Building a Safer Health System, Institute of Medicine (US) Committee on Quality of Health Care in America, Washington (DC)：National Academies Press (US)；2000.
8) Root Cause Acalysis Tools, VA National Center for Medical Safety, US department of Veterans Affairs, https://www.patientsafety.va.gov/docs/joe/rca_tools_2_15.pdf
9) 医療事故調査制度　医療安全を実現するために弁護士ができること，日本弁護士連合会，2016年6月，https://www.nichibenren.or.jp/library/ja/publication/booklet/data/iryoujikotyousa_pam.pdf
10) 日本歯科医師会医療安全委員会編：歯科診療所における医療安全を確保するために．（公社）日本歯科医師会，東京，2017．
11) ICDテキスト編集委員会編：ICDテキスト―プラクティカルな病院感染制御．メディカ出版，大阪，2004．
12) Garner JS. Hospital Infection Control Practices Advisory Commitee. Guideline for isolation precautions in hospitals. Infect Control Hosp Epidemiol. 17：53-80, 1996.
13) 北海道医療大学病院内感染対策委員会編：北海道医療大学病院感染対策マニュアル，改訂版，北海道医療大学病院，札幌，2017．
14) 山我貴之ほか：医療安全を確保するために．日本歯科医療管理学会雑誌．51（1）：40-45，2016．
15) 田中彰：大規模災害時における歯科保健医療支援活動．日本歯科医師会雑誌62（4）：7，2009．
16) 石川県保険医協会編：歯科における震災時の対応～能登半島地震の体験から～．石川県保険医協会，2008，71
17) 中久木康一：歯科医院の防災対策ガイドブック．医歯薬出版，東京，2014，22．
18) 槻木恵一，中久木康一：災害歯科医学．医歯薬出版，東京，2018．

CHAPTER 2 診療所管理と医療監視

I 診療用放射線装置の管理

1. 歯科で用いられる主な診療用放射線装置の医療法上の分類

1) エックス線装置
- 口内法撮影用エックス線装置
- 歯科用パノラマ断層撮影装置
- エックス線 CT 装置
- 携帯型エックス線装置
- 直接撮影エックス線装置
- 断層撮影エックス線装置
- 移動型エックス線撮影装置
- 透視用エックス線装置
- 治療用エックス線装置
- 移動型透視用エックス線装置

2) 診療用高エネルギー放射線発生装置
- リニアック
- ベータトロン
- サイクロトロン
- マイクロトロン

3) 診療用放射線照射装置
- テレコバルト
- リモートアフターローディング
- 血管内照射治療線源
- 核医学撮影装置吸収補正用線源

4) 診療用放射線照射器具
　Ir-192 ワイヤー，I-125 シード，Au-198 グレイン，Ra-226 針・管，血管内照射治療，核医学撮影装置吸収補助用線源

5) 放射性同位元素装備診療機器
　骨塩定量分析装置，ECD 付ガスクロ装置，Cs-137 血管照射装置

6) 診療用放射線同位元素
　核医学診療に用いる放射性医薬品

7) PET 診療用放射線同位元素
　PET 診療に用いる医薬品または治療薬

2. 診療用エックス線装置の防護

1) エックス線診療室

エックス線診療室は，エックス線装置を設置して，診断または治療の目的で患者にエックス線を照射する診療室で医療法施行規則第 30 条の 4 で下記のように構造上の基準が決められている．

- 天井，床及び周囲の隔壁のその外側における実効線量が 1 週間につき 1 mSv 以下になるよう遮蔽できる．
- エックス線診療室の室内には，エックス線装置を操作する場所を設けない．
- エックス線診療室である旨の標識を付すこと．

また，管理者の注意義務として，エックス線診療室の目につきやすい場所に，放射線障害の防止に必要な注意事項を掲示しなければならないとされている．

2) エックス線装置設置の届出

エックス線装置を設置した場合は，医療法施行規則第 24 条の 2 により，設置後 10 日以内に下記の届出事項を記載した「エックス線装置設置届」を診療所所在地の都道府県知事あて（保健所を通して）に届け出なければならないとされている．

- 病院または診療所の名称及び所在地
- エックス線装置の製作者，形式及び台数
- 高電圧発生装置の定格出力
- エックス線障害の防止に関する構造設備及び予防措置の概要
- 従事する医師，歯科医師，及び診療放射線技師の名前とエックス線診療に関する経歴

また，届け出た事項に変更が生じた場合，エックス線装置を備えなくなった場合も 10 日以内に都道府県知事宛てに届け出なければならない．

3) エックス線装置設置後の管理

病院または診療所の管理者は，治療用エックス線装置，診療用高エネルギー放射線発生装置及び診療用放射線照射装置について，その放射線量を 6 カ月を超えない期間ごとに 1 回以上線量計で測定し，その結果に関する記録を 5 年間保存しなければならない（医療法施行規則第 30 条の 21）．

また，測定者については，(社) 日本画像医療システム工業会のエックス線診療室の管理区域漏洩線量測定マニュアルに「測定作業を行うものについては法令上特に規定はないが，医療領域における放射線に関して十分な知識を持っていなければならない．そのため診療放射線技師，放射線取扱主任者，作業環境測定士，エックス線作業主任者等の資格を有するものが望ましい」と記載されている．医師，歯科医師は，医療領域における放射線に関して十分な知識をもっているので医師，歯科医師が測定を行ってもよいと理解できる．

4) エックス線診療室の表示

医療法施行規則第 30 条の 13（注意事項の掲示）に診療所の管理者は，エックス線診療

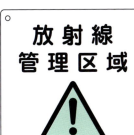

図 3-6　放射線管理区域表示例

室の目につきやすい場所に放射線障害の防止に必要な注意事項を掲示しなければならないとされている．エックス線診療室の扉に図 3-6 のような「**放射線管理区域**」を示す標示板や下記のような「エックス線を受けられる方へ」や「放射線取扱従事者心得」などを掲示しなければならない．

[エックス線を受けられる方へ]
1. 指示があるまで入室しないでください
2. 機械器具には触れないでください
3. 介助などで立ち入る場合は，歯科医師の指示に従ってください
4. 妊娠または疑いのある方は申し出てください
5. 現金貴金属などは十分注意してください
6. わからないときはスタッフにお聞きください

[放射線取扱従事者心得]
1. 個人線量測定器（ガラスバッジ）は必ず着用のこと
2. エックス線を人体に照射する際は必要最小限にとどめること
3. エックス線照射中は「使用中」のランプをつけること
4. 撮影室内に無用な者を入らせないこと
5. エックス線を照射したら照射録に記入すること
6. 定期的な点検を行うこと
7. 年2回の漏洩測定を行うこと
8. 健康診断は規定に基づき定期的に受診すること

3. 放射線測定器

医療法施行規則第30条の22に示す管理区域漏洩線量測定のための放射線測定器として

は，電離箱式サーベイメーターが適しているといわれている．

また，漏洩線量の測定方法としては，歯科で通常用いられている口内法撮影用エックス線装置，歯科用パノラマ断層撮影装置，CT装置など短時間，または瞬間的に放射線を発生する装置のように間歇的に放射線を発生する場合，エックス線室からの漏洩エックス線を一定時間間隔積算した線量（μSv）を測定する積算線量計を用いて測定を行う．

4. 放射線の防御

1）患者の防護

医師，歯科医師は，検査または治療による放射線被曝による損害に対して十分な利益がもたらされる場合でないと，放射線被曝を伴う行為を行ってはならない．エックス線撮影時には，高感度フィルムの使用，再撮影の防止，適切な現像処理，また，必ず**放射線防護衣**を着用する必要がある．

2）放射線診療従事者の防護

放射線診療従事者の被曝防止については，医療法施行規則第30条の18で規定されている．歯科診療所においては，個人モニタによる被曝管理と年2回の健康診断を行わなければならない．

3）個人モニタ（個人の被曝線量の測定）

個人モニタリング用線量計は，放射線を測定するためのもので，一般的にはガラスバッジやルミネスバッジなどがある（図3-7）．

4）報告書の取り扱い

・個人線量当量報告書で個人線量当量が過去の実績に比べて異常に高い値を示した場合は，その原因が何によるものかを追跡して改善しなければならない．また，報告書は，時系列にファイルしておく必要がある．

・個人用報告書は，個人モニタの使用者へ報告する場合に利用する．

・**個人線量当量管理票**は，法令で定められている項目を網羅した帳票であるので，大切に保管（永久）しておく必要がある．

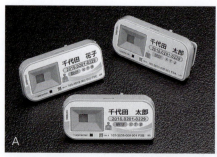
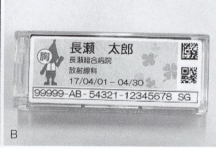

図3-7 個人モニタリング用線量計の例
A：ガラスバッジ（蛍光ガラス線量計），B：ルミネスバッジ（光刺激ルミネセンス線量計）．
（A：株式会社千代田テクノル提供，B：長瀬ランダウア株式会社提供）

5. 照射録の記載

放射線の照射に関して，診療放射線技師法第 28 条に「診療放射線技師は，放射線を人体に対して照射したときは，遅滞なく厚生労働省令で定める事項を記載した照射録を作成し，その照射について指示した医師または歯科医師の署名を受けなければならない」と定められているので，放射線を照射した場合は，**照射録**に記載しなければならない．

照射録に記載しなければならない事項は診療放射線技師法施行規則第 16 条に定められている．

- 照射を受けた者の氏名，性別及び年齢
- 照射の年月日
- 照射方法（具体的にかつ精細に記載する）
  ：デンタル，パノラマ，CT などの種類と部位，撮影枚数などの記載
- 指示を受けた医師または歯科医師の氏名及びその指示の内容

また，照射録の保存期間について診療放射線技師法に規定はないが，診療に関する諸記録の保存期間（医療法施行規則第 21 条の 5）と同じ 2 年と考えられる．

6. 放射線の照射

放射線の照射を行うことができるのは，医師，歯科医師及び診療放射線技師のみである．

（白土清司）

COLUMN

保健所の立ち入り検査におけるエックス線関連の指摘事項

医療法 25 条第 1 項の規定に基づく保健所の立ち入り検査時に「放射線診療従事者（個人被ばく線量計装着者：歯科診療所では歯科医師）」のかかる電離放射線健康診断票を作成し，定期健康診断などによる血液検査の結果を記録するようにとの指摘があります．

- 電離放射線障害防止規則第 56 条：事業者は，放射線業務に常時従事する労働者で管理区域に立ち入る者に対し，雇入れまたは当該業務に配置替えの際及びその後六月以内ごとに一回，定期に，次の項目について医師による健康診断を行わなければならない．

一　被ばく歴の有無（被ばく歴を有する者については，作業の場所，内容及び期間，放射線障害の有無，自覚症状の有無その他放射線による被ばく事項）の調査及びその評価
二　白血球数及び白血球数百分率の検査
三　赤血球数の検査及び血色素量またはヘマトクリット値の検査
四　白内障に関する眼の検査
五　皮膚の検査

- 電離放射線障害防止規則第 57 条（抜粋）：事業者は，この健康診断記録を 30 年間保存する義務がある．

（白土清司）

CHAPTER 2 診療所管理と医療監視

II 医療廃棄物の処理・管理

　医療関係施設から排出される廃棄物は，法令によって産業廃棄物とそれ以外の一般廃棄物に，さらに**産業廃棄物**と**一般廃棄物**は，それぞれ特別管理廃棄物とそれ以外のものに区分されている．

　廃棄物の処理体制について，原則，一般廃棄物および**特別管理一般廃棄物**においては，市町村に責任がおかれ，産業廃棄物及び**特別管理産業廃棄物**においては，排出事業者が適正に処理する責任が課せられている（**図 3-8**）．医療関係機関等は，所在する市町村が行っている処理体制について必ず確認を行う．

　医療関係施設等から医療行為によって排出される廃棄物のうち，人が感染し，もしくは感染する恐れのある病原体が含まれ，もしくは付着し，またはこれらの恐れのある廃棄物は，「**感染性廃棄物**」*と称し，特別管理産業廃棄物の一種に指定されており，排出された時点で「感染性廃棄物の判断基準」（**参考資料 8，9**）に従い，**感染性廃棄物と非感染性廃**

廃棄物の分類	処理の体制
廃棄物（法令の対象となる汚物，不要物） 　産業廃棄物（事業活動で排出されたもの　法にて 6 種類 令にて 14 種類指定） 　　例：廃プラスチック，金属くず等 　　特別管理産業廃棄物（産業廃棄物のうち特に有害 令にて 62 種類指定） 　　＜感染性産業廃棄物＞　例：血液，注射針等 　一般廃棄物（産業廃棄物以外のもの） 　　○事業系一般廃棄物（事業活動で排出された産業廃棄物以外のもの） 　　　例：紙くず等 　　○家庭系廃棄物（一般家庭の日常生活から発生したもの） 　　在宅医療廃棄物 　　特別管理一般廃棄物（一般廃棄物のうち特に有害 令 10 種類指定） 　　＜感染性一般廃棄物＞　例：血液等の付着した脱脂綿・ガーゼ，臓器，組織等 ※「法」は法律，「令」は法施行令，「規則」は法施行規則の略 ※※一般廃棄物は法令では事業系と家庭系と区別していないが，政令市，特別区等の自治体によっては，独自に条例を定めている	**産業廃棄物** ・処理責任：**排出事業者** ・処理方法：①排出事業者が自ら処理 　　　　　　②都道府県知事（又は政令市長）の許可を有す．産業廃棄物処理業者に委託 **特別管理産業廃棄物** ・処理責任：**排出事業者** ・処理方法：①排出事業者が自ら処理 　　　　　　②都道府県知事（又は政令市長）の許可を有す．特別産業廃棄物処理業者に委託 **一般廃棄物および特別管理一般廃棄物** ・処理責任：**市・町・村** ・処理方法：①市町村が区域内で自ら処理 　　　　　　②市町村長（又は特別区長）の許可を有す．一般廃棄物処理業者に委託 　　　　　　③自施設内で処理 ※対応は市町村によってさまざまなので，確認し，指示に従って処理を行う

図 3-8　廃棄物の分類と処理体制

用語解説

＊感染性廃棄物：感染性廃棄物は「廃棄物の処理及び清掃に関する法律」に基づいて取り扱うが，「医療法」「感染症の予防及び感染症の患者に対する医療に関する法律（以下，感染症法という）」「家畜伝染病予防法」「臓器の移植に関する法律」等によって規制される廃棄物については当該法令に基づいて取り扱う．

棄物に区別する必要がある.

　廃棄物の「処理」とは，廃棄物が発生してから最終的に処分されるまでの行為，すなわち廃棄物の「分別」「保管」「収集運搬」「再生」及び「処分」までの一連の流れの行為をいう.

1. 分別

感染性廃棄物は，発生時点において，ほかの廃棄物と分別して排出すること．
(1) 感染性廃棄物は，発生時点から「鋭利なもの」，「固形状のもの」，「液状または泥状のもの」の3種類に分別し，適切な容器に廃棄する．
(2) 排出事業者として，処理過程での事故防止に努め，引火性，爆発性のある廃棄物，放射性物質を含む廃棄物，混合による化学変化や単体でも危険性を有する物質，水銀などの有害物質を含む廃棄物が，感染性廃棄物容器内に混入しないように分別を徹底する．

2. 梱包

感染性廃棄物の収集運搬は，必ず容器に収納して収集運搬することになっている．
(1) 感染性廃棄物の収集運搬を行う容器は蓋付きのものとし，収集運搬に先立ち密閉しなければならない．
・注射針，メス等の鋭利なものは，危険防止のため耐貫通性のある金属製，プラスチック製等の堅牢な容器を使用する．
・固形状のものは，丈夫なプラスチック袋を二重にして使用するか堅牢な容器を使用する．
・液状または泥状のものは廃液などが漏洩しない密閉容器を使用する．
(2) 容器に入れた後の感染性廃棄物は，飛散・流出や針刺し事故の防止の観点から，原則ほかの容器へ移し替え，容器の再利用は行わない．

3. 施設内における移動

　感染性廃棄物の施設内における移動は行わない．必要な場合は，容器の蓋は閉めて密閉し，移動中に内容物を飛散・流出させない．

4. 施設内における保管

・感染性廃棄物が運搬されるまでの保管は，極力短期間とする．
・保管場所は建屋内に設け，腐敗や虫の発生等に注意を行い，温度，照度，臭気等の管理，定期的な清掃・消毒実施等に努める．

CHAPTER 2　診療所管理と医療監視

表 3-2　医療関係機関等における感染性廃棄物の保管方法

腐敗防止 腐敗する恐れのある感染性廃棄物をやむを得ず長期間保管する場合は，容器に入れ密閉すること，冷蔵庫に入れること等当該感染廃棄物が腐敗しないように必要な措置を講じること	規則第 8 条の 13 第 5 号
飛散等の防止 感染性廃棄物の保管場所から当該感染性廃棄物の飛散・流出・地下浸透・悪臭発散が生じないようにし，汚水が生ずる恐れがある場合には公共水域および地下水の汚染を防止するために必要な排水溝その他の設備を設けるとともに底面を不浸透性の材料で覆うこと，その他必要な措置を講じること	規則第 8 条の 13 第 2 号
取扱注意等の表示 保管場所には，周囲に囲いが設けられ，かつ，見やすい箇所に，取扱注意などの表示を行う．表示は縦横それぞれ 60cm 以上とする ＜表示の例＞ 注意 ○感染性廃棄物保管場所につき関係者以外立ち入り禁止 ○許可なくして容器などの持出禁止 ○容器などは破損しないよう慎重に取り扱うこと ○容器などの破損を見つけた場合は下記へ連絡してください 　　　　　管理責任者　△△△ 　　　　　連絡先 TEL×××	規則第 8 条の 13 第 1 号
関係者以外の立ち入り禁止 スペースの関係上，専用の保管場所が設けられない場合は，関係者以外がみだりに立ち入ることができない所で感染性廃棄物の保管を行うこと．	―
害虫等の発生の防止 感染性廃棄物の保管場所には，ねずみが発生し，蚊，はえその他の害虫が発生しないようにする．	規則第 8 条の 13 第 3 号
混入の防止 感染性廃棄物に他のものが混入する恐れがないように仕切りを設けること等必要な措置を講ずること（ただし，感染性一般廃棄物と感染性産業廃棄物が混合している場合であって，当該感染性廃棄物以外のものが混入する恐れのない場合を除く）	規則第 8 条の 13 第 4 号

・医療関係機関等に課せられた保管方法を**表 3-2** に示す．

5. 容器の表示（図 3-9）

　非感染性廃棄物（消毒処理済の感染性廃棄物や判断基準に基づき非感染性であるもの）であっても，外見上感染性廃棄物との区別がつかない等により，感染性廃棄物としてみなされる場合は，医療関係機関等が責任をもって非感染性廃棄物であることを明確にするために容器に非感染性廃棄物であると明記したラベル（以下「**非感染性廃棄物ラベル**」という）を付けることが推奨されている．導入にあたっては関係者間で事前に調整を行い，導入方法（対象とする廃棄物等）を決めておく．

感染性廃棄物の明示			非感染性廃棄物の明示
全国共通マーク例 バイオハザードマーク	廃棄物の種類（性状別）	色分け	外見上，感染性廃棄物と区別がつかない場合 例）①施設内で消毒処理済の感染性廃棄物 　　②判断基準により非感染性であると判断　等 非感染性廃棄物ラベルの例 （非感染性廃棄物／医療機関等名／特別管理産業廃棄物管理責任者／排出年月日） ※特別区（東京23区）の大きさ例 　縦55mm，横70mm，字体はゴシック
	液状または泥状のもの 　例：血液等	赤	
	固形状のもの 　例：血液等の付着したガーゼ等	橙色	
	鋭利なもの 　例：注射針等	黄色	
	分別排出が困難なもの	黄色	
マークを用いない場合は「感染性廃棄物」「感染性一般廃棄物」「感染性産業廃棄物」「液状又は泥状」「固形状」「鋭利なもの」等を内容物明記			

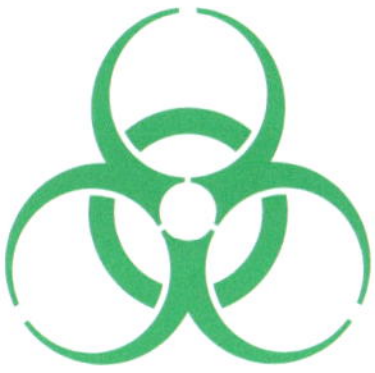

図 3-9　感染性廃棄物・非感染性廃棄物の明示

6. 施設内における中間処理

　感染性廃棄物は，原則として医療関係機関等の施設内の焼却設備で焼却，溶融設備で溶融，滅菌装置で滅菌または肝炎ウイルスに有効な薬剤または加熱による方法で消毒（感染症法その他の法律に規定されている疾患に係る感染性廃棄物にあっては，当該法律に基づく消毒）をするものとする．

1）廃棄物の管理体制と特別管理産業廃棄物管理責任者

(1) 感染性廃棄物の管理体制

　医療関係機関等の管理者は，施設内における感染事故等を防止し，感染性廃棄物を適正に処理するために，**特別管理産業廃棄物管理責任者**を設置し，感染性廃棄物の取り扱いに関し管理体制の整備を行う．医療関係機関等の管理者自らが特別管理産業廃棄物管理責任者となることも可能である．

① **特別管理産業廃棄物管理責任者**は，処理計画書及び管理規定の作成とこれに基づく感染性廃棄物の排出，分別，梱包，中間処理等に係る具体的な実施細目を作成し，施設等の関係者に周知徹底する．

② 特別管理産業廃棄物管理責任者の資格
- 医師，歯科医師，薬剤師，獣医師，保健師，助産師，看護師，臨床検査技師，衛生検査技師または歯科衛生士．
- 2年以上環境衛生指導員の職にあった者．
- 大学もしくは専門学校において医学，薬学，保健学，衛生学もしくは獣医学を卒業した者またはこれと同等以上の知識を有すると認められる者．

(2) 処理計画の作成

① 医療関係機関等の管理者は，施設内で発生する感染性廃棄物に該当する物を定め，種

類ごとに発生施設（場所）及び発生量を把握し，適正な処理が行われるよう次の項目などを定めた処理計画の策定を行う．
② 処理計画における策定項目
　・発生状況
　・分別方法
　・施設内の収集運搬方法
　・滅菌等の方法（施設内で処理を行う場合に限る）
　・梱包方法
　・保管方法
　・収集運搬業及び処分業者の許可証，委託契約の写し（業者に委託する場合に限る）
　・緊急時の関係者への連絡方法
③ 処理計画等は必要に応じて見直すこととし，冊子等の形態で編集し，施設内の関係者に配布するかまたは関係者が見やすい場所に置く．
④ 診療所等で発生する感染性廃棄物は，一般に量が少ないこと，種類が限られていること，処理に関わる者が特定されていることなどから，処理計画，管理規定を定める必要はないが，診療所等においても適正な管理体制の徹底を図るものとする．
⑤ 市町村長から一般廃棄物の減量に関する計画の指示を受けた医療関係施設等にあっては，一般廃棄物の減量に関する計画書等を作成しなければならない．

(3) 管理規定の作成

医療関係機関等の管理者は，感染性廃棄物の具体的な取り扱い，廃棄の種類に応じた取り扱い上の注意事項等を定め，施設内の関係者に周知徹底する．

(4) 処理状況の帳簿記載および保存

表 3-3 に示す．

2) 処理業者と委託契約の確認（図 3-10）

(1) 感染性廃棄物の処理（図 3-10）

医療関係機関等は，感染性廃棄物の処理を自らの責任において行うことと定められている．

(2) 感染性廃棄物の運搬・処分の委託

感染性廃棄物の運搬または処分を委託する場合は，運搬について特別管理産業廃棄物収集運搬業者，市町村，都道府県等に委託しなければならない．

処分については特別管理産業廃棄物処分業者，市町村，都道府県等にそれぞれ委託しなければならない．

(3) 廃棄物受託業者の許可（表 3-4）

委託するにあたっては，廃棄物受託業者が都道府県知事から感染性廃棄物の収集運搬または処分の業の許可を受けたものであることを確認しなければならない．

(4) 委託契約（表 3-5）

医療関係機関等は，感染性廃棄物の処理を自ら行わず，収集運搬業者または処分業者に委託する場合は，当該業者と書面により，直接委託契約を結ばなければならない．

表 3-3 感染性廃棄物処理状況の帳簿の記載事項

感染性廃棄物処理状況の帳簿の記載事項	
感染性廃棄物の処理方法	1. 運搬
① 感染性廃棄物処理業者に委託する場合	(1) 当該感染性廃棄物を生じた事業場の名称及び所在地（②の場合は当該産業廃棄物に置き換え，以下同じ） (2) 運搬年月日 (3) 運搬方法及び運搬先ごとの運搬量 (4) 積替え又は保管を行う場合には，積替え又は保管の場所ごとの搬出量
② 産業廃棄物を生ずる事業場の外において自ら当該産業廃棄物の処分又は再生を行う場合	2. 処分 (1) 当該感染性廃棄物の処分を行った事業場の名称及び所在地（②の場合は当該産業廃棄物に置き換え，以下同じ） (2) 処分年月日 (3) 処分方法ごとの処分量 (4) 処分（埋立て処分及び海洋投入処分を除く）後の廃棄物の持出し先ごとの持出し量
③ 施設内設置の産業廃棄物処理施設又は産業廃棄物施設以外の産業廃棄物焼却施設において感染性廃棄物の処分を行う場合	(1) 処分年月日 (2) 処分方法ごとの処分量 (3) 処分（埋立て処分及び海洋投入処分を除く）後の廃棄物の持出し先ごとの持出し量
帳簿の記載	毎月末までに前月中における事項記載のこと
帳簿の保存	1 年ごとに閉じて 5 年間保存

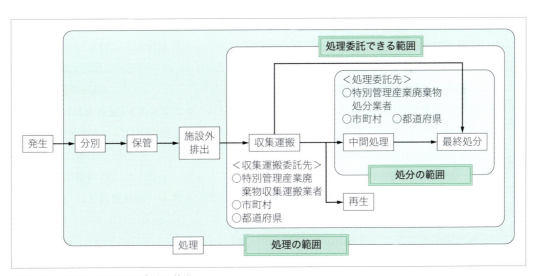

図 3-10　廃棄物の処理の委託の基準

表 3-4 受託業者の認可証

受託業者の認可証の種別			
取扱い廃棄物		業の許可区分	許可権者
種別	産業廃棄物	産業廃棄物	都道府県知事又は政令市長
		①収集運搬業　②処分業	
	感染性産業廃棄物	特別管理産業廃棄物	
		①収集運搬業　②処分業	
	一般廃棄物	一般廃棄物	市町村又は特別区長
		①収集運搬業　②処分業	

廃棄物処理業者の許可証の内容確認事項

1. 業の区分（収集運搬業，処分業）
2. 取扱い廃棄物の種類（許可品目に「感染性産業廃棄物」が含まれていること）
3. 許可の条件（作業時間帯）
4. 許可期限
5. 運搬の委託の場合には，業者が積替え又は保管を行うか否か．行う場合には積替え又は保管を行う場所の所在地，保管できる廃棄物の種類及び保管上限
6. 処分の委託を行う場合は，処理施設の種類及び処理能力　他

※特別管理産業廃棄物処理業の許可は 5 年期限（優良認定業者は 7 年）であることに注意する
※※感染性廃棄物の運搬又は処分を委託するときは，あらかじめ委託しようとする感染性廃棄物の種類，数量，性状及び荷姿，当該感染性廃棄物を取扱う際に注意すべき事項を文書で業者に通知しなければならない．

※法第 12 条の 2 第 5 項及び第 6 項，令項 6 条の 6

委託契約書及び添付された書面を契約の終了の日から 5 年間保存しなければならない．

3）マニフェスト（産業廃棄物管理票）（表 3-6）

(1) 委託の管理：マニフェスト

感染性産業廃棄物の処理を他人に委託する場合には，**マニフェスト（産業廃棄物管理票，参考資料 10）** に必要な事項を記入して交付し，定められた期間内に送付がなかった場合や，記載漏れ，虚偽記載のある場合は，処理業者に確認のうえ，都道府県知事に報告するなど，感染性廃棄物の処理状況の確認が求められる．マニフェストには紙の伝票を使用する**紙マニフェスト**と電子情報組織を利用した**電子マニフェスト（参考資料 11）** がある．

❶ 提出日

医療関係機関当は，事業所ごとに毎年 6 月 30 日までに，その年の 3 月 31 日以前の 1 年間の交付の状況（産業廃棄物の種類及び排出量，紙マニフェストの交付枚数）に関し，定形様式（規則第 8 条の 27 様式第 3 号）により報告書を作成し，管轄する都道府県知事に提出しなければならない．

電子マニフェスト利用の場合は情報処理センターが集計して都道府県知事に報告を行うため，医療関係機関等が自ら都道府県知事に報告する必要はなく，事務作業が軽減される．

表 3-5　委託契約書に含む条項

	委託の種類への対応	
	収集運搬	処分
1. 委託する感染性廃棄物の種類及び数量	○	○
2. 運搬の最終目的地の所在地	○	
3. ① 処分又は再生の場所の所在地，② 処分又は再生の方法，③ 処分又は再生に係る施設の処理能力		○
4. 中間処理委託の際は，① 中間処理後の最終処分の場所の所在地，② 最終処分の方法，③ 最終処分に係る施設の処理能力		○
5. 委託契約の有効期間	○	○
6. 委託者が受託者に支払う料金	○	○
7. 産業廃棄物許可業者の事業の範囲	○	○
8. 積替え又は保管（収集事業者が積替え又は保管を行う場合に限る）		
① 積替え又は保管を行う場所の所在地	○	
② 積替え又は保管を行う場所で保管できる産業廃棄物の種類・保管上限	○	
9. 委託者の有する委託した感染性廃棄物の適正な処理のために必要な事項		
① 感染性廃棄物の性状及び荷姿に関する事項	○	○
② 通常保管状況下での腐敗，揮発等廃棄物の性状の変化に関する事項	○	○
③ 他の廃棄物との混合等により生ずる支障に関する事項	○	○
④ その他感染性廃棄物を取扱う際に注意すべき事項	○	○
10. 委託契約の有効期限中に上記9①〜④の情報に変更があった場合の当該情報の伝達方法に関する事項	○	○
11. 委託業務終了時に受託者の委託者への報告に関する事項	○	○
12. 委託契約を解除した場合の処理されない感染性廃棄物の取扱いに関する事項	○	○

※令第6条の6，規則第8条の16，第8条の16の2，第8条の16の3

❷ 提出後の処分業者からの連絡

　医療関係機関等は，紙マニフェストの交付日から60日以内に収集運搬業者または処分業者より紙マニフェストの写しの送付がないとき，180日以内の処分業者による最終処分の終了が記載された紙マニフェストの送付がないとき，または未記載や虚偽記載のある紙マニフェストの送付を受けたときは，処理委託業者に状況を確認するなどの必要な措置を講じ，機関が経過した日から30日以内に都道府県知事に定期様式（規則第8条の29様式第4号）により報告しなければならない．

❸ 罰則

　紙マニフェストの不交付，虚偽記載，虚偽紙マニフェストの交付，虚偽電子マニフェストの登録，紙マニフェストの保存義務違反等のマニフェストに係る義務違反については，

表 3-6 マニフェスト（産業廃棄物管理票）について

産業廃棄物管理票（マニフェスト）の交付など	
[1. 紙マニフェストの交付] 医療機関等は，感染性廃棄物の処理を他人に委託する場合，感染性廃棄物を引き渡す際に，定められた様式による紙マニフェストに必要な事項を記入して交付しなければならない．	法第12条の3第1項
[2. 処理の確認] 医療関係機関等は，感染性廃棄物が最終処分までに適正に処理されたことを，処理業者から返送される紙マニフェストの写しにより確認しなければならない．	法第12条の3第6項
[3. 報告書の作成と提出] 医療関係機関等は，前年度に交付した紙マニフェストに関する報告書を作成し，都道府県知事に提出しなければならない．	法第12条の3第7項
[4. 返送の写しの不備等] 医療関係機関等は，定められた期間内に紙マニフェストの写しの送付を受けない時，返送された紙マニフェストの写しに規定された事項の記載がないとき，または虚偽の記載があるときは，速やかに当該感染性廃棄物の処理状況を把握し，適切な措置を講じなければならない．	法第12条の3第8項
[5. 電子マニフェストの利用] 医療関係機関等は，感染性廃棄物の処理を他人に委託する場合には，電子マニフェストに委託する情報を登録したときは，紙マニフェストの交付を要しない．	法第12条の5第1項
[6. 通知の確認] 医療関係機関等は，運搬終了または処分終了ならびに最終処分の通知を受けたときは，当該運搬または処分ならびに最終処分が終了したことを当該通知により確認しなければならない．	法第12条の5第6項
[7. 情報処理センターの仕事] 情報処理センターは，電子マニフェストの登録及び収集運搬業者及び業者の報告情報を都道府県知事に報告しなくてはならない．したがって，電子マニフェストを利用した場合は，「3」の報告は不要となる．	法第12条の5第8項
[8. 通知を受けないとき] 医療関係機関等は，運搬終了または処分終了ならびに最終処分終了の通知を受けないときは，速やかに当該感染性産業廃棄物の処理状況を把握し，適切な措置を講じなければならない．	法第12条の5第10項

罰則（6カ月以下の懲役または50万円以下の罰金）が科せられる．

(2) 排出事業者の責任

医療関係機関等は，委託基準やマニフェストについて法令上の義務を遵守することに加えて，感染性廃棄物が最終処分に至るまでの一連の工程（図3-11）における処理が不適正に行われることがないように，必要な措置を講ずるように努めなければならない．

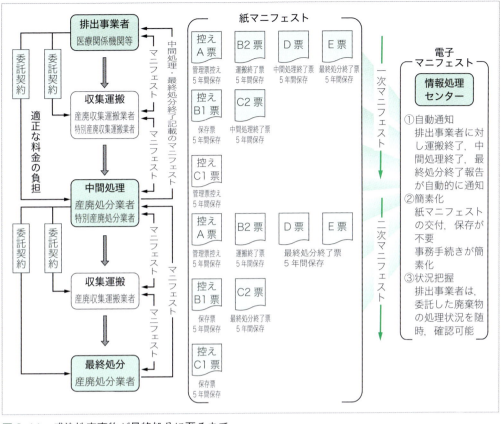

図 3-11 感染性廃棄物が最終処分に至るまで

7. 在宅医療における廃棄物の処理

1）在宅医療廃棄物の処理

　廃棄物処理法による廃棄物の分類は，20種類の産業廃棄物と一般廃棄物に大別され，在宅医療廃棄物は，在宅医療に関わる医療処置に伴い家庭から排出される廃棄物をいい，一般廃棄物に分類される．したがって，在宅医療廃棄物は市町村（特別区を含む）が一般廃棄物処理計画に従って，その区域内における当該廃棄物を生活環境の保全上支障が生じないうちに収集し，これを運搬し，廃棄しなければならないこととされている．

（1）在宅医療廃棄物に関する現在までの取組み

　環境省報告書「在宅医療廃棄物の処理の在り方検討会」（平成16年度）では廃棄物の処理法上，在宅医療廃棄物は一般廃棄物であり，原則として市町村にその処理責任をおいたうえで，現段階で最も望ましい処理方法として，（1）注射針等の鋭利な物は医療関係者あるいは患者・患者家族が医療機関へ持ち込み，感染性廃棄物として処理する，（2）その他の非鋭利な物は，市町村が一般廃棄物として処理する方法が考えられるとした．環境省は平成17年2月，地域の状況に応じた処理方法を検討し，一般廃棄物処理計画の中に位置づける等の手続きをとるよう市町村へ周知を依頼する通知の発出，併せて日本医師会及び

全日本病院会など関係団体に対し市町村との連携等について協力を要請した.

(2) 医療機関の役割

歯科医師等の訪問に伴い生じた廃棄物のうち，感染性が高いと判断される廃棄物については，訪問した歯科医師等が持ち帰る．在宅医療廃棄物のうち，特に感染性が高いと判断される廃棄物については，歯科医師の訪問を伴わない歯科衛生士の口腔ケアの際に使用した物も含めて医療機関等で回収することが望ましい．

(3) 在宅医療廃棄物の処理に関する基礎情報

市町村において在宅医療廃棄物の処理体制を構築し，適切に維持運営するためには，(1) 在宅医療廃棄物の種類の把握，(2) 性状の把握，(3) 収集運搬及び処分方法，安全対策などの検討，(4) 排出量の把握，(5) 処理計画への位置づけ，(6) 患者等への周知等について十分な検討が必要である．

❶ 留意が必要な感染症

在宅医療は，(1) 往診，(2) 訪問診療，(3) 訪問看護，(4) 在宅自己療法の4つに大別され，実施面から歯科では歯科医師，歯科衛生士等が患者宅や施設等を訪問して治療や口腔ケア等を行うこと〔(1)(2)(3)〕を称す．在宅医療を受けている患者の中にB型肝炎，C型肝炎，HIV感染症キャリアが存在する確率は，在宅医療を受けていない人と同程度であるため，在宅医療であっても歯科治療を提供するにあたっては自医療施設内の扱いと同等に感染予防，拡散の防止に留意することが必要となる．

❷ 廃棄物の種類別の留意事項

在宅医療廃棄物の処理については，平成17年通知において(1) 注射針等の鋭利な物は医療関係者あるいは患者家族が医療機関へ持ち込み，感染性廃棄物として処理する，(2) その他の非鋭利な物は，市町村が一般廃棄物として処理するという方法が考えられるとされている．歯科治療後の注射針，メスなどはすでに歯科医師等が自施設に持ち帰って処理を行っている．一方で非鋭利な物（脱脂綿，ガーゼ，ビニールバック類，切削くず等）は感染対策の原則として発生した場所での廃棄が望ましく，一般廃棄物として処理することとなっている．

在宅医療の対象施設は，(1) 居宅，居宅系施設，(2) 歯科標榜がない病院（介護療養型医療施設を含む），(3) 介護老人保健施設，介護老人福祉施設があるが，廃棄物の発生状況に応じた対応を関係者と十分に話し合い調整して協力体制を構築することが重要である．

❸ 在宅医療廃棄物の安全な収集運搬方法（自施設持ち帰りの場合）

・鋭利なもの（医療用注射針，メス等）は耐貫通性のある容器に蓋を閉めて密閉して自施設まで持ち帰り，詰め替え等をせず容器ごと廃棄する．

・鋭利ではないものはポリ袋に収納（場合によっては二重にするなど）し，拡散しないように口をしっかり縛り自施設まで持ち帰り，開封せずそのまま廃棄する．

❹ 歯科訪問診療における廃棄物処理の課題

感染症対策の原則に従えば，在宅医療廃棄物は発生した場所で移動させずに廃棄することが求められるものの，市町村の事情により，また排出する患者の事情により医療従事者が自施設まで廃棄物を運搬することが止むを得ない場合は少なくない．この中には公共交

通機関を利用して訪問診療を行う場合，または同日に複数の居宅を移動しながら訪問診療を行う場合等においては，在宅医療廃棄物が医療従事者によって広範囲に移動するという問題が発生する．医療者として注意を払うということは当然だが，歯科全体の課題として安心して在宅医療廃棄物を廃棄できる環境を構築していく活動が必要である．

（五十嵐博恵）

COLUMN

グルタールアルデヒドの取り扱い

歯科医療器具の化学的滅菌または殺菌消毒剤として使用されているグルタール製剤は，皮膚，気道等に対する刺激性を有する物質であり，実際に医療機関でこれを取り扱う労働者に皮膚炎等の健康障害が発生する事例がみられます．その一例として，国内の病院内視鏡室での調査ではグルタールアルデヒド濃度が0.1～0.8 ppmの環境下で従事していた者にみられた症状として，頭痛，眼鼻喉の刺激，乾燥・紅斑などの皮膚症状が報告されています．また，歯科医療従事者においてグルタールアルデヒドを使用し始めてから手の指に湿疹を発症し，感作性はパッチテストで陽性反応が認められたという報告があります．

このようなことからグルタールアルデヒドを使用して医療器具等の消毒作業を行う場合に講ずべき措置は，グルタールアルデヒドによる労働者の健康障害の防止対策を図ることが必要です．

製剤の添付文書には，以下の使用上の重要な基本的注意事項が記載されています．

1. 人体に使用しないこと．
2. 本剤の成分またはアルデヒドに対し過敏症の既往歴のある人は本剤を取り扱わないこと．
3. グルタラール水溶液との接触により，皮膚が着色することがあるので，液を取り扱う場合には必ずゴーグル，防水エプロン，マスク，ゴム手袋等の保護具を装着すること．また，皮膚に付着した時は直ちに水で洗い流すこと．
4. 眼に入らぬようゴーグル等の保護具をつけるなど，十分注意して取り扱うこと．誤って眼に入った場合には，直ちに多量の水で洗った後，専門医の処置を受けること．
5. グルタラールの蒸気は眼，呼吸器等の粘膜を刺激するので，必ずゴーグル，マスク等の保護具をつけ，吸入または接触しないよう注意すること．換気が不十分な部屋では，適正な換気状態の部屋に比べて，空気中のグルタラール濃度が高いとの報告があるので，窓がないところや換気扇がないところでは使用せず，換気状態のよいところでグルタラールを取り扱うこと．
6. 本剤にて内視鏡消毒を行った後，十分なすすぎが行われなかったために，薬液が内視鏡に残存し，大腸炎等の消化管の炎症が認められた報告があるので，消毒終了後は多量の水で本剤を十分に洗い流すこと．
7. 手術室等における汚染された部分の清拭や環境殺菌の目的での手術室等への

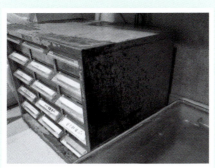

図 28年間歯科診療所でグルタール製剤を用いた滅菌作業の密閉容器の横で使用していた器具保管収納の金属製枠が腐食している様子

上部には換気扇を設置しているが，グルタールアルデヒドの金属に対する腐食性によるものと思われる．全体換気ではなく，局所排気が必要である．

> 噴霧等は行わないこと．
>
> 事業者は，上記の注意事項を順守するほかに次の措置を講じなければなりません．
>
> > 1. 作業環境管理及び作業管理
> > 1) 空気中のグルタールアルデヒド濃度の測定
> >   実際の濃度測定は作業環境測定機関に依頼が必要である．
> > 2) 測定結果に基づく措置
> >   空気中のグルタールアルデヒド濃度が0.05 ppを超えないような有効な措置を講じること．
> > 3) 有効な呼吸保護具，保護眼鏡，保護衣，保護手袋等を使用させ，労働者へのばく露防止を図ること．
> >
> > 2. 環境管理
> >   雇入れ時の健康診断において，アレルギー症状などの検査を行い，その後においても引続き配慮することなど．
> > 3. 労働衛生教育
> >   雇入れ時等の健康教育は，グルタールアルデヒドの物理的化学的性質，その有害性ならびにばく露することによって生じる症状及び障害について，グルタールアルデヒドの取り扱い上の注意及び応急処置について，保護具の使用方法について，その他健康障害を防止するために必要な事項．
>
> （福澤洋一）

III 院内の掲示

院内の掲示には，医療法，個人情報保護法，介護保険法などの法令および保険診療上の規定により掲示が義務づけられているものから掲示を推奨するものまでさまざまなものがあるが，主なものは以下のとおりである．

1. 掲示が義務づけられている事項

1) 医療法に基づく掲示物
- 歯科診療所名，管理者名，診療に従事する歯科医師名，診療科目，診療時間，診療日
- 放射線室の入口付近に放射線管理区域表示及び注意事項

2) 個人情報保護法に基づく掲示物
- 個人情報保護方針
- 個人情報の利用目的

3) 介護保険法に基づく掲示物
- 取り扱い医療機関のみ

4) 保険診療上の規定による掲示物
- 金属床の総義歯を提供する場合はその材料と費用を明示
- 補綴物維持管理料を算定する場合
- う蝕に罹患している患者の指導管理を行い，特別な料金を徴収する場合
- 歯科外来診療環境体制加算を算定する場合

2. 掲示が推奨されている事項

1）医療安全に関する掲示物
・医療安全管理対策指針

2）薬剤の服用に関する掲示物
例）お医者さんからのお薬をお飲みの患者さんへ
　　　骨粗鬆症のお薬をお飲みの患者さんへ

3）従業員のための掲示物
・緊急時の役割分担
・緊急時受付の対応
・緊急搬送先一覧

4）施設基準の届出の掲示物
・施設基準の届出を出している内容

IV 保健所の立入検査

医療施設の構造設備や管理体制が医療法やほかの関連法令に従い適正かどうかについて，医療法第25条第1項の規定に基づき行われるものである．具体的な内容としては，院内感染対策，医療事故の防止・安全管理対策，防火・防災対策，毒・劇薬の管理，個人情報管理などがある．

1. 立入検査までの流れ

① 立入検査の1〜2カ月前に立入検査を行う旨の連絡書が届く．
② 事前に調査票が送付され，立入検査当日までに記入しておくように指示される．
③ なかには歯科医院には関係ないものもあるが，その部分は未記入でよい．
④ 指示された準備書類をそろえておく．

2. 立入検査当日の主なチェック項目

1）院内掲示物が必要なものを正しく掲示してあるか（医療法など）
2）職員管理（労働安全衛生法）
（1）従業員名簿と出勤簿（タイムカード）を確認し，事前に用意された書類に不備がないか確認する．スタッフについては免許証もチェックする．
（2）従業員の定期健康診断が年1回行われているかチェックし，その結果が記録され，かつ異常が発見された場合には，再検査，加療などが適正に行われているか．
（3）定期健康診断結果は5年間保管の義務がある．

3）毒劇薬の管理（医薬品医療機器等法）

(1) 毒薬（アルゼンなど），劇薬（キシロカイン，ホルムクレゾール，ヨードグリセリンなど）は，その他の医薬品と区別して保管する．「他と区別して」とは，毒薬は毒薬だけ，劇薬は劇薬だけという趣旨であるため，混在させないようにする．
(2) 薬は施錠できる場所に保管する．
(3) 劇薬についても施錠できる場所に保管することが望ましい．

4）感染性廃棄物の取り扱い（廃棄物の処理及び清掃に関する法律）

(1) 保管方法
- 感染性廃棄物は他の廃棄物と区別して保管し，保管場所は関係者以外が立ち入れないようにする．
- 保管場所にはその存在を示す表示及び取り扱い注意の表示を行う．
- 屋外など，外部から出入りできる場所に保管する場合は，囲いを設け，施錠する．

(2) 感染性廃棄物処理の委託
- 処理業者に委託する場合は，法に定める基準に基づき書面で委託契約を結ぶ．
- 処理業者の許可書の写しも保管するとともに，委託業務内容と許可事項を確認する．
- 保健所によっては最終処分場の見学をしたか（義務）聞かれることもある．

(3) マニフェストによる処理確認

時系列で（A→B2→D→E）の順に保管する．電子マニフェストを採用しているところは，業者がすべて管理してくれている場合もある．

5）エックス線装置の取り扱い（医療法，労働安全衛生法）

(1) 漏えい放射線量の測定

「放射線障害が発生するおそれのある場所については，6カ月を超えないごとに測定を行い，その記録を5年間保存する」ことが義務となっている．よって，5年に1度の立入検査時には過去5年分の放射線漏えい記録を保健所職員に提示する必要がある．

(2) 放射線診療従事者

被曝する線量が実効線量を超えないような措置をとる．ガラスバッジなどの測定器を装着して線量測定することが必要となる（p.86参照）．

(3) 健康診断の義務

放射線業務に常時従事する労働者で管理区域に立ち入る者に対し，6カ月以内ごとに健康診断を行わなければならない（労働安全衛生法の中の電離放射線障害防止規則）．保健所によっては，歯科は年1回の健康診断時に，白血球数及び白血球百分率の検査を含む血液検査をすることでよしとするところもある．

(4) 医療放射線の適正管理

医療法改正により令和2年4月1日から，「診療用放射線に係る安全管理体制に関する

> **サイドメモ**
>
> **廃棄物の処理及び清掃に関する法律**
> 感染性廃棄物（特別管理一般および産業廃棄物）の保管場所には，関係者の見やすい箇所に感染性廃棄物の存在を表示するとともに，取扱いの注意事項等を記載しなければならない．

規定」が施行され，以下のことを行わなければならなくなった．

- 医療放射線の安全管理責任者の配置

   原則，常勤歯科医師から選任．
- 医療放射線の安全管理のための指針の策定

   歯科放射線学会のホームページに「歯科診療所の指針モデル」がある．
- 放射線医療従事者に対する安全管理のための職員研修の実施

   日歯のE-systemの中に研修動画がある．年1回以上．

6）防火・防災対策

診療所の延べ床面積が150 m^2以上あれば消火器具の設置が義務づけられている．消防用設備の点検は，6カ月に1回以上の外観点検および機能点検，1年に1回以上の総合点検を行い，年1回点検結果を消防署長に報告することになっている．

7）個人情報の取り扱い

(1) 利用目的の特定及び利用目的の制限についてのポスター（日本歯科医師会作成の2枚．＊日本歯科医師会ホームページのメンバーズルームにログインしてダウンロード）を待合室に貼っておく．

(2) カルテ開示請求があったときに備えて，開示請求用紙を整備しておく．

(3) 個人データに関しては従業員には守秘義務にかかる誓約書を作成することが望ましい．委託先との個人情報保護に関する覚書の締結をしておく．

8）医療安全，院内感染対策などにかかる書類の整備

(1) 安全管理のための体制（医療安全管理指針を作成）

COLUMN

保健所による立入検査の実態は？

東京都，神奈川県以外では歯科診療所に対する保健所の立入検査が実施されています．平成19年4月の改正医療法施行以来，それまで義務的・形式的だったものが徐々に医療安全を強く要求する内容になってきています．また，立入検査に入る医院の選定については，すべての歯科医院が対象で，期間を定めて毎年順番にまわっていくというものです．

大分市には235件の歯科医院がありますが，それを5年間で一回りするようにします．つまり毎年47件ほどが対象で，それを7月，8月の2カ月で行います．ほかの時期には行っていません．そして同じ大分県でも保健所によって時期が異なります．

大分市保健所から毎年立入検査の結果が配布されます．参考までに，平成29年度に実施された47医院の結果をご紹介します．

■検査において，その結果を「指摘事項」「指導事項」という形にまとめています．

「指摘事項」とは，法的な不都合があった場合，その改善報告を求めるもの．

「指導事項」とは，改善の報告までは求めないが，よりよい診療環境整備のために検討してほしいもの．

■指摘・指導事項の内容

項目	施設数 （47施設中）	平成29年度
指摘・指導事項なし	4施設	8.5%
指導事項のみ	22施設	46.8%
指摘事項あり	21施設	31.8%

結局，91%の施設が何らかの指導を受けました．

■指摘事項の内訳

項目	施設数	平成29年度
エックス線室の漏洩検査	14	29.8%
院内掲示	5	10.6%
医療法上の手続き不備	4	8.5%
エックス線室の管理	3	6.4%

最も多かったのが「漏洩放射線量の測定」で，約1/3の施設が指摘を受けました．医療法施行規則第30条の22に規定され，「放射線障害が発生するおそれのある場所については，6カ月を超えないごとに測定を行い，その記録を5年間保存すること」となっています．

「院内掲示」は管理者の氏名，診療に従事する歯科医師の氏名の掲示の不備．また「医療法上の手続きの不備」では，法令に定めのある事項（エックス線装置等）を変更するときに届出をしていなかったケース等があげられます．

■指導事項の内訳

項目	件数	平成29年度
感染性廃棄物の管理（マニフェスト等）	32	68.1%
医療安全・院内感染の職員研修の実施	27	57.5%
医薬品業務手順書の整備，確認	22	46.8%
医薬用外毒物の保管，管理	21	44.7%
医療安全・院内感染対策の指針整備	12	25.5%
個人情報利用目的の特定，公表	11	23.4%
エックス線室の管理（記録の保管）	5	10.6%
有資格者の免許証確認，写しの保管	4	8.5%

「感染性廃棄物の管理」については，廃棄物そのものの管理だけでなく，収集運搬，処理施設業者との委託契約書および許可証の写しの確認も行われます．

「医薬品の安全管理体制」については，「医薬品業務手順書に基づき適正に業務がなされているか定期的な確認」の実施がなされていないケースが多くありました．

「医療安全対策」「院内感染対策」については，年2回以上の職員研修がなされなければなりませんが1/2の施設において不十分でした．

工業用アルコール等の「医薬用外劇物の保管，管理」については，専用の保管庫での保管が義務づけられています．

(木村哲也)

医療事故防止マニュアル及び緊急時対応マニュアルの作成，年2回程度の研修を行う．
(2) **院内感染防止マニュアル**の作成，年2回程度の研修を実施する．
(3) 医薬品業務手順書を作成

医薬品管理簿に購入したものを時系列で記録しておき，問題が起こったときに対処する準備をしておく．
(4) 医療機器の定期点検

(木村哲也)

参考文献
1) (社) 日本画像医療システム工業会：エックス線診療室の管理区域漏洩線量測定マニュアル．2013．
2) (株) 千代田テクノル：モニタリングサービス取扱説明書
3) 医療放射線防護連絡協議会：医療領域の放射線管理マニュアル2006．医療放射線防護連絡協議会，東京，2006．
4) 日本歯科医療管理学会編：歯科医療管理．医歯薬出版，東京，2011．

CHAPTER 3 歯科医療事故への対応

I 医療危機管理

　医療安全のため医療法で定められた体制を整え，さまざまな面から管理や監視を徹底しても，医療を行う側も人間であり，医療を受ける側も人間であることから，思いもよらないトラブルや事故に遭遇することがある．医療事故やトラブルはその大小にかかわらず，歯科医師やスタッフ，そして歯科診療所にとって大きなダメージを与えるもので，それなりの対応をしておかなければならない．本項では医療危機管理としているが，ここでは歯科診療所で「これから起こるかもしれないトラブル」を管理するリスクマネジメントとして話を進めてゆきたい．

　厚生労働省リスクマネジメントスタンダードマニュアル作成委員会によると，医療事故を次のように定義している．すなわち，医療にかかわる場所で，医療の全過程において発生するすべての人身事故で，以下の場合を含む．なお，医療従事者の過誤，過失の有無を問わない．

> ア．死亡，生命の危険，病状の悪化などの身体的被害及び苦痛，不安などの精神的被害が生じた場合．
> イ．患者が廊下で転倒し，負傷した事例のように，医療行為とは直接関係しない場合．
> ウ．患者についてだけではなく，注射針の誤刺のように，医療従事者に被害が生じた場合．

1. 現代医療の宿命—安全を脅かす状況

　医療とは医学の社会への応用であり，その時代，地域，人々によってその形態は異なるし，それに応じて医療事故もさまざまな形をとる．まず，現代の医療において実際どのような医療事故やトラブルが考えられるか患者への被害に限定してリストアップしてみる．

1）診療サポートに関連するトラブル

　高齢者の転倒による怪我，階段での転落，汚れや虫など非衛生的な問題，患者誘導時の人違い，提示エックス線写真の間違い，カルテの誤り，保険証の返却間違い，アポイントミス，衣服などへの損傷，受付対応にかかわるトラブルなど．

2）治療プロセスにおいて起こるトラブル

タービンなどによる軟組織や皮膚損傷，インレーやリーマーなどの誤飲，パーフォレーション，薬物アレルギー，誤処置，間違った部位の抜歯，術後感染，体調の急変，歯の破折，抜歯時出血多量など．

3）治療結果に関するトラブル

治療後の痛みや異和感，機能回復の不十分，外観の不満，早々の脱離，顎関節症の発現，補綴装置の早期破損，他疾患の発病，フィステル形成，度重なる装着物の調整，歯科矯正中での新たなう蝕発生など．

4）コミュニケーションに関連するトラブル

説明のない修復や抜歯，金銭的なトラブル，対合歯の切削，長い治療期間，不十分なインフォームド・コンセント，治療方針や診療内容への不信など．

本来医療は患者のためのものであり，医療事故や不信感をもたれることなどあってはならない．しかし，医療の不確定性，ヒューマンエラー，現代医学の限界などを考えるとそのリスクを完全に取り除くことは難しい．これらのトラブル自体も，旧来からのパターナリズムといわれている医師や医療関係者が主導する父権主義，あるいは「先生におまかせ医療」の時代から，現代では患者の自己決定権を尊重したインフォームド・コンセントを基本とする医療の時代となり，そのとらえ方も大きく変わってきている．そこで，まず歯科医療の近年の様相変化を知る必要がある．

（1）情報化により変わるインフォームド・コンセントの質と量

インターネットにより誰でも詳しい医療情報を入手することができるようになり，病状説明，治療方法，さらには予後に関して，情報提供そして共有すべき情報の質や量が今まで以上に高いものが要求される．

（2）ハイリスク・ハイリターンの治療の増加

新しい技術が導入され高いアウトカムを目指す傾向にあるが，難易度から期待通りにならない場合やアクシデントを誘発するリスクも高まってきている．

（3）主観的な面の期待値の高まり

医療分野ではエビデンスが中心として客観評価の情報を重視する傾向があるが，患者側では機能，外観，装着感，経済性など主観的な期待や訴えが強まっている．

（4）予防・長期継続管理など新しい流れ

「歯を抜かない」，「必要最小限の治療」，「一生自分の歯で」，「90歳，100歳を目指す治療計画」といった希望があるなど，歯科医療への期待が多様化し膨らんでいる．

2. 歯科医師に求められる管理能力

1つの重大な**アクシデント**があるとすれば，その背景には29件の軽いアクシデントが存在し，さらには300件にもわたるヒヤリ，ハッとする**インシデント**があるといわれている．これは「**ハインリッヒの法則**」といわれているが，この法則に準じてすでに触れられ

ているように医療安全対策ではヒヤリハット事例の収集と評価が義務づけられている．特に「診療サポートに関連するトラブル」，「治療プロセスに起こるトラブル」のリスクマネジメントには「ヒヤリとしたミスの積み重ねが事故につながる」の考え方が当てはまる．しかしながら医療法でいわれている医療安全対策を整備するとしても，それぞれの医療環境に応じてさまざまな医療事故が起こり得るもので，それらを想定して対応しておく責任が歯科医師に求められている．

II 医療過誤の民事・刑事責任

医療過誤とは，厚生労働省のリスクマネジメントマニュアル作成指針によれば，「医療事故であって，医療従事者が，医療の遂行において，医療的準則に違反して患者に被害を発生させた行為」と定義している．こういった医療過誤に対しては，**民事責任**，**刑事責任**，**行政責任**の3つの責任を負う可能性が生じてくる．3つの責任はそれぞれ異なった法的根拠に基づいているので，相互に影響するが，民事責任のみ，あるいは民事責任と刑事責任を負うなど事例により異なってくる．

> **民事責任**：被害者に対して事故によって生じた損害を賠償するという責任で，民法により規定されている．
> **刑事責任**：業務上過失致死（傷）罪など刑法により，国から刑罰を科せられるという責任である．
> **行政責任**：犯罪や不正などの所定の事由が存在する場合，厚生労働大臣により歯科医師法に則して処分される．

1. 民事責任

医療過誤により被害者に及んだ損害を賠償する責任で，患者あるいは家族からの口頭，電話，手紙による申し出，カルテやレセプトの開示請求，「通知書」や「催告状」の送付，裁判所からの「証拠保全」や「調停」あるいは口頭弁論の「期日呼出状」を受け取ることから具体化してくる．発生した損害に対して責任請求がなされるが，その際は，債務不履行（民法415条）と不法行為（民法709条）を法的な根拠としている．

1）債務不履行責任

民法415条によれば，「債務者がその債務の本旨に従った履行をしないときは，債権者は，これによって生じた損害の賠償を請求することができる」としている．医療機関と患者とは，診療契約（準委託契約）に基づき治療行為を行うものとされている．すなわち，患者の治癒など一定の結果を約束達成することを債務というより，準委託契約として適切な医療行為を実施することを債務と考えることができ，それによって歯科診療に関し患者に対して最善の注意を払い進める義務が生じてくる．

このことは民法466条で，診療にあたっては「善良なる管理者としての注意をもって，委託事務を処理する義務を負う」とあり，「善管注意義務」として定めている．このように，債務不履行責任とは，歯科医師が患者に対して医療水準に基づいて最善の注意のもとに診療を行わなかったため，それによって契約した債務を履行できなかったことにより生じた損害への賠償責任と説明できる．しかし，この場合の医療水準については，医療としての最先端レベルのものかどうかで大きく判断が異なる．一般に，注意義務の基準になるものは，「診療当時のいわゆる臨床医学の実践における医療水準」であるとされている．しかしながら，医療水準は必ずしも画一的ではなく，大都市の大学病院と地方の小規模な歯科医院では同じではないなど，具体的状況に応じて異なるともいわれている．

2）不法行為責任

債務不履行とは別に，「故意または過失」によって他人の権利を侵害した場合にも生じた損害を賠償する責任が生じることを民法709条で定めている．すなわち「故意または過失によって他人の権利又法律上保護されている利益を侵害した者は，これによって生じた損害を賠償する責任を負う」としている．

3）賠償責任が成立する要件

民事責任が問われる場合，単に悪い結果が生じたから責任を負わせるという結果責任によらない．当事者に責任を問われる過失があるかどうかの過去責任によっており，債務不履行責任と不法行為責任のどちらの法律に基づいても，

(1) 危険防止のための最善の注意義務を行っていたか，医療者側に過失はなかったか．
(2) 患者に損害が発生しているかどうか．
(3) 不適切な医療行為と患者への損害の間に因果関係はあるか．

の判断が，賠償責任が成り立つ重要な要件になる．

過失とは，注意義務を怠ったことにより生じる．過失の有無の判断には「診療が行われた当時の医療水準」を基準にして，以下の注意義務がなされていたかが問題となる．

> 結果予見義務：ある行為によって違法な結果が生じることを事前に認識・予見しなければならない．
> 結果回避義務：違法な結果を認識・予見した場合にそのようなことが起こらないようにする義務

4）注意義務の内容

診療行為は，診察，検査，診断，治療などの経過を経るが，歯科医師はこの各過程において注意義務を負うことになる．この経過の中で考えられる注意義務違反には以下のものがある．

(1) 応招義務違反：患者が診療を必要としているのに，診療を受けつけない場合など
(2) 問診（調査）義務違反：必要な問診・調査を怠った場合の過失など
(3) 検査における注意義務違反：必要な検査を行わなかったり，結果を読み違えたりした場合．
(4) 誤診：診断を誤った場合．

(5) 治療ミス：投薬，注射，処置，麻酔，手術，療養看護など治療上のミス
(6) 療養指導などの説明義務違反：指導を行わなかったり，適切な指導をしなかった場合など
(7) 転医義務違反：適切な診療が行えず対応が困難な場合，他の診療機関を紹介するなど転医によって解決の道をとらない場合など．

5）説明義務違反

患者は自分の疾病の状況を把握し，自分で将来を決定する権利をもっている．歯科医師は，治療方法など患者の自己決定権が行使できるように必要かつ適切な医療情報を提供しなければならない．疾病の状況と考えられる原因や影響，診断のためにどのような検査が必要なのか，そしてその危険性について説明する．診断の結果，必要とされた処置や手術についても，その内容，部位や範囲，時間，その後の影響，そして予後については，考えられる状態やそれぞれの可能性まで説明できるとよい．また，処置や手術を行わず経過観察する場合の予後や，それ以外の代替治療についても説明する．もちろん，危険性やショックの可能性についても必要となる．歯科医師の説明責任は患者の自己決定権を保証するもので，説明として何を大切にするかは患者ごとに異なるので，単に画一的な説明をすることはせずに患者が何を重要視しているかも考えて行わなければならない．

6）使用者責任

担当歯科医師が勤務医である場合，担当歯科医師と診療契約の当事者である開設者に対して使用者責任（民法715条）が問題になりうる．すなわち，使用者は被用者が第三者に加えた損害を賠償する責任を負うとされており，さらに使用者または監督者から被用者に対する求償権の行使を妨げないとしている．

2. 刑事責任

医療過誤に対する責任は，刑事責任にも問われることがある．刑事責任の場合，刑法に基づいて発生し，警察と検察が捜査にあたり，犯罪事実の疑いが十分あり，国家の刑罰権を発動させるべきであると判断した場合は刑事裁判が行われる．多くは業務上過失致死傷罪である．

1）業務上過失致死傷による刑事責任

刑法211条（業務上過失致死傷など）によれば，「業務上必要な注意を怠り，よって人を死傷させた者は，五年以下の懲役もしくは禁固または百万円以下の罰金に処する．重大な過失により人を死傷させた者も同様とする」とある．業務上過失致死傷罪は，過失傷害罪（刑法209条）および過失致死罪（刑法210条）より，「業務上」を理由として加重されている．「業務」とは，人が社会的生活上の地位に基づき反復継続して行うもので，かつ人の生命身体に危害を加えるおそれのあるものとされ，「業務上必要な注意を怠り」とは，法律で要求する注意義務に違反することで，民事における注意義務や過失のある医療行為と基本は同様となる．

2) 刑事責任の流れ

起訴までの手続きは，犯罪の発生が疑われると，警察の捜査が始まる．ついで警察の捜査に基づき，検察官が起訴するかどうかを決める．

III 医療過誤の行政責任

歯科医師が罰金以上の刑に処せられた場合，医事に関し犯罪または不正の行為があった場合，また品位を損する行為があった場合，歯科医師免許の取り消し，または一定期間の業務停止を命ぜられる．免許の相対的欠格事由として歯科医師法第4条では下記の者は，免許を与えないことがあるとしている．

> (1) 心身の障害により歯科医師の業務を適正に行うことのできない者として厚生労働省令で定める者．
> (2) 麻薬，大麻またはあへんの中毒者
> (3) 罰金以上の刑に処された者
> (4) 医事に関し犯罪または不正のあった者

歯科医師がこれに該当した場合には厚生労働大臣が免許を取り消す．あるいは上記に該当，または歯科医師として品位を損するような行為があったときは，厚生労働大臣は次の処分をすることができる．

> (1) 戒告
> (2) 3年以内の歯科医業の停止
> (3) 免許取り消し

この場合，厚生労働大臣は処分にあたってあらかじめ**医道審議会**の意見を聞かなければならない．

なお，取り消し処分を受けた者は，その取り消しの理由となった事項に該当しなくなったとき，その他，その後の事情により再び免許を与えることが適当であると認められるに至ったときは再免許を与えることができるとされている．

厚生労働省の医道審議会医道分科会議事要旨によれば，歯科医師に対する行政処分の答申件数は平成25年6月から29年3月までほぼ4年間に66件あり，取り消しが2件，歯科医業停止が61件，戒告が3件であった．そのうち業務上過失傷害は2件，診療報酬不正請求31件，歯科医師法違反1件，健康保険法第78条第1項などに基づく検査の拒否1件，大麻，麻薬，向精神薬，覚せい剤など取締法違反があわせて7件などがあり，その他道路交通法違反14件，自動車運転過失傷害・9件，児童買春・児童ポルノにかかる行為などの処罰及び児童の保護などに関する法律違反，迷惑行為防止条例違反，詐欺，強要未遂，関税法違反，公衆に著しく迷惑をかける暴力的不良行為などの防止に関する条例違反，窃盗，有印私文書偽造・同行使，傷害，わいせつ電磁的記録媒体陳列，強制わいせ

つ・住居侵入・強制わいせつ未遂，ストーカー行為などの規制などに関する法律違反・強要未遂・脅迫，公衆に著しい迷惑をかける行為の防止に関する条例違反などが理由としてあげられている．

医療過誤の防止

1. 医療過誤の範囲

　医療過誤かどうかの判断は法律的な解釈も入ることからその範囲を限定するのは難しい．治療プロセスに起こるトラブルとして，タービンなどによる軟組織や皮膚の損傷，インレーやリーマーの誤嚥などでは過失や注意義務を怠って起こることが想定されるが，一方，治療結果に関するトラブルは治療経過や治療後に起こるトラブル，痛みや違和感，機能回復の不十分，外観の不満，早々の脱離，顎関節症の発現などで，過失や注意義務違反によるケースもあるが，治療後の治癒などについてどんな約束をしているかもその責任にかかわってくる．すなわち，過失がなく，「しっかりと予定通りの処置を行ったのに期待した方向にいかなかった」，あるいは「よい方向にいっているが患者にとっては不満な結果になった」場合もあり，すべてを過誤と判断することは難しい．特に「計画通り進めた」場合に起こった医療トラブルは単に医療過誤として片付けずに，その背景からきちんと学んでゆく必要がある．

2. 医療事故から学ぶべきこと

1) 医療の不確定性を再確認する

　患者は一人ひとり異なった体質をもっており，同じ治療でも異なった経過をたどり，思ってもいない方向に進むことがある．抜髄後，歯周外科処置後，根管治療後，義歯装着後，インプラント埋入後，100％期待した通りの結果になることは難しい．そこで治療により起こり得るいろいろなアウトカムを想定し，期待通りに「いく」「いかない」の可能性を再確認し，説明しておく必要がある．

2) 主観的評価が必要

　医療従事者は比較的客観評価を重視するが，患者は自分で感じる主観評価を大切にしていることが多い．Lohr はアウトカムとして **5 つの d** をあげている．すなわち，death（死の危険から開放），disease（炎症，病巣，感染からの開放），disability（咀嚼や発音の機能障害），discomfort（痛み，不快感などからの開放），dissatisfaction（審美性，満足感など）などである．Cusing は，Socio-dental Indicator として機能上（食事ができているか），社会性の問題（話し，笑い，キス），不快感（痛み，冷水痛，食片圧入），セルフイメージ（外観，義歯）などをあげている．このように客観評価と合わせて主観的な評価も常々把握しておくことが必要である．

3) 患者の解釈モデルの把握

　患者が自分の病気の原因から治療方法まで自分なりに考えている解釈をいう．日頃歯科の知識や情報に詳しくない患者はそれぞれ独自の**解釈モデル**をもっており，歯科医師がもつ解釈としばしば大きな隔たりをもつ．また，何度か説明し理解を得ても，本来持つ解釈モデルに戻ることがあり，特に繰り返し解釈モデルの一致を図る必要がある．一方で解釈モデルは本人の考えや自覚症状や主観的な要素が総合的に表れる貴重な情報であり，尊重し共通点を探りながらインフォームド・コンセントを進めることも大切である．

4) 新しい時代のインフォームド・コンセントへ

　先述のような時代の流れ，すなわち医療の不確定性，主観的な面，解釈モデルを踏まえたインフォームド・コンセントが必要であり，具体的には「決して100％満足いかない結果もあること」を理解してもらったり，「メインテナンスが必要条件であること」や，「氷など硬い食品の偏咀嚼を避ける」など将来の口腔内の行方を心配しながらケアの方法に至るまで伝えておかなければならない．このような丁寧な対応の繰り返しにより，「そんなことは聞いていない」，「勝手に抜かれ，かぶせられた」，「治療が終わったのになぜ痛い」などのクレームを聞くことも減ってくるだろう．

　また，「このように治療してよいですか」と同意を依頼するよりも，説明し患者が考え，本人より「その治療の方法でお願いします」の一言で治療がスタートすることが望ましい．

3. 具体的な医療過誤防止策

　歯科診療所で起こり得るトラブルへの対応は次のように考えることができる．

トラブルの内容	対応
診療サポート関連トラブル	医療安全体制
治療プロセスでのトラブル	医療安全体制，口腔内治療技術，知識の向上，診療スタッフと連携
診療結果へのトラブル	医療安全体制，診療技術，知識の向上，歯科医療特性の理解，インフォームド・コンセント
コミュニケーショントラブル	診療所全体のレベルアップ

1) 個々の医療過誤防止策

(1) 診療サポートに関連するトラブル

　予防は前章で記された医療安全体制を整備に直結するが，ほかの種類のトラブルの予防にも医療安全体制の整備が必要になる．

(2) 治療プロセスでのトラブル

　治療中のアクシデントは過失や注意義務の怠りからくることが多く，事前にリスクを予測し，チェアサイドアシスタントとの連携を密にしておくことも重要で，その技術アップも心がけなければならない．そのためにはヒヤリハット事例をできるだけリストアップし，チェアサイドチームの意見交換，練習，注意義務の徹底を日頃から心掛けておく必要

がある．

(3) 医療の結果やコミュニケーションに関するトラブル

　医療安全や歯科医師の診療技術，全般の知識の向上，前述の歯科医療の特殊性の理解，そしてしっかりとしたインフォームド・コンセントの向上など個々の対策も大事であるが，さらに診療所としての総合的なレベルアップを常に図ることにより，必然的にリスクマネジメントの質をより高めることができることを理解しておこう．

2) 医療過誤が少ない歯科診療所づくりへ

　過誤は患者にとって被害であり，また，過誤としてのクレームは患者側からであることから，もっとも適切な対応方法は患者と共感のもてる診療所づくりである．患者が安心・安全・信頼を診療所や医療従事者に抱くことができるとともに，歯科医療従事者が専門家として最新の知識と技術を提供できる体制をもつことである．診療所づくりはそれぞれの診療所の形態，地域性など，そしてその開設者や管理者の専門性によりその方向は異なるものであり，同じ地域においても多様な診療所ができるものである．診療所づくりに求められる部分をいくつか列挙しておきたい．

(1) パターナリズムから患者と共有する歯科医療へ

　古くからある医療スタッフ主導型の父権主義的な関係で，患者からのいわゆる「お任せ治療」のスタイルは未だに強く残っている部分はあるが，インフォームド・コンセントの普及とともに「患者の選択」の部分も増え「患者にもわかる医療」の方向に進んできている．治療が始まっても，情報提供は止めることなく，主治医とは限らずスタッフからでも一貫した説明ができるようにするとよい．

(2) コーディネートするスタッフ

　スタッフの新たな役割として，患者の側に立ち相談したり，主治医との治療計画相談での助言者となる**コーディネートスタッフ**を育成するとよい．時間をかけて患者の言葉を聴くことで，患者の不満，主観的な情報，症状の有無など，より早く詳細に把握することもでき，予後の不確定性など，その都度説明することも可能となり，診療の円滑な遂行のみならずトラブルをより小さくすることに役立つ．

(3) 継続的に管理と予防を取り入れたシステムへ

　う蝕部分を削って詰めて終わりといった治療完結型ではなく，将来の状態を見据えながら治療計画を立て，治療後口腔単位で継続管理ができる姿勢をもつことが望まれる．そのようなシステムによれば，予防はもちろんのこと，治療後の経過の観察もでき，さらに患者の「一生自分の歯で，そしてしっかり予防管理してもらいたい」という意識により近づくことができる．

(4) ケアレスミス撲滅ミーティング

　ヒヤリハットとはヒヤリ・ハッとしたインシデントと説明されるが，実際に事件は起こらず，あまりヒヤリともしない"1レベル下げた"些細な「日常のケアレスミス」に焦点をあて，スタッフ間で定期的に話し合うとよい．たとえば，毎月の保険証チェックし忘れ，照明の明るさの確認もれ，歯科材料の在庫確認忘れ，現像したエックス線写真の不適切な管理，会計の事務的ミス，スタッフ間の連絡聞き違い，器具の汚れや老朽化，バキューム

やエアなどの不調，床の汚れ，服装の乱れ，言葉遣いなど，些細なことでも見過ごさず各スタッフが気づいた都度メモ書きしておき，ケアレスミスに慣れることなく，むしろ積極的・定期的に話し合いの機会をつくることがヒヤリハットの減少につながり，さらにはアクシデントや医療トラブルの予防にもつながるのである（図3-12）．

（髙橋義一）

		報告年月日　年　月　日		
事故報告者 （当事者）	氏名	職種　歯科医師・歯科衛生士 　　　その他（　　　）		経験年数 （　　）
発生日時	年　月　日（　曜日）	午前 午後　　時　分　頃		
患者の情報	氏名	性別：男・女	年齢（　）歳	
発生状況	・いつ ・どこで ・誰が ・なにを ・どのように （受傷部位）			
処置（対応）状況	・誰が ・どのように ・患者の健康状態 ・経過			
発生要因	・ヒューマン	伝達不足・情報不足・説明不足（　　　） 思い込み・うっかりミス・技術が未熟・知識の不足		
	・システム	勤務体制・環境整備・教育・マニュアル（　　　）		
防止策・対応策				

図3-12　インシデント・アクシデント報告書（例）

CHAPTER 4 医療情報管理

I 医療情報管理とは

1. 医療情報の定義

　情報という言葉は，広辞苑第7版では「① ある事柄についてのしらせ，② 判断を下したり行動を起こしたりするために必要な種々の媒体を介しての知識，③ システムが働くための指令や信号」と表記される．医学・医療分野における情報を一般的に医療情報とよぶが，昨今，ICT（情報通信技術）を医療に応用する，いわゆる医療の情報化が著しく進歩している．したがって，医療従事者としては，医療情報に関する基礎的知識だけではなく，その応用についても幅広く理解し，膨大な医療情報の収集と管理及び適正な利用に取り組んでいかなければならない．
　ここでは，医療情報，診療情報，患者情報の3つに分類して整理する（図3-13）．

1）医療情報

　医療情報とは，医療の実践に伴い生じるすべての情報をいう．
　国際的な国別死因調査結果，国や地域レベルでの疾病・保健統計的情報，感染症情報，医療制度に関する情報，臨床に応用価値のある医学知識的情報，そして近年では，マスコミを中心に報じられる医療に関するニュースや事実報道も広義の医療情報と考えられている．
　医療機関や医療従事者及びスタッフに関する情報や，保健医療関連施設情報などもインターネットの普及により患者が容易に情報収集可能な医療情報となる．

2）診療情報

　診療情報とは，医療情報のうち「医療現場における診療の過程で発生する情報」をいう．
　医療従事者が特定の患者の診断・治療により知り得た情報のみならず，医療機関における病床利用率などの稼働状況や平均在院日数などの患者動態，診療科ごとの統計，担当医情報，**クリニカル・パス***の記録などがこれに該当する．患者固有の診療に関して記載さ

用語解説

＊クリニカル・パス：治療や検査の経過説明をするため，標準的なスケジュールを疾患や治療法ごとに時系列に沿って一覧にまとめた計画書．

CHAPTER 4 医療情報管理

```
┌─────────────────────────────────────────────────────────────┐
│                          医療情報                            │
│  ○ 国別死因調査結果    ○ 感染症情報    ○ 医学知識的情報    ○ 保健医療施設情報  │
│  ○ 疾病統計的情報      ○ 医療監視情報  ○ 医事関連報道                        │
│  ○ 医薬品副作用情報    ○ 医療制度      ○ 医療機関情報                        │
│                                         （名称，所在地等）                   │
│   ┌─────────────────────────────────────────────────────┐   │
│   │                        診療情報                      │   │
│   │  〈病院・診療所〉                                     │   │
│   │    ○ 外来患者数，平均在院日数，病床利用率などの医療評価指標 │   │
│   │    ○ 治療成績，受診病名統計，各診療科情報，診療報酬点数情報 など │   │
│   │  〈他の保健医療介護関連施設〉                          │   │
│   │    ○ 職種情報，健診施設検査情報，クリニカル・パスの記録 など │   │
│   │   ┌──────────────────────────────────────────────┐   │   │
│   │   │                   患者情報                    │   │   │
│   │   │  ○ 患者基本情報  ○ 服薬情報  ○ 予約，外来情報 など │   │   │
│   │   │       個々の診療過程で知り得た情報              │   │   │
│   │   │   [生体情報]   [症候的情報]   [判断的情報]      │   │   │
│   │   │   ・病理組織像  ・主訴        ・医師による診断情報 │   │   │
│   │   │   ・画像情報    ・自覚症状    ・治療計画に関する意 │   │   │
│   │   │   ・心電図波形  ・医師の観察に基づく  思決定      │   │   │
│   │   │   ・血液検査結果  身体所見    ・病状についての予測 │   │   │
│   │   │        など          など              など     │   │   │
│   │   └──────────────────────────────────────────────┘   │   │
│   └─────────────────────────────────────────────────────┘   │
└─────────────────────────────────────────────────────────────┘
```

図 3-13 医療情報の区分と情報の詳細

れた内容と，医療機関ごとにそれらを集計した内容との両方が含まれる．

3）患者情報

　患者情報とは，診療情報のうち「診療の過程で発生する患者を特定できる情報」をいい，広義の医療情報の中で最も慎重に扱うべき個人情報といえる．日常的に医療従事者が知り得る第一次の医療情報であり，通常の診療録に記載される内容にとどまらず情報は多岐にわたる．患者基本情報とよばれる患者の氏名，性別，生年月日，住所，職業などのほか，アレルギー情報，服薬情報，医事会計・レセプト情報などが含まれる．患者個々の診療過程で医師などが知り得た情報については，さらに3つに区分できる．

(1) 生体情報

　各種検査によって得られたデータ・情報をさす．組織病理やCTなどによる臓器レベルの診断までの間に発生する形態的病態情報，遺伝子や細胞などの機能異常についての機能的病態情報，心電図などの臓器活動からの生理機能情報，血液や尿検査などの解析からの検体検査情報がある．

(2) 症候的情報

　患者の主訴や臨床所見などをさす．受診のきっかけとなる自覚症状などの主観的情報と，医師の診察に基づく身体所見などの観察的情報とがある．

(3) 判断的情報

　①生体情報と②症候的情報に基づく，医師などによる患者の病態に対する価値判断を

含む高次な医療情報をさす．医師の考えを示す診断情報，治療・看護計画に関する意思決定の結果，治療後の病状や退院後の予測などの情報がある．

これらの患者情報は，社会的に慎重に取り扱われるべきセンシティブな個人情報である．多種多様な表現形態で存在することもあって，その取り扱いには細心の注意が必要である．

2. 医療情報の特徴

1）医療情報の表現形態（表3-7）

医療情報は多様な表現形態をとるマルチメディアである．主な表現形態を以下にあげる．

（1）コード情報

患者の傷病名や診療行為を分類して**コード化**したもの．すでに国際的な標準コードが作成されているものもある．

（2）数値情報

患者特性や病態，診療行為の結果について定量的に表現したもの．体重，年齢，血液検査結果，医薬品の投与量など．

（3）文字情報

文章として記述される情報．患者の主訴，治療経過，医師の考えなど．

（4）画像情報

エックス線やCT（コンピュータ断層診断装置）などの検査画像，病理組織画像，サーモグラフィなどのカラー画像など．

2）時系列性・連続性

個々の患者情報においては，まず患者が存在し（患者軸），その診療過程において各々の

表3-7 代表的な医療情報の表現形態とその内容

形態	内容・特徴
コード情報	患者基本属性（患者ID，性別，生年月日など），疾病分類（ICD-10，標準病名マスターなど），診療行為項目，薬剤分類，手術術式分類，診療報酬点数分類，医学用語など
数値情報	身長，体重，年齢，血圧値，血液検査結果，医薬品の投薬量や投薬日数，被曝線量など
文字情報	主訴や身体所見，病態の記載，治療経過記録，看護記録，治療評価の記載，退院時要約など
画像情報	エックス線写真，CT画像，MRI画像，超音波画像，病理検査画像，サーモグラフィーなどのカラー画像
動画情報	内視鏡検査，心エコーなどの動画，出産時や手術時に撮影された動画など
音情報	聴診器やマイクによって得られた心音，肺音など
図形情報	患部の状態や位置，検査所見，歯科技工物の作製などを説明するための略図やシェーマなど
波形情報	時間軸で波状に変化する情報．心電図や脳波など

診療行為が時間的に繰り返し行われ（時間軸），その診療行為には，各種検査，処置行為，手術，処方など（項目軸）がある．多くの患者情報を時間軸に沿って時系列に整理することで，個々の患者の疾病に対する診療行為をストーリーとして把握できる．

また，主たる診療行為がいったん終了した場合や医療機関が変更になった場合などにより患者自身のストーリーが途切れてはならない．既往歴や服薬歴などを含む連続性のある診療情報が正確に保持されることが重要である．

3）守秘性（個人情報の保護）

患者情報を，患者の診療目的として複数の医療機関で利用する場合や研究目的で利用する場合など，状況に応じて情報の適正な取り扱いが求められる．診療に関する諸記録（診療録を含む）などは法律により保存期間の規定があるが，それらと同様に，**個人情報の保護**や患者の秘密保持については関連する法律やガイドラインなどを遵守しなければならない．

患者情報を本来の診療目的以外で利用したい場合は，患者本人の同意を得るか，患者情報を匿名化することで個人を特定できない診療情報として扱うなどの対応が必要となる．

3. 医療情報の標準化

1）標準化とは

患者の健康支援のために，保健医療福祉関係者や関係機関同士の連携を柱とする地域における情報システムの構築が求められている．多くの医療情報を複数の職種や施設間で伝達・共有し利用するためには，前提として一定レベルの水準を担保すること，すなわち情報の標準化が必須となる．仮にA病院が独自のコードによって作成した医療情報をシステム化したとする．A病院内で情報が利用される場合は問題ないが，患者の診療過程において別のB病院との連携が必要となった場合，2つの病院で同一のコードが使われていないとスムーズな情報交換ができない．情報量や連携施設が多ければ多いほど，コードの変換作業などに要する時間や労力が増えることからも，医療情報の標準化はクリアすべき喫緊の課題といえる．

医療情報の標準化の主なメリットを示す[1]．

① 共通言語を用いることによる容易な意思疎通
② 容易なデータの二次利用
③ 効率的なデータの検索
④ 効率的なシステムの開発
⑤ 施設間，職種間などのスムーズな連携

2）標準化コード・用語

医療情報の標準規格は，海外を含めた複数の組織がその作成や普及を推進している．類似した規格や相反する規格が作成されることもあり，規格間の調整が必要な場合もある．そのため日本では，2001年に**医療情報標準化推進協議会**（**HELICS協議会**：Health Information and Communication Standards Board）が設立され，日本で開発された規格を

表 3-8 主な標準化に関するコード・用語

項目名	特徴
[医療情報の伝送に関するもの] XML（eXtensible Markup Language）	インターネット用ソフトウエアなどで用いられる記述言語の規格．さまざまな業界において利用が提案され，Microsoft 社の Office なども標準のデータの形式をこれに準拠したものとしている．
HL7（Health Level Seven）	1987 年に米国で開発された，施設内の情報システム間の医療情報交換規約．入退院，診察受付，検査結果，給食，予約，会計など標準化の対象を広範囲に設定できる．
[疾病分類・傷病名に関するもの] ICD-10（International Statistical Classification of Diseases）	WHO（世界保健機関）によって公表された疾病や死因の国際的統計基準．現在は第 10 回改訂のものが使用され，日本では，国の実情に合わせた修正を加えて用いている．なお，ICD-11 がすでに公表されており，日本国内での適用に向けて準備を行っている．
ICD-10 対応電子カルテ用標準病名マスター	MEDIS-DC［(一財) 医療情報システム開発センター］により，電子カルテを中心とする診療情報・病歴管理を目的として開発された．『病名基本テーブル』，『索引テーブル』，『修飾語テーブル』で構成され，基本分類コードとして ICD-10 を付与している．
標準歯科病名マスター	MEDIS-DC が公開する歯科電子カルテなどに対応した歯科用の標準病名マスター．ICD-10 標準病名マスターから歯科で用いる病名を抽出し，歯科領域で利用しやすいように作成されている．厚生労働省の標準規格として認められ使用が推進されている．
標準歯式コード仕様	電子カルテ等での使用を目的として歯科固有の歯式を標準化し，情報交換のためのコードの構造等を定義した．歯種，状態，部分等のパートから構成され，歯科電子カルテの歯の状態表現にも対応する．
口腔診査情報標準コード仕様	歯科診療や歯科検診等における歯科情報の標準化を目的に作成された．口腔診査情報は医療連携でも活用されることから，さまざまな場面で電子的な情報交換が行える．また，災害時等の身元確認に必要な生前の歯科情報の蓄積が可能となる．
[画像データの保存・伝送に関するもの] DICOM（Digital Imaging and Communication in Medicine）	米国の DICOM Standards Committee が作成する，医用デジタル画像と付随する情報の実質的な国際標準規格．
[その他] HOT コード（医薬品マスター）	医療用医薬品マスターの基本となる 13 桁のコード．
JLAC10（臨床検査マスター）	標準臨床検査マスターを整理する 17 桁のコード．

※マスター（マスタ）とは，医療情報システムにおける固定的・基本的な情報，またはそれらを格納したファイルをいう

審査し，適用することが望ましいとされたものを HELICS 指針として勧奨する活動を行っている．これに準拠したものは厚生労働省が推進する標準規格に反映されている．2022 年 2 月時点における主な標準化コード・用語を表に示す（表 3-8）．

4. 医療情報の一次利用と二次利用

医療情報は日常的にさまざまなケースで利用されている．利用目的により一次利用と二次利用の2つに大別され，個人情報保護の観点から，情報の適正な利用のためによく理解しておく必要がある．

1）一次利用

一次利用とは，直接患者に還元する目的（本来の診療目的）での利用をいう．基本的には患者の同意を必要としないものであり，患者の治療，患者・家族への説明，医療関係者間の情報共有，診療報酬請求などが該当する．

2）二次利用

二次利用とは，直接患者に還元されない目的での利用をいう．医療機関の経営管理のための利用のほか，医学研究や教育，行政機関への情報提供などの公益のための利用が該当し，一人の患者の診療目的で利用するものではない．利用に関して原則的には患者本人の同意が必要とされるが，個人情報保護法や，法に関連して公布されたガイドラインにおける規定範囲内の取り扱いについては，その限りではない．例として，感染症患者の届出や全国がん登録などがある．

5. 医療情報の共有

1）地域連携と情報の共有化

地域完結型医療が推進されている今日，保健医療福祉関連の各施設が切れ目なく連携しながら医療を提供していくことが求められている．現代は，慢性疾患を抱える患者が増え，以前より患者が複数の医療機関を受診する機会が多くなってきた．そのため，地域における施設間（場合により在宅も含む）の情報共有と連携のシステム構築が必要である．これにより，①医療資源の偏在や地域格差の解消，②機能の分担と連携の促進による効率的な医療資源の活用，③保健・医療・福祉の連携による患者主体の継続的サービスの提供，などが実現可能となる．

第五次医療法改正により**地域連携クリニカル・パス**の普及が推進された．これには，施設間や他職種間における連携と協働が必須である．また，介護を支援する地域包括ケアシステムにおいて，歯科領域では口腔機能の維持・向上を担うことが多い．その役割を果たすためには，口腔と全身の健康との関連，口腔機能の重要性，口から美味しく食べるための条件などについて他職種の理解を深めていくことが大切である．これらの医療計画・システムを上手に機能させるためには，必要な医療情報が効率よく共有され，適正に利用されることが大前提となる．

このように，標準化された医療情報が関連施設間で効率よく共有・連携されることの意義は大きい．患者への迅速かつ正確な医療の提供が可能となるため，安全・安心な医療の確保と医療の質の向上にもつながるものと考えられる（**図 3-14**）．

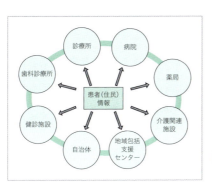

図 3-14 地域における保健・医療・介護関連情報の共有のイメージ

2）守秘と共有の相反性

　広義の医療情報に含まれる患者情報は，慎重に扱われるべき個人情報であると同時に，医療関係者間で共有されなければならないという特徴を有する．医療は，患者個々が抱える健康問題の把握と観察からスタートするものであり，患者のプライバシーと深く関わりをもつことで問題を解決していかなければならない．実際に，診療に従事する医師以外にも，患者固有の情報を知る必要がある非医療職の関係者が存在することが多い．しかし，誰もができる限り個人情報を知られたくないという意識をもっており，医療の実践のためには「情報の守秘と共有」という相反性の要求に応えていくことが必要である．

　今後さらに，医療現場における情報の保有と共有化が進むことから，医療情報の不正利用や情報漏洩などの社会問題が生じないように，関係各所が対策を講じていく必要がある．

（石井瑞樹）

II 診療録

1. 診療録とは

　診療録とは，「個々の患者について，その診療経過等を医師・歯科医師が，住所，氏名，性別及び年齢という基本情報，患者の訴え，現病歴，既往歴，家族歴，所見，検査結果，診断（傷病名），治療内容（処置内容，投薬など），治療経過，転帰等が経時的かつ系統的に記載したもの」となる．昔はドイツ語で書かれていたため紙片，カードを意味する「**カルテ＜karte（独）＞**」が使われることも多いが，公的な文書においては「診療録」の語が使用される．診療録は，法的には，医師・歯科医師が，診療にあたる最高責任者として，所見をとり，判断をし，処置を行い，ほかの職種に指示を出して，医療行為を行うということより，その診療録の記載者として限定されているが，実際の現場では，医療などが，高度に分化し，多職種の連携によって成り立つように進化してきていることや，画像，検査機器の進歩により，各医療専門職より発生する患者にかかわる記録や膨大な画像，検査データを含めたものもまとめて，**医療記録（診療記録）**として，診療録と同等に取り扱うようになってきている．

CHAPTER 4 医療情報管理

表 3-9　歯科の診療録に関する法律ならびに規則とその条文

> **歯科医師法**
> 　第二十三条　歯科医師は，診療をしたときは，遅滞なく診療に関する事項を診療録に記載しなければならない．
> 　2　前項の診療録であって，病院又は診療所に勤務する歯科医師のした診療に関するものは，その病院又は診療所の管理者において，その他の診療に関するものは，その歯科医師において，五年間これを保存しなければならない．
>
> **歯科医師法施行規則**
> 　第二十二条　診療録の記載事項は，左の通りである．
> 　　一　診療を受けた者の住所，氏名，性別及び年齢
> 　　二　病名及び主要症状
> 　　三　治療方法（処法及び処置）
> 　　四　診療の年月日
>
> **医療法施行規則**
> 　第二十三条　診療録の記載事項は，左の通りである．
> 　　一　診療を受けた者の住所，氏名，性別及び年齢
> 　　二　病名及び主要症状
> 　　三　治療方法（処方及び処置）
> 　　四　診療の年月日
>
> **保険医療機関及び保険医療養担当規則**
> （診療録の記載及び整備）
> 　第八条　保険医療機関は，第二十二条の規定による診療録に療養の給付の担当に関し必要な事項を記載し，これを他の診療録と区別して整備しなければならない．
> （帳簿等の保存）
> 　第九条　保険医療機関は，療養の給付の担当に関する帳簿及び書類その他の記録をその完結の日から三年間保存しなければならない．ただし，患者の診療録にあつては，その完結の日から五年間とする．
> （診療録の記載）
> 　第二十二条　保険医は，患者の診療を行つた場合には，遅滞なく，様式第一号又はこれに準ずる様式の診療録に，当該診療に関し必要な事項を記載しなければならない．

2. 記載にあたっての注意点

1）法的要件

　歯科の診療録に関して書かれている法律，規則などの条文を**表 3-9** に示す．

　診療録ほか医療記録記載の義務については，医師法（第 24 条），歯科医師法（第 23 条）では，医師，歯科医師による患者に対する診療に際し，「遅滞なく」「診療録」の記載を義務づけている．「遅滞なく」とは，明確な規定はないが，通念上，事象の発生後 24 時間以内とされる．そのほか，基本的な記載ルールとして，時系列で記載し空欄を空けず，訂正時は二重線で訂正前後がわかるようにし，青または黒のインク，ボールペン（こすって消えるペンは使用不可）で記載などがある．

　その他歯科に関係する医療記録に関する記載すべき事項及び保存期間の根拠の法律は，**表 3-10** のとおりである．その他の医療スタッフにも関連する法規で作成すべき書類が決められているものがあるので，留意する必要がある．

　そして，法令そのものではないが保険医登録は保険者と契約するということであるの

で，保険治療にかかわる運用の通知や解釈の類も熟知しておくべきである．診療録がこれらのルールを踏まえていない場合，点数査定などの不利益が生じ得る．また，保険医療において**レセプト（診療報酬明細書）**と診療録の不整合が疑われる場合には指導監査が行われ，診療報酬の返還が求められることもある．保険医の停止や取り消しに至ることもある．

2）歯科に関係する医療記録に関する法律とその規定内容

表 3-10 に示す．

3）診療録の記載について（紙媒体の場合）

(1) 診療録の様式

図 3-15 は保険医療機関及び保険医療養担当規則（略して療担規則）に定められた保険診療の歯科の 1 号用紙，2 号用紙（これは通称で，正式には様式第一号（二）の 1 および同 2）である．

1 号用紙には，保険者・被保険者情報，氏名，性別，生年月日，住所，電話番号，職業，部位・傷病名・診療開始日と終了日・転帰，歯式図（口腔内の現状を記載），主訴などを記すようになっている．また，その他概要として，全身疾患，服薬情報，アレルギー情報，感染症情報などを記載する．

2 号用紙には左の欄に日付，次欄には部位（Zsigmondy/Palmer 方式の歯式で記載），中央の欄に所見，処置内容・治療経過，指導内容など，そして右欄に保険点数および窓口一部負担金の徴収額を記載するようになっている．

図 3-16 は医科の 2 号用紙である．シンプルな 2 欄構成で，左に既往歴・現病歴・症状・所見などを，右半分には処置，処方，検査などを入力する．割愛したが 1 号用紙は歯式図などはないが歯科とほぼ同じ形式である．また，医科には，事務職員が医師の記載した 2 号用紙から算定できる保険項目と点数を記載して会計に使用する 3 号用紙がある．

(2) 実際の診療録

保険診療の診療録は，前述の診療録の様式にそって，また，最低限，保険請求上も求められる所見や指導項目などの記録が必要であるが，診療の間の限られた時間内に記載するため，請求項目の羅列になりがちであり，医師（歯科医師）が自分に理解できる形で書いた備忘録的な形になりやすい．しかし，そうであれば，診療に関する内容が十分記載されず，また，それを伝達して経験や知恵を共有することができないため，この項の最初に記した医療記録の目的を達成できない．よって，用語や記載方法に標準化や構造化を考え，理解し，医療記録を系統的に記載する訓練をする必要がある．

3. 診療情報の提供

診療情報の提供については，厚生労働省医政局より平成 15 年 9 月 12 日付で「**診療情報の提供などに関する指針**」という通知により医療機関に求められているので，その概要を解説する．この指針は，インフォームド・コンセントや個人情報保護の考え方を踏まえ，医療従事者などの診療情報の提供などに関する役割や責任の明確化・具体化を図ろうとするものである．医療従事者などが診療情報を積極的に提供することにより，患者などが疾

表 3-10 歯科に関係する医療記録に関する法律とその規定内容

作成すべき書類	作成者について	
	作成者	記載事項
診療録	歯科医師	患者の住所，氏名，年齢，病名及び主要症状，治療方法（処方及び処置），診療年月日
診療録	医師	患者の住所，氏名，年齢，病名及び主要症状，治療方法（処方及び処置），診療年月日
歯科技工に係る指示書	歯科医師	設計，作成の方法，使用材料，発行年月日，発行歯科医師の住所，氏名，指示書で歯科技工が行われる場所が歯科技工所であるときその名称
（歯科衛生士業務を行った）記録	歯科衛生士	―
照射録	診療放射線技師	照射を受けた者の氏名，性別，年齢，照射年月日，照射の方法，指示を受けた医師・歯科医師の氏名，指示内容
処方せん	歯科医師	患者の氏名，年齢，薬名，分量，用法，用量，発行の年月日，使用期間及び病院若しくは診療所の名称，及び，所在地又は医師の住所（様式2）
調剤済み処方せん	薬剤師	―
保険診療録	保険医	（様式1）
療養の給付の担当に関する帳簿，書類その他の記録	保険医療機関の管理者	―
療養の給付に関する処方箋，調剤録	保険薬局の管理者	（様式2）
診断書（死亡診断書を含む）	診療をなした歯科医師	死亡者の氏名，生年月日及び性別，死亡の年月日時分，死亡の場所及びその種別（病院，診療所，介護老人保健施設，助産所，養護老人ホーム，特別養護老人ホーム，軽費老人ホーム又は有料老人ホーム（以下「病院等」という．）で死亡したときは，その名称を含む．），死亡の原因となつた傷病の名称及び継続期間，前号の傷病の経過に影響を及ぼした傷病の名称及び継続期間，手術の有無並びに手術が行われた場合には，その部位及び主要所見並びにその年月日，解剖の有無及び解剖が行われた場合には，その主要所見，死因の種類，外因死の場合は，傷害発生の年月日時分・傷害発生の場所及びその種別・外因死の手段及び状況，生後一年未満で病死した場合は，出生時の体重・単胎か多胎かの別及び多胎の場合には，その出産順位・妊娠週数・母の妊娠時及び分娩時における身体の状況・母の生年月日・母の出産した子の数，診断の年月日，当該文書を交付した年月日，作成した歯科医師の所属する病院等の名称及び所在地又は歯科医師の住所並びに歯科医師である旨（第四号書式）

	保存について				備考
根拠条文	期間	保存義務者	根拠条文		
歯科医師法（第23条）	5年間	病院または診療所の管理者（作成歯科医師）	歯科医師法（第23条）		
医師法（第24条）	5年間	病院または診療所の管理者（作成医師）	医師法（第24条）		
歯科技工士法（第18条）	2年間	病院，診療所又は歯科技工所の管理者（作成歯科技工士）	歯科技工士法（第19条）		
歯科衛生士法施行規則（第18条）	3年間	歯科衛生士	歯科衛生士法施行規則（第18条）		
診療放射線技師法（第28条）	—	診療放射線技師	—		照射指示の医師・歯科医師の署名が必要
歯科医師法（第21条，施行規則第20条）	—	—	—		医師・歯科医師の記名押印または署名が必要
—	3年間	薬局開設者	薬剤師法（第27条）		薬剤師の記名押印又は署名が必要
保険医療機関及び保険医療養担当規則（第22条）	5年間	保険医療機関	保険医療機関及び保険医療養担当規則（第9条）		
保険医療機関及び保険医療養担当規則（第8条）	3年間	保険医療機関	保険医療機関及び保険医療養担当規則（第9条）		
保険薬局および保険薬剤師療養担当規則（第5条）	3年間	保険薬局	保険薬局および保険薬剤師療養担当規則（第6条）		
歯科医師法（第19条，施行規則第19条の2）					医師・歯科医師の記名押印または署名が必要

CHAPTER 4 医療情報管理

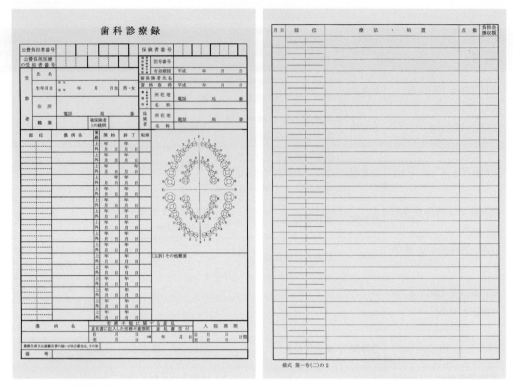

図 3-15 歯科診療録

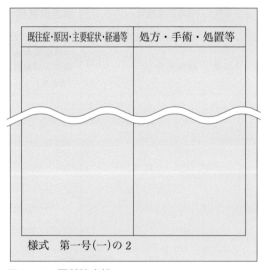

図 3-16 医科診療録

病と診療内容を十分理解し，医療従事者と患者などが共同して疾病を克服するなど，よりよい信頼関係を築くことを目的としている．

今後，医療には情報の非対称性があるからこそ，患者が受診する医療機関で情報提供を求めることが必然となることを十分認識し，対応する必要がある．

(1) 診療情報の提供に関する一般原則

患者にとって理解を得やすいように，丁寧に診療情報を提供する．診療情報の提供は，① 口頭，② 文章の交付，③ 診療記録の開示など，状況に即した適切な方法で行う．

(2) 医療従事者の守秘義務

患者の同意を得ずに，患者以外のものに対して診療情報の提供を行うことは，守秘義務に反し，法律上の規定がある場合を除いて認められない（後述）．

(3) 診療記録の正確性の確保

適正な医療を提供するという目的の達成に必要な範囲内で，診療記録を正確かつ最新の内容に保つ．診療記録の訂正は訂正した者，訂正前後の内容，訂正日時などがわかるように行うこと．診療記録の軸などを不当に変える改ざんは，行ってはならない．

(4) 診療中の診療情報の提供

（1）医療従事者は患者に，次の事項などについて丁寧に説明する．

① 現在の症状，診断病名

② 予後

③ 処置及び治療の方針

④ 処方する薬剤について，薬剤名，服用方法，効能及び特に注意を要する副作用

⑤ 代替的治療法がある場合には，その内容，利害得失（治療費も含む）

⑥ 手術や侵襲的な検査を行う場合には，その概要（執刀者及び助手の指名を含む），危険性，実施しない場合の危険性及び合併症の有無

⑦ 治療目的以外に臨床試験や研究などの他の目的を有する場合には，その旨及び目的の内容

（2）医療従事者は，患者が「知らないでいたい希望」を表明した場合は尊重する．

（3）患者が未成年などで判断能力がない場合には，診療中の診療情報の提供は親権者などに対して行う．

(5) 診療記録の開示

（1）診療記録の開示に関する原則

患者が診療記録の開示を求めた場合には原則として応じる必要があり，また補足的な説明を求められたときも同様に応じる必要がある．この場合，担当の歯科医師などが説明を行うことが望ましい．

（2）診療記録の開示を求めうる者

診療の開示を求めうる者は，原則として患者本人であるが次にあげるものは，患者に代わって開示を求めることができる．

① 患者に法定代理人がいる場合．ただし，満 15 歳以上の未成年者については，疾病の内容によっては患者本人のみの請求を認めることができる．
② 診療契約に関する代理権が付与されている任意後見人．
③ 患者本人から代理権を与えられた親族及びこれに準ずる者．
④ 患者が成人で判断能力に疑義がある場合は，現実に患者の世話をしている親族及びこれに準ずる者．

(3) 診療記録の開示に関する手続

医療機関の管理者は，以下のような診療録の開示手続きを定める．

> ① 診療記録の開示を求めようとする者は，医療機関の管理者の定めた方式に従って申し立てる．なお，書面によることが望ましい．申し立ての理由の記載は不要とすべきである．
> ② 申立人は，診療記録の開示を求めうる者であることを証明する．
> ③ 医療機関の管理者は，担当の医師などの意見を聴いたうえで速やかに開示の可否を決定する．診療記録の開示を認める場合には，日時，場所，方法などを指定することができる．なお，診療記録についての開示は，医療機関内に設置する検討委員会などにおいて検討したうえで決定することが望ましい．

(4) 診療記録の開示に要する費用

医療機関の管理者は，診療記録の開示に要する費用を徴収することができる．

(5) 診療情報の提供を拒みうる場合

診療情報の提供が以下に掲げる事由に該当する場合には，診療情報の提供の全部または一部を提供しないことができる．

> ① 診療情報の提供が，第三者の利益を害するおそれがある場合．
> ② 診療情報の提供が，患者本人の心身の状況を著しく損なうおそれがあるとき．
> 　個々の事例への適用については，個別具体的に慎重に判断する必要がある．
> 　診療記録の開示を拒む場合には，原則として申立人に対して文書によりその理由を示すと同時に，苦情処理の体制についても併せて説明する．

(6) 遺族に対する診療情報の提供

患者が死亡した際には遅滞なく，遺族に対して，死亡に至るまでの診療経過，死亡原因などについての診療情報を提供する．

遺族に対する診療情報の提供にあたっては，患者本人の場合の定めを準用する．ただし，診療情報の開示を求めうる者の範囲は，患者の配偶者，子，父母およびこれに準ずる者（これらの者に法定代理人がいる場合の法定代理人を含む）とする．患者本人の生前の意思，名誉などを十分に尊重することが必要である．

(7) ほかの医療従事者からの求めによる診療情報の提供

患者の診療のために必要がある場合には，患者の同意を得て，その患者を診療したまたは現に診療しているほかの医療従事者に対して，診療情報の提供を求めることができる．診療情報の求めを受けた医療従事者は，患者の同意を確認したうえで診療情報を提供する．

(8) 診療情報の提供に関する苦情処理

医療機関の管理者は，診療情報の提供に関する苦情の適切かつ迅速な処理に努める．その際，都道府県や歯科医師会が設置する医療安全支援センターや苦情処理機関などの相談窓口を活用するほか，当該医療機関においても診療情報の提供に関する苦情処理の体制の整備に努める．

(9) 診療情報の提供に関する規程の整備

医療機関の管理者は，診療記録の開示手続きなどを定めた診療情報の提供に関する規程を整備し，苦情処理体制も含めて院内掲示を行うなど，患者に対して周知徹底をはかる．

（森本徳明）

Ⅲ 電子診療録

1. 診療情報電子化の概念

図 3-17 に医療機関内での診療情報電子化の概念を図示した．このような仕組みが発展した背景には，紙伝票の頃から院内情報伝達の効率向上に各医療機関が取り組んできたことがある．どのような診療内容をどのようなタイミングで扱うかという運用内容も含め，**オーダエントリシステム**は西暦 2000 年前後に発展し，今や多くの病院で稼働している．

その後，診療予約システムなどのほか，院内の物流管理や経営管理のシステムも多くの医療機関で導入され，種々の診療情報が電子データとして院内で共有されている．

2. 診療録の電子化

電子診療録は，各種オーダを出しその結果を参照するためのプラットフォームでもある．診療にかかわる多くの情報を発信・集約するだけではなく，医療安全を向上させるための各種機能の開発も進んでいる．

たとえば，薬剤アレルギーのある患者に処方する場合，投薬内容と過去履歴とのチェックが必要であるし，逆に保険請求上は適応病名がない薬剤を処方してはならない．電子的

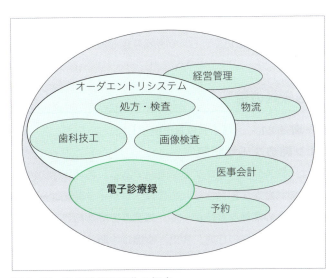

図 3-17　診療情報電子化の概念

チェックによってこのようなケースでの**ヒューマンエラー**を軽減することができる．一方，歯科では保険請求上の制約から，"歯"あるいは"歯のブロック"単位でチェックする必要があり，システムが複雑にならざるを得ない側面があった．

3. 診療情報電子保存の3基準

電子機器の能力が向上し，診療情報の電子化と蓄積に取り組む施設が増えたことから，厚生労働省は1999年に，医療情報の電子保存に関する3基準を発表した．ここでは，医療機関が下記内容にそれぞれどのように対応しているかを，実運用を含めて第三者に説明できなければならないとされている．

1) 真正性の確保

"電磁的記録に記録された事項について，保存すべき期間中における当該事項の改変または消去の事実の有無及びその内容を確認することができる措置を講じ，かつ，当該電磁的記録の作成にかかる責任の所在を明らかにしていること"をいう．具体的には，故意または過失による虚偽入力，書換え，消去及び混同を防止すること，作成責任の所在を明確にすることとされている．

2) 見読性の確保

"必要に応じ電磁的記録に記録された事項を出力することにより，ただちに明瞭かつ整然とした形式で使用にかかる電子計算機その他の機器に表示し，及び書面を作成できるようにすること"である．具体的には，情報の内容を必要に応じて肉眼で見読可能な状態に容易にできることであり，情報の内容を必要に応じてただちに書面に表示できることがあげられている．

3) 保存性の確保

"電磁的記録に記録された事項について，法令に定める保存期間内，復元可能な状態で保存すること"である．

これら3基準は，その後厚生労働省，総務省あるいは経済産業省などの省庁から発出された各種省令・通知・ガイドラインでも繰り返し取り上げられる需要項目である．

4. 電子診療録の例

図3-18〜図3-21に，電子診療録を例示した．

1) ログイン時のユーザ認証

図3-18は，システムへのログイン画面である．各種指示の内容や診療記録が，いつ，誰によって行われたかを担保するためには，ログイン時にユーザを認証しておく必要がある．また，ユーザの職種などによってシステムでできること（権限）が決められている．主な権限とは，各種記録の作成，変更，参照，中断，消去などで，それぞれ"できる・できない"を職種単位で決めている．同じ歯科医師という職種でも，研修医と指導医ではできることが異なるため，システムでもそれを反映させる必要がある．

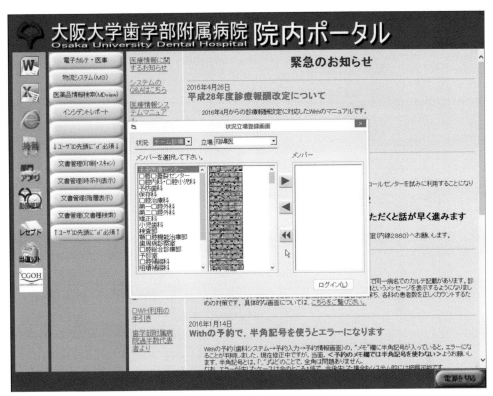

図 3-18　ログイン時のユーザー承認（大阪大学歯学部附属病院）

　このようなことから，他人の ID とパスワードを使ってシステムにログインし，各種の操作を行うことは許されていない．

2) 診察記事の画面

　電子診療録の開始画面例を図 3-19 に示した．

　診療に際し，現在の病名をはじめ過去の投薬や処置の履歴，あるいは感染症やアレルギーの有無を担当医が把握できなければならない．そのため，患者 ID 入力後，最初の画面には，それらの情報と現在の口腔状態が一覧できるようになっている．

　図 3-20 は診察記事の画面例である．画面周囲にタブやアイコンが多数並んでいることがわかる．電子診療録は，一人の患者の多様な情報を限られた画面を通してみることから，操作に必要な多くの機能を整理してタブにまとめ，それぞれにアイコンを割り振ってある．さらに，一人の患者の病態だけではなく，その日の診療予約の状況や画像撮影機器の予約状況など直接病態とかかわらない情報も診療には必要で，それらが機能別にまとめられている．

3) 薬剤処方時の画面例

　薬を処方するときの画面例を図 3-21 に示した．

　画面は，「めいあ」で検索したときに錠剤と小児用細粒が表示される例で，担当医はここで選択を間違えてはならない．ほかの薬剤では，ノルバスクは高血圧の薬でノルバデックスは抗がん剤（乳がん）というように，名称の先頭数文字が同じなのに薬効が全く異なる

CHAPTER 4 医療情報管理

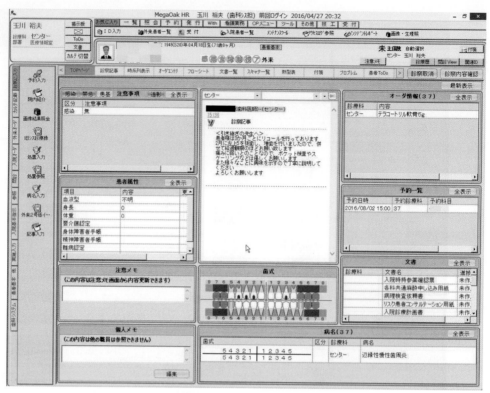

図 3-19　診療録を開いたときの画面例

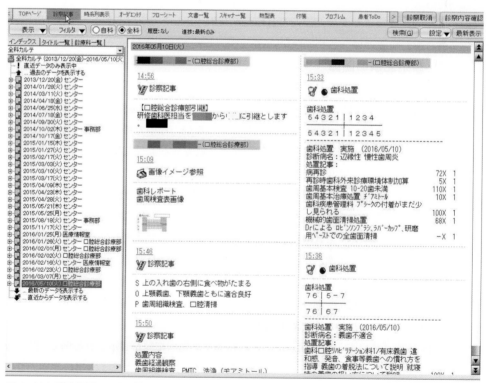

図 3-20　診察記事の画面例

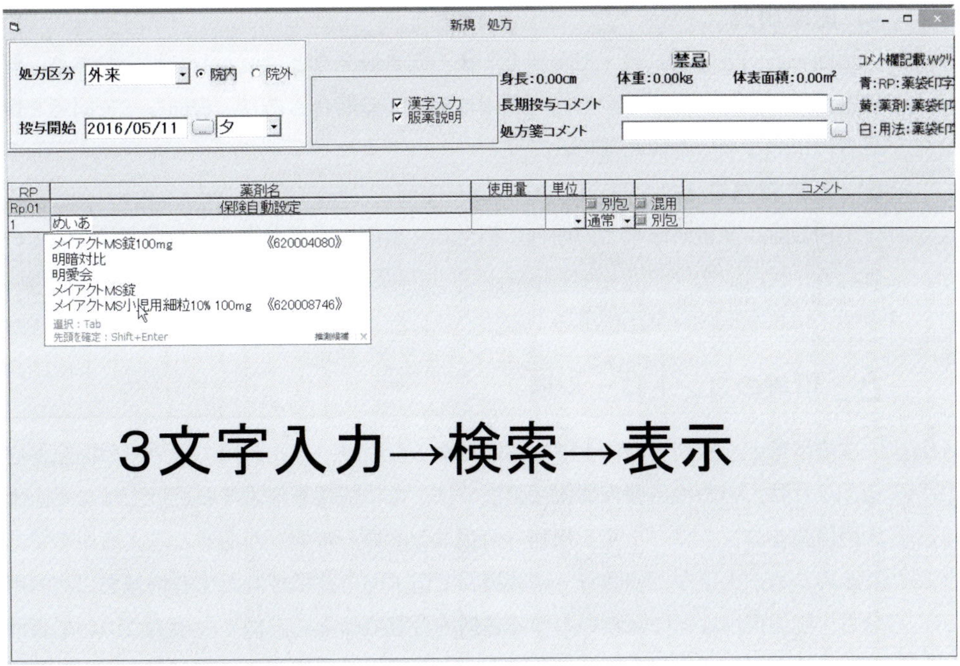

図 3-21　薬剤処方時の画面例

ケースがある．「のるば」の検索結果がそのまま表示されるのでは，忙しい外来で誤投薬の可能性が残る．オーダエントリシステムでは，似た名称の薬剤があるという警告表示や，病名に高血圧が付けられているか，あるいは患者の性別はどうかなどもあわせてチェックできようになっており，医療安全上の効果も期待されている．

5. 電子データの二次利用

電子化された診療情報を受益者のために用いることを一次利用という．検査結果をもとに診断するケースがその典型である．また，医療関係者同士が，診療目的で患者情報を共有することも一次利用にあたる．

これに対し，一次利用以外の目的で使うことを二次利用とよんでおり，多くの診療情報が電子的に蓄積されるようになってから，下記のような利用例が増加している．

1) 経営管理に関する内容
経営戦略立案・計画，資源管理・収支管理などがあげられる．

2) 社会的な健康・安全・危機管理
保健所，司法組織，警察ほかが行政措置として必要な情報を利用することが考えられ，個人情報を含んでいても法的な背景から二次利用が許されるケースがある．

3) 医療政策の立案・検証
医療制度設計・計画・評価，医療資源・医療費配分などに使われる場合で，多くは匿名化済みの診療情報が対象である．

4）医学研究

治験・前向き臨床試験・追跡調査・後ろ向き研究などに使われる場合である．個人の病歴と密接に関係するうえ，目的外利用に相当する場合もあり，書面などで同意を得られた患者の情報でないと使えない．

5）医学教育など

卒前教育，卒後研修などの場合に相当し，事前に同意が得られた患者に対してのみ実施される．

6. 情報のコントロール権

医療情報の一次利用では大きな問題とならないが，二次利用では患者の同意が必須である．これは，いわゆる個人情報保護法では，単に情報を保護するだけではなく，本人に本人の情報をコントロールする権利（情報コントロール権）があると考えるからである．

そのため，大学などの教育・研究機関で電子的に蓄積された患者情報を二次利用する場合も，院内掲示などによるいわゆる包括的合意ではなく，個々の事例について書面などでの明示的な同意が必要となった．すなわち，個人の診療情報を誰がどのように利用するかを書面などで十分説明し，患者の同意を得ないと，診療情報は二次利用できないのである．

7. 電子診療録が目指すもの

図 3-22 に電子診療録が目指すものを示した．

一次医療機関，二次医療機関，三次医療機関という役割分担が進んだことから，医療機関同士で患者情報を交換することは，最近特にその重要性が増している．そのため国内では，電子的に蓄積された患者情報を物理的な距離を超えて共有する仕組みが動いている．

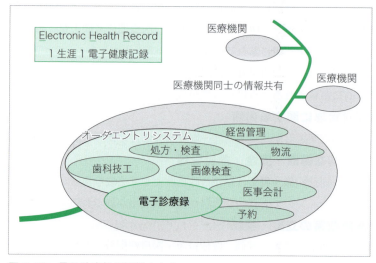

図 3-22　電子診療録が目指すもの

現在250団体以上に増えた地域医療ネットワークがそれにあたる．

さらに，物理的な距離だけではなく時間的な壁も越えて，個人の診療情報を蓄積しようという考えがあり，これをEHR（Electronic Health Record）とよんでいる．ある人に対し，一生涯一電子健康記録を作ることと言い換えてもよく，いずれ電子化はそのような局面を迎えるであろう．現在の日本では，一地域一電子健康記録が実現していると考えられる．

すなわち，これからの社会的要請に応えるためには，自院で電子的に蓄積した情報をうまく集約し，他の医療機関と安全に共有することが求められている．さらに，療養型病院あるいは介護の現場では，咀嚼や嚥下といった口腔機能と全身の健康との関連が重視されており，歯科診療所が他の医療機関と効率よく情報交換することへの期待は大きい．

（玉川裕夫）

医療と個人情報保護法

　1970年代にIT（information technology；情報技術）の発達により，高度情報化社会が急激に進展した欧米諸国では個人情報を保護する法律が制定された．その後，1980（昭和55）年9月にOECD（経済協力開発機構）は，個人情報保護のガイドラインを制定し，個人情報取扱の原則「OECD8原則（収集制限の原則・データ内容の原則・目的明確化の原則・利用制限の原則・安全保護の原則・公開の原則・個人参加の原則・責任の原則）」を定めた．1995年（平成7）年10月24日，「個人データの取扱いに係る個人の保護及び当該データの自由な移動に関する欧州議会及び理事会の指令」を欧州連合（EU）が採択した．これは「EUデータ保護指令」とよばれているもので指令第25条ではEU加盟国以外の第三国へ個人データの移転に関わる規定があり，この規定によりEU域外の各国では個人情報保護制度の整備が急務となった．わが国では，1997（平成9）年に通商産業省（現経済産業省）が『個人情報保護に関するガイドライン』を改定したことにより**個人情報の保護に関する法律（個人情報保護法）**の整備につながり，2003（平成15）年5月30日に一般企業に直接関わり罰則を含む第4～6章以外の規定が施行され，2005（平成17）年4月1日に全面施行された．施行後10年が経過し，個人情報に該当するかどうかの判断が困難なグレーゾーンの拡大，パーソナルデータ（個人情報に限定されない個人の行動・状態に関するデータ）を含むビッグデータの適正な利活用ができる環境整備の必要性，事業活動がグローバル化による国境を越えてのパーソナルデータの流通など消費者や事業者を取り巻く環境は多様に変化した．

　そこで，これらの環境の変化に対応し，消費者の個人情報の保護を図りつつ，事業者によるパーソナルデータの円滑な利活用を促進させ新産業・新サービスを創出するための環境の整備を行うことを目的とし，2015（平成27）年9月9日に個人情報保護法が改正・公布され，2017（平成29）年5月30日に全面施行された．

CHAPTER 4　医療情報管理

1. 個人情報の保護に関する法律（個人情報保護法）（平成15年法律第57号）

　改正された個人情報の保護に関する法律（改正個人情報保護法）は第1章～第3章に基本理念，国及び地方公共団体の責務・個人情報保護施策等，第4章～第7章に個人情報取扱事業者等の義務，罰則等について定められている．

1）この法律の目的（第1条）

　高度情報通信社会の進展に伴い，個人情報の利用が著しく拡大していることに鑑み，個人情報の適正な取り扱いに関する基本理念，政府による基本方針の作成，その他の施策の基本事項を定めることにより，国や地方公共団体の責務等を明らかにして，個人情報取扱事業者の遵守すべき義務等を定めることにより，個人情報が適正かつ効果的な活用されることにより，個人の権利や利益を保護することを目的としている．

2）用語の定義（第2条）

（1）個人情報

　生存する個人に関する情報で氏名，生年月日その他の記述等により特定の個人を識別することができるもの（他の情報と容易に照合することができ，特定の個人を識別することができるものを含む）．

（2）個人識別符号

　関連する情報単体から特定の個人を識別できるものとして個人情報の保護に関する政令に定められた文字，番号，記号その他の符号のこと．

（3）要配慮個人情報

　不当な差別や偏見その他の不利益が生じないようにその取り扱いに特に配慮を要するもので要配慮個人情報の取得や第三者提供には，原則，本人の同意が必要で第三者提供（オプトアウトによる第三者提供）は認められていないので注意が必要である．改正個人情報保護法第23条においてオプトアウト手続により個人データを第三者提供しようとする者は，オプトアウト手続を行っていること等を個人情報保護委員会へ届け出なければならない．これはいわゆる名簿業者による個人データの不正流通対策となるものである．

（4）個人情報データベースなど

　個人情報を含む情報の集合物で特定の個人情報を電子媒体など用いて検索することができるように体系的に構成したものをいう．

（5）個人情報取扱事業者

　個人情報データベースなどを事業の用に供している者をいう（保有する個人情報が5,000人以下の小規模事業者等も含め，すべての事業者に本法律が適用対象になった）．

（6）個人データ

　個人情報データベースなどを構成する個人情報をいう．

（7）保有個人データ

　個人情報取扱事業者が開示，内容の訂正，追加または削除，利用の停止，消去及び第三者への提供の停止を行うことのできる権限を有する個人データで，その存否が明らかになることにより公益その他の利益が害されるものとして政令で定めるものまたは1年以内の

政令で定める期間以内に消去することとなるものを除く．

(8) 匿名加工情報取扱事業者
　匿名加工情報を含む情報の集合物であって，特定の匿名加工情報を電子媒体を用いて検索することができるように体系的に構成したものや，その他特定の匿名加工情報を容易に検索することができるように体系的に構成したものをいう．

3) この法律の基本理念（第3条）
　個人情報は，個人の人格尊重の理念の下に慎重かつ適正に取り扱いが図られなければならないことが明記されている．

2. 医療機関における個人情報の保護

　医療機関は2005（平成17）年に施行された個人情報保護法により個人情報取扱事業者に位置づけられ，患者の診療情報を含めて個人情報の適切な取得・保管・利用などの管理上の義務を負ってきた．厚生労働省が公表した『医療・介護関係事業者における個人情報の適切な取り扱いのためのガイドライン』（以下，厚生労働省ガイドライン）により，一般企業に比べ，より個人情報の取り扱いについて注意を払うことが求められてきた．改正個人情報保護法において，個人情報の定義を明確に定め，新たにマイナンバーや医療保険・介護保険の被保険者番号などを想定した「個人識別符号」についても個人情報として保護対象であることを明記している．また，「要配慮個人情報」という事項を新たに追加したが，その中に病歴も含まれることになり，本人の同意を得ない取得が原則として禁止され，本人の意としないところでの第三者提供は原則として認められない．従来，診療情報は守秘義務の範囲で取り扱われてきたが改正個人情報保護法では法令上の義務として厳重に管理することが求められている．医療関係における個人情報とその取り扱いについては厚生労働省個人情報保護委員会から「医療・介護関係事業者における個人情報の適切な取り扱いのためのガイダンス*」〔2017（平成29）年4月14日通知，2023（令和5）年3月29日最終改正，同年4月1日施行〕，厚生労働省個人情報保護委員会事務局から「医療・介護関係事業者における個人情報の適切な取り扱いのためのガイダンスに関するQ&A（事例集）**」〔2017（平成29）年5月30日適用，2020（令和2）年10月9日改正〕の2つが提示されているので是非参照すること．なお，個人情報保護法は3年ごとに見直され，2020（令和2）年に改正され，2021（令和3）年には官民を通じた個人情報保護制度の見直しが行われた（官民一元化）．

> **用語解説**
>
> ＊厚生労働省個人情報保護委員会：医療・介護関係事業者における個人情報の適切な取り扱いのためのガイダンス，2023
> ＊＊厚生労働省個人情報保護委員会事務局：医療・介護関係事業者における個人情報の適切な取り扱いのためのガイダンスに関するQ&A（事例集），2023
> https://www.mhlw.go.jp/stf/seisakunitsuite/bunya/0000027272.html

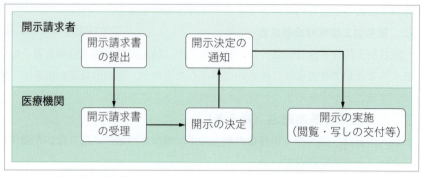

図 3-23 診療情報開示請求手続きの流れ

V 診療情報開示の具体的な流れ

　診療記録の開示も含めた診療情報の提供は，患者と医療従事者とのよりよい信頼関係の構築，情報の共有化による医療の質の向上，医療の透明性の確保，患者の自己決定権，患者の知る権利の観点などから積極的に推進することが求められてきた．また，本人からの請求による保有個人データの開示については改正個人情報保護法第28条*で個人情報取扱事業者に対して本人からの開示請求が認められている．なお，個人情報取扱事業者が保有個人データの開示方法は改正個人情報保護法施行令第9条**により書面の交付による方法と規定されている．

1. 診療記録の開示に関する手続

　図 3-23 に診療情報の開示手続きの流れを示す．開示等の請求等を受けつける方法は改正個人情報保護法第32条***および改正個人情報保護法施行令第10条****に定められているが診療情報の開示を請求する者が当該医療機関の管理者に対して申し立てる．申立ての方式は通常医療機関所定の申請書に必要事項を記載して医療機関の担当窓口に提出する．その際，請求者の身分を証明する書類の提示または写しの提出を求められることがある．開示請求を受理後，医療機関の管理者は担当の医師等の意見を聴いたうえで速やかに診療記録の開示をするか否かなどを決定し，これを申立人に通知する．なお，医療機関の管理者が診療情報の開示を認める場合には，日常診療への影響を考慮して，日時，場所，方法などを指定することができる．なお，診療記録についての開示の可否については医療

> 用語解説
>
> ＊第28条　本人は，個人情報取扱事業者に対し，当該本人が識別される保有個人データの開示を請求することができる．
> ＊＊第9条　法第28条第2項の政令で定める方法は，書面の交付による方法（開示の請求を行った者が同意した方法があるときは，当該方法）とする．

機関内に設置する検討委員会等において検討したうえで決定することが望ましい．開示に関する法的背景や具体的な取り組みは4章2節5項の診療情報の提供を参照すること．

（瀬川　洋）

[改正個人情報保護法]

***
第32条　個人情報取扱事業者は，第27条第2項の規定による求め又は第28条第1項，第29条第1項若しくは第30条第1項若しくは第3項の規定による請求（以下この条及び第53条第1項において「開示等の請求等」という．）に関し，政令で定めるところにより，その求めまたは請求を受けつける方法を定めることができる．この場合において，本人は，当該方法に従って，開示等の請求等などを行わなければならない．

2　個人情報取扱事業者は，本人に対し，開示等の請求等に関し，その対象となる保有個人データを特定するに足りる事項の提示を求めることができる．この場合において，個人情報取扱事業者は，本人が容易かつ的確に開示等の請求等をすることができるよう，当該保有個人データの特定に資する情報の提供その他本人の利便を考慮した適切な措置をとらなければならない．

3　開示等の請求等は，政令で定めるところにより，代理人によってすることができる．

4　個人情報取扱事業者は，前三項の規定に基づき開示等の請求等に応じる手続を定めるに当たっては，本人に過重な負担を課するものとならないよう配慮しなければならない．

****
第10条　法第32条第1項の規定により個人情報取扱事業者が開示等の請求等を受け付ける方法として定めることができる事項は，次に掲げるとおりとする．

1　開示等の請求等の申出先

2　開示等の請求等に際して提出すべき書面（電磁的記録を含む．第14条第1項及び第21条第3項において同じ．）の様式その他の開示等の請求等の方式

3　開示等の請求等をする者が本人又は次条に規定する代理人であることの確認の方法

4　法第33条第1項の手数料の徴収方法

参考文献
1）金谷孝之，服部建大：基礎から学ぶ　医療情報．共立出版，東京，2014．

CHAPTER 5 医事紛争と処理

I 医事紛争の原因と防止

1. 医事紛争の概要

1）当事者（表3-11）

　患者側は，患者本人，患者本人と法的に同視できる者〔法定代理人（親権者や患者が未成年者，成年被後見人等の場合の後見人），法定相続人（患者死亡の場合）〕，患者の近親者および関係する第三者等が事実上の当事者となり得る[2]．この場合，それらの者の認識，感情，評価，思惑などが一致しない場合もあることに注意が必要である．

　医療者側は，直接の当事者として，歯科医師，歯科衛生士等いわゆるコメディカル，その他の医療機関の関係者，組織としての医療機関，損害保険会社，歯科医師会，監督官署

表3-11　医事紛争の当事者

患者側	医療者側
患者本人	歯科医師
患者の法定代理人（患者が未成年者，成年被後見人などの場合）	歯科衛生士，歯科技工士，薬剤師，臨床検査技師，作業療法士，理学療法士
患者の相続人（患者死亡の場合）	歯科助手
患者の家族，親族，実質上それと同視できる者（内縁関係など）など	医療機関の関係者（経営陣，管理者など）
患者の友人，知人，患者の支援団体など第三者	医療機関の直接的・間接的な雇用者（事務職，駐車場係，清掃係など）
	医療機関（法人など）
	監督官署など公的機関（厚生労働省，社会保険事務局，場合により警察，検察などの捜査機関）
	歯科医師会（医事紛争の処理委員会など）
	損害保険会社
	その他各種団体，第三者である個人
	前医，後医（歯科に限らない）

表 3-12 意思伝達，クレームなどの方法

疑問，不信に基づく行為	質問，説明会開催要求等疑問解消のための働きかけ
抗議や攻撃的行為等	口頭での罵倒，ビラ撒き，ネット上での批判等
具体的な診療行為の要求	再治療，治療の追加，修正，他の医療機関への紹介等
その他の行為の要求	経済的回復，謝罪
解決に向けた手段	和解交渉，ADR（交替的紛争処理手続，記載頁参照），裁判等法的手段実行

等公的機関やその他の団体，個人他，場合により前医・後医も当該事案に関して直接，間接の事実上の当事者（利害関係者）となり得る[2]．

2) 意思伝達，クレームなどの方法

　直接的に患者側または患者側の代理人弁護士等から，間接的に団体的行動，インターネット，マスコミを用いる場合などあらゆる方法を利用し，医療者側に伝えられ，知るところとなり，対応を求められることが多い．

　具体的には，疑問解消のための来訪，電話，手紙およびメールなどによる説明のお願い，抗議や攻撃的行為など，再治療などの具体的な診療行為や治療費の減額または返金などの要求，その他の行為の要求や解決に向けた手段を実行に移す場合がある（表 3-12）．

　これらは，穏当な態様のものもあれば，執拗なものまたは暴言，脅迫，暴力を伴う場合も存在する．ネット上の執拗な攻撃的な方法等が存在することも近年の特徴である．特に最近では，口コミや評価などの掲示板，ブログ，SNSなどインターネットによるものも少なくはない．クレームの内容，程度，患者側の要因，医療者側の対応などにより，順次または同時に複数の方法でなされる場合がある．

3) 医事紛争の発生時期

　医療者側が，クレームを受けたり，認知した段階を，医事紛争の発生時期と考えがちである．しかし，それはたまたまその時期に患者側のクレームを認知しただけであり，潜在的にはそれ以前から，患者側のクレームおよびその前提となる疑問，不信，不満，怒り，具体的な要求希望など（以下「医事紛争につながる意識」という）は発生しており，実質的にはすでに医事紛争が発生していると考え得る場合も多い．

　わが国では，相手に対する悪感情の表現を比較的我慢する傾向にある．内心で医事紛争につながる意識（悪感情）をもっていても，現実には相手（医療者側）に対してはなかなか悪感情を表面には出さず，むしろ感謝の言葉を述べるなど，外面的にはわかりにくいことが少なくない．歯科医師に伝えるのは最終段階で，受付や歯科衛生士に帰りがけなどにさりげなく，暗に伝える場合も多い．

　特に前述に，当事者らの間で認識，感情，評価，思惑などが一致しない場合には悪感情がなかなか表面化しない場合が想定される．後述の医事紛争防止（二次予防）のためには，早期に患者側のクレームおよびその前提となる疑問，不信，不満，怒りという悪感情などの医事紛争の火種の存在を知ることが重要である．

表3-13 クレームの対象（テーマ）一覧

対象	クレーム
診断に対して	妥当性，根拠，他者による診断と齟齬
治療結果に対して	効果不十分，偶発性（新たな症状，傷害）の発生，治療期間（長い），後遺症の発生．※歯科は審美的要素も重視される，事前・術中の説明との結果に齟齬
治療内容に対して	治療内容が誤っている（ミス），不適切な治療，不必要な治療，時間（期間）が長い，痛い，苦しい，・・・結果の発生を伴うことがほとんどであるが，そうでないこともある
治療計画・方針に関して	不適切，長すぎる，説明と違う，紹介（転医）手続きを取るべきであった
対応・接遇	不適切，不親切，精神的ダメージを負わされた
説明	不十分，不適切，虚偽

＊治療費の金額，支払い方法などという直接医療行為には関係しない事柄，医療側敷地内での怪我，盗難などの出来事もその対象となる．

4）医事紛争の期間

一時的，一過性のこともあれば，断続的または継続的に長期間続くこともある．ひとたび解決したようにみえても，内心では不満等医事紛争につながる意識が消えず，後に再燃し，蒸し返されることもあり，前述したように，当事者らの間で認識，感情，評価，思惑などが一致しない場合には特にありうる状況である．

5）クレームの対象（テーマ）

医療行為及びそれに関連する行為，出来事に関するあらゆることが対象となりうる．そもそも，医療事故が存在しない場合にも対象となり得る．医療者側に過失がある医療過誤に限定されず，不可抗力的な医療事故，また，医療事故を前提としない医療者側の行為や態度などの場合も広く含む．また，資料施設内及び周辺での出来事も対象となりうる．

クレームの対象として，報告例が多いもの，判例に現れたものを表3-13に示す．大きな分類では，診断に対して，治療結果に対して，治療内容に対して，治療計画・方針に関して，対応・接遇に対して，説明に対して，その他治療費の金額，支払い方法などという医療行為には直接関係しない事柄，医療機関建物内や敷地内でのけが，盗難などの出来事もその対象となりうる．

6）医事紛争の傾向

医事紛争総数を集計することは現実的には不可能であるが，最高裁判所発表の医事関係訴訟（医療過誤訴訟）新受件数（新たに提訴された数）の推移（図3-24）をみれば，2004（平成16）年をピークに2009（平成21）年まで緩やかに減少傾向にあったが，再び増加の傾向とも考えられることやマスコミ報道からは医事紛争の増加傾向は否定できないと思われる．特に**ADR**（Alternative Dispute Resolution：**代替的紛争処理手続**）や訴訟に至る前に示談で終結し表面化しない事案は，それら裁判統計数にはカウントされないため正確には評価できない．

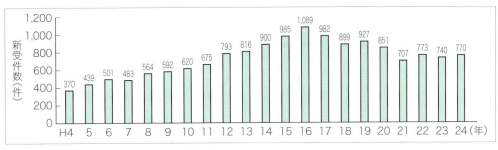

図 3-24　新受件数の推移（医事関係訴訟）
平成16年までの数値は，各庁からの報告に基づくものであり，概数である．

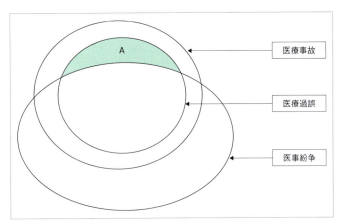

図 3-25　医事紛争，医療事故，医療過誤の概念図
　A：医療過誤が存在しても医事紛争にならない部分

　医事紛争数の変化は，医療者側と患者側の信頼関係の崩壊，医療に関する過信，情報の錯綜，医療者側に対する不信感，医療における医療者側と患者側との望まれる関わり方がパターナリズムから自己決定権保護という流れがあること，国民の権利意識の向上，マスコミ報道，医療訴訟を受任する弁護士の増加などとの関連性が指摘されている[3)4)]．

2. 医事紛争の原因

1）概説

　医事紛争の発生には，患者側からのクレームの存在がその前提であることから，医事紛争の原因として，患者側の感情，意識，認識などといった主観的（内心的）な要素の内容，程度が中心的なものとなる．医療事故の結果の存在や医事紛争につながる意識の発生原因となる医療者側の（過失）行為，出来事といった客観的要素の存在，程度，内容も重要であるし，くわえて，それらの客観的要素が存在しないのに存在するとの患者側の誤解の内容，程度などの患者側の主観的に把握する客観的要素との相関関係で決まる（表 3-14）．
　医事紛争にも，医療界での疫学的考え方を用い，①医療者側の事情といういわば宿主要因，②患者側の事情といういわば病因，③社会，法律，制度，経済，文化的特性などのいわ

CHAPTER 5 医事紛争と処理

表 3-14 医事紛争の原因

患者側の主観的（内心的）な要素		客観的要素
・疑問，不信，不満，怒り，具体的な要求希望などという医事紛争につながる意識の発生（以上の内容，程度）．	⇔ 相関関係	・医療者側の医療行為や説明，接遇，対応が不適切，不完全． ・治療の結果がよくないこと，思わしくない症状や偶発的な出来事の発生． ・上記客観的要素が真実は存在しなくても，するか，患者側が存在すると誤信する．（以上の内容，程度）

ば環境要因という3つの要因の相関関係が医事紛争の原因になりうると総合的に考え，医事紛争の発生可能性というリスクを分析，評価し対策などにつなげるという考え方が推奨される．

2）詳説

（1）患者側の，医療者側に対する，疑問，不信，不満，怒り，恨み，不平等感，疎外感，具体的な要求希望などという医事紛争につながる意識が発生してしまうことが直接的な原因である．

その要素としては，医療者側の医療行為や説明，接遇，対応が不適切，不完全であること，治療の結果がよくないこと，思わしくない症状，精神的苦痛や偶発的な出来事の発生というような客観的要素が存在するか，患者側が存在すると誤信すること，患者側と医療者側の治療効果や確実性などの認識にズレがあることが前提となることがほとんどである．

（2）人がクレーム及びそれに基づいた行動をとる場合は，通常，相当程度以上の動機，積極的意思が必要であり，時間の経過，煩わしさ，体面，ほかのことの忙しさなどの抑制因子がせめぎ合い結果として，精神的障壁を乗り越えなければいけないことである．医療過誤で自分または身近で大切な者が損害を受けたと考えたとしても，相当な苦痛，負担，悩み，逡巡の結果態度を決めるのである．

（3）明らかな医療過誤が発生した場合，医事紛争発生のリスクが高まることは当然である．医療過誤は，裁判官により法的評価がなされて初めてはっきりすることも少なくない以上，医療過誤か医療過誤ではないかが容易にはわからない医療事故が発生した場合，医療者側の事前，事後の説明の存否，内容，また，従前からの患者側に対する対応，態度，接遇など人間的関係，つながりなどで医事紛争発生のリスクは異なる．つまり，常日頃から，患者側と真に良好な人間関係を構築し，患者側からの信頼を維持しており，もし医療事故もしくはそれと同視できるような状態が発生した場合，適切に治療，説明するなど誠意をもって対応すれば医事紛争のリスクは減少し，全く医事紛争が生じない場合も少なくはない．図 3-25 において医療過誤が存在しても，医事紛争にならない部分（図 3-25 のA）がこれである．患者側との人間関係がよくない場合には医事紛争のリスクは高まる．

ここで誤解してはならないのは，臨床に携わる以上，常に技術的，知識的な研鑽を積み，

診療の水準を高めることを怠るべきではないことであり，それを基礎，前提に自己の人格を高め，患者側を人として，敬意をもって対応し，その結果，患者側との良好な人間関係を構築するべきであるということである．

※医学的知識，技術，機材の水準は飛躍的に向上している．大学を卒業した時点，研修や修練に注力していた時点で進歩を止めてしまえば周りの水準に比べると劣ってしまう．患者の立場になれば誰もが最善の診療を望むと思われ，その評価としてその時点における一般の水準が指標になることはなんら不合理ではない．

3. 医事紛争の流れ

図3-26に，一般的な医事紛争の流れを示す．大きく分けると，① 患者側の，医療者側に対する，疑問，不信，不満，怒り，恨み，不平等感，疎外感，具体的な要求希望などという医事紛争につながる意識が芽生えるという，発生のフェーズ，② 医療者側がクレームを認識，認知するという，認知のフェーズ，③ 医療者側の対応という，対応のフェーズ，に分けられる．通常，①→②→③，そして，解決という流れが一般的であるが，①や①→②から患者側の諦めなどで事実上（みかけ上も含む）解決する場合もあるし，①や①→②から③を経ずに，医療訴訟を提起（提訴）される場合もある．また，証拠保全という，患者側による裁判所への申し立てに基づく医療機関における，カルテやエックス線写真の

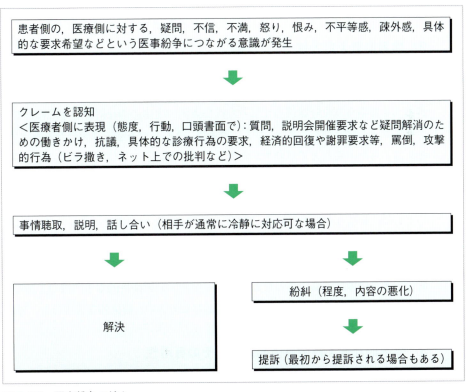

図3-26 医事紛争の流れ

コピー，撮影などによる検証手続（将来の訴訟のための証拠収集の一環としての機能があり，提訴をするかどうかの判断資料にも用いられる）がなされることもある．解決に関しては次節（p.153）で述べる．

4. 医事紛争の防止（予防）

1）概要

単に，医学的，事実的な見地からの予防ではなく，法的な視点を加えた医事紛争の防止（予防）は，大きく分けて，医事紛争の原因の発生を防止すること（発生自体を防止すること）と，発生した医事紛争の原因及び医事紛争そのものに対応すること（発生してしまった段階での対応）という2つの柱からなる．つまり，残念ながら医事紛争が発生してしまった場合に，早期に，適正な解決をすることも，医事紛争の防止（予防）の1つであることを十分認識する必要がある．この意味において，Ⅱ．医療機関における医療安全対策（p.66）のとらえ方とは異なることに注意されたい．

別の視点からは，①患者側の，医療者側に対する，疑問，不信，不満，怒り，恨み，不平等感，疎外感，具体的な要求希望などという医事紛争につながる意識の発生を防止するという主観的（内心的）な要素に対するもの，②医療者側の医療行為や説明，接遇，対応が不適切，不完全であること，治療の結果がよくないこと，思わしくない症状，精神的苦痛や偶発的な出来事の発生というような客観的要素に対するものの2つの柱としてとらえることも可能である．なお，②の客観的要素が存在しないのにあるとの患者側の誤信は①の中に含まれる．

2）体系的考え方とは

これまでに専門家により出版物や講演などで説明，提唱されてきた医事紛争の予防策は，具体的な事案や判例をしょうりょうし，その分析，対応策の策定及び実施といった，後ろ向きで限られた経験例を元にした医療過誤の発生の防止対策を中心に行われてくることが多かったように思える．しかし，筆者は，そうした方法では限界があると考えている．それは，もし，これまでに発生したすべての医事紛争の具体的な情報，医療訴訟の判例を集めることができたとしても，今後発生しうるすべての医事紛争を網羅することは到底できないし，各事案によって個別事情が存在し，必ずしも一般化できないことなどの理由からである．もちろん貴重な契機，情報とはなるが，応用できなければ効果は限定的となる．

そこで，筆者は法的な視点を加えた医事紛争防止のためには，医療側の応用力を養う必要があると考える．そして，体系的な分析のほうが検証や修正が容易で，複雑なことを単純化できる可能性が高いことなどから，疫学的，公衆衛生的な予防概念である一次予防から三次予防という体系的な考え方を積極的に取り入れ，網羅的な応用分析，対応策を策定，実施することを提唱している（表3-15）．

3）体系的な考え方の具体的内容とその有用性

体系的な考え方をもう少し具体的に説明すれば，医事紛争の防止方法を分析，検討する際に，発生の予防（一次予防），早期発見，早期「適切」対処（二次予防），適切な対応及

表 3-15　医事紛争予防の体系的考え方

一次予防	発生前	発生の予防
二次予防	発生初期	早期発見 早期「適切」対処
三次予防	進行，解決後	紛争拡大後の適切な対応 事後処理

び事後処理（三次予防）というフェーズに分け，そのフェーズにあった具体的対策を事前に検討，準備しておき，また，進行中の場合は，その視点に基づいて対応策を策定，実施するというものである．

医科の分野（比較的大きな病院を中心として）においては，相当以前から，医療訴訟の頻発，社会的非難に危機感を抱き，自発的に医療安全委員会を作ったり，MRM（メディカルリスクマネジメント），ヒヤリハット報告・分析などの活動，手法を取り入れていた．特に医療法改正（平成18年，第三章1節，医療の安全の確保のための措置），第6条の12「医療の安全を確保するための指針の策定，従業者に対する研修の実施その他の当該病院などにおける医療の安全を確保するための措置」を講じる義務を受け，大規模な病院などは精力的に医療安全推進委員会，医療安全管理室，リスクマネジャーなどの設置，対応を進めている．

一方で，規模などの事情もあり歯科医療機関で行われている医事紛争の防止策は，依然，一次予防としては医療安全や医療事故事案および医療訴訟の判例の講演を聞いたり書物を読む程度で，二次予防を飛び越えて，医事紛争が進行，拡大，紛糾して，ADR（代替的紛争処理手続）や訴訟に持ち込まれるような段階以降大慌てで三次予防として，医事紛争処理のための各会の組織や弁護士など専門家が関与し，やっとのことで本格的に医事紛争に対応することが多いと思われる．

今日では，多くの分野でいわゆる予防法務という考え方の導入が一般的になっている．特にいわゆるビジネス法務という世界ではこの傾向が顕著である．そこでは一次予防，二次予防が体系的，戦略的に進められている．これは，近年の情勢では，法的紛争に至った場合特に，世界的規模で見た場合，法的責任の追及，内容が過酷な法制度，実務的な運用の国に関連すれば，企業，団体が存立の危機に瀕することもまれではなく，そのリスクは飛躍的に高まることを体験してきたことによる．最近ではスポーツ団体や行政組織等による対応の問題点が批判を浴び，重大な危機を生じている例が多発している．このことを医療関係者およびそれに関連する法律専門家は銘記するべきである．

4）一次予防の実際

提言，指摘，カイゼン制度の整備，実施なども積極的に行い，潜在リスク，迫っている危険，共通して認識すべき注意事項，異常を早期に発見，認知する，説明・接遇に万全の注意を払い患者側からの信頼関係を確立，維持する，ミスを徹底的に減らす工夫をする，スタッフ全員のコミュニケーションを保つ，ホウレンソウ（報告，連絡，相談）の徹底，伝え漏れを防ぐ，医事紛争予防に向けたスタッフ全員のモチベーションを強化する，医事

CHAPTER 5 医事紛争と処理

表 3-16 ミスを防止するために

① 「大丈夫,うまくいく,△のはずだ」などとの安易な,根拠のない思い込みをしない.
② 的確・明確な指示をするなど,スタッフ相互で十分意思の疎通をする.
③ 集中力を維持し,慎重・注意深く行動する,素直な感覚を大切にする.
④ 考えうる危険を予期し,備える.
⑤ 繰り返し自問自答し,チェックする.
⑥ 無理をしない.
⑦ 準備,整備,適切なシステム作りを怠らない.

表 3-17 自己の診療などの行為が過失と評価されないための注意点

① 医学的に正しいと確信をもって行う〔必要なこと(範囲)を必要な量(深さ)熟慮したうえで〕.
　もし確信をもてないのなら,その理由および十分な対応基準,対応策をある時期までに立てたうえで行い実践する.
　学会報告(症例呈示)をして,同業者(歯科医師等)から支持を受け,非難をされないかが1つのメルクマールになるものと思われる.
② 事後的,客観的にみるとすれば,結果の予見,回避は不可能であるとの主張は,医学常識に反しないこと.
③ 十分に,説明すること及びそれをカルテに記録することが必要かつ重要である.

　紛争予防マニュアルを作成する,MRMやヒヤリハット分析,医療事故原因分析の実施とフィードバック,専門家や第三者からの客観的評価,指導を受けるなどである.
　もし,診療体制を整え,証拠を整備することなど,もし仮に医療訴訟を提起されても敗訴しないよう対策をたてることは,一見,三次予防でしかないように思いがちであるが,不信感の払底,過失ではないと第三者から評価されることなどによる抑止という意味から一次予防にもなることを認識するべきである.
　表 3-16 にミスを防止するための1つの考え方を示す.
　「法的な過失」とは,予見可能性があるのに,予見義務に違反し,そのうえで,結果回避可能性があるにもかかわらず,結果回避義務に違反したと評価(訴訟の判決における裁判官の判断が終局的評価)される場合をいい,注意義務違反とも表現される.
　多くの場合,医療者側としては,自己の行為が,医学的または医療実務的に「ミス」と評価されても,また,どう考えても「ミス」と評価されるとは思えなくても,患者側がミスだと強行に主張し,かつ,特に明確な結果が発生している場合などそれが「法的な過失」と評価されるかどうかはわからない場合が少なくない.表 3-17 に,筆者が考える,今から行う自己の診療などの行為が過失と評価されないための注意点を示す.
　近年,裁判において医療者側の説明義務違反を認定する判決が非常に増えている[*].表

用語解説

[*]:最高裁判所は「医師は,患者の疾患の治療のために手術を実施するにあたっては,診療契約に基づき,特別の事情のない限り,患者に対し,当該疾患の診断(病名と病状),実施予定の手術の内容,手術に付随する危険性,ほかに選択可能な治療方法があれば,その内容と利害得失,予後などについて説明すべき義務があると解される」と判断した.(平成13年11月27日最高裁判決)

表 3-18 説明すべき内容

① 診断（病名と病状），いくつか可能性がある場合は理由を付して，すべてについて．
② 実施予定の処置（治療・手術．以下同じ）名・内容，考えられる治療期間，それを行うことと行わないことの利害得失，不確定要素の内容・概要．
③ 実施予定の処置に随伴する危険性（可能性がある偶発症，後遺症など），予後．
④ 実施予定の処置のほかに選択可能な処置方法があれば，その内容，考えられる治療期間，それを行うことと行わないことの利害得失，不随する危険性（可能性がある偶発症，後遺症など），予後，不確定要素の内容・概要〔特に実施予定の処置（治療）との比較は重要〕．
⑤ （場合により：自費診療や保険診療でも高額になる場合）治療費の額，算定方法，支払方法．
⑥ 処置の選択は，患者の意思を尊重すること（医学的見地からの限界もあることも明示する）．
⑦ セカンドオピニオンを得ることも可能であること．
⑧ 患者が本件に関して情報を得る場合の方法，手段の具体例など

3-18 は筆者が考える，説明すべき内容を網羅したものであるが，これらを事案，診療方針などに応じて，メリハリを付けて選択，実行するべきと考える．加えて，説明した内容等をしっかりとカルテに記録することも必要不可欠である．

なお，ガイドラインの存在，意義と医療訴訟に関してその位置づけが問題となる．

ガイドラインとは，指針，マニュアルなどと命名される場合もある．近年，医療に限らず，非常に多くの分野で，多くの団体によって数多くのガイドラインが作成，発表されている．医療に関しては，厚生労働省の委託を受けて，公益財団法人日本医療機能評価機構が運営する **EBM 普及推進事業**「Minds（マインズ）」（以下マインズ）が有名である．そこでは，『診療ガイドライン』を「診療上の重要度の高い医療行為について，エビデンスのシステマティックレビューとその総体評価，益と害のバランスなどを考慮して，患者と医療者の意思決定を支援するために最適と考えられる推奨を提示する文書」と定義されている[5]．

訴訟などの場面において，問題とされている診療行為が「ガイドラインに反している」ことによって，当該診療行為には過失があるとの主張をされる場合も散見される．裁判所の見解は，一貫してガイドラインはあくまで，私的な見解をまとめたものであり法的拘束力を持つものではないとするものである（判例）．しかも，ガイドラインは，作成者の背景，権威，能力もさまざまであり，また，作成時期によってもその正当性に議論がある場合もあり，ダイナミックに改変される事例も少なくはない．しかしながら，事実上，裁判における治療行為の適切性や注意義務違反の有無の判断において何らかの医学的見解を参考にすることは不可欠である．その資料の 1 つとしてガイドラインの記載を立証資料にされ，結果的にガイドラインに抵触する診療行為に過失ありとの判断となる場合も完全には否定できない．ここで，ガイドラインに関しては，表 3-19 で示すような状況が考えられ，リスクとなり得，十分に検討したうえで主張，反論，反証が必要な場合も考えられる．一次予防の視点からは，診療にあたって，ガイドラインを調査，認識したうえで，診療内容を決定，実施するべきである．

5）二次予防の実際

可能な限り，早期に患者側の医事紛争につながる意識の存在，医事紛争の発生を関知し，

CHAPTER 5 医事紛争と処理

表 3-19 過失の判断におけるガイドラインに関連する状況

① ガイドラインに反する場合
② ガイドラインが規定していない場合
③ ガイドラインが誤り，不適切である場合
④ 現在ではガイドラインがすでに改変されている場合
⑤ 同様の事案に関して，複数の異なる（矛盾，抵触すると評価しうる）内容のガイドラインが存在する場合

表 3-20 医事紛争に対する初期対応の注意点

① [ミスを認める（責任承認）のではなく] 相手が不快に思っている点に関しては謝罪（共感表明）する．
② 相手の主張や意見に安易に同調しない．
③ 初期段階では，相手の主張や意見に対して明らかな確信がない限り，議論・反論しない．
④ 曖昧なことに対して断定的な判断，安請け合いはしない．
⑤ 即座に利益供与の約束をすることは，よほどのことがない限り避ける．
⑥ 先入観，思い込みで判断しない．
⑦ 相手の風体，しゃべり方などにとらわれない．
⑧ 対応の時間，場所を改めて設定することも検討する．

表 3-21 医事紛争対応の一般的注意点

① 当事者一人で抱え込まない．友人などの第三者，損害保険会社，専門家（弁護士など）に早めにコンタクトし，コンタクト前に安易に示談，和解をしない．
② 慎重（丁寧，明確）に対応する，感情的にならない，切れない，言葉遣い，態度には気をつける．
③ 説明は一貫させる（説明内容が変遷すると不信感が増幅する），わからないことはそう答え，確信がないのに断言しない．
④ 過剰反応をせず，他の診療，私生活などへの影響を最小限に留める（普段から対応方法，注意点などを準備，シミュレーションしておく）
⑤ 相手の言い分，主張をきちんと聞き，理解するよう努める（一見理不尽なようにみえても，その一部にでももっともだと思う点があることが少なくはないので，面倒であっても時間，手間を惜しまない）．
⑥ 対応，交渉の経過，内容は詳しく記録する．
⑦ 当事者，関係者のみならずスタッフ全員にも，差し支えない範囲（不要な動揺を与えない，特定の個人の名誉・感情を傷つけないなど）で，問題が発生していることおよび概要を伝え，協力・理解を要請する（組織内の協力，一致団結，安定は大切）．
⑧ カルテ，記録（レセプトなども）などの検証，スタッフへの聴き取りなどを行い，実際に起こった事実（真実）を正確に調査，把握（関係スタッフを責める姿勢は禁忌）．
⑨ 経済的支出をして示談（和解）をするときには慎重にする．事前に損害保険会社，場合によって弁護士に相談，確認をする．
⑩ 安易な約束はしない．わからないことは，正直にわからないと伝える．
⑪ 非常識，理不尽な要求は断固として断る．場合により，警察などへの通報も考える．
⑫ 真実の内容であればカルテの訂正は絶対の禁忌ではないが，裁判において信用性を損なうきわめて高い危険性があるので十分に考慮したうえで慎重に判断する．
⑬ 虚偽の説明，不当な隠ぺいには多大なリスクが存在することを認識して対応する．

適切な対応を行い，解決，拡大防止につなげる．十分な説明，誠意ある対応が不可欠であり，この段階での対応を誤れば，一気に医事紛争は紛糾，拡大する．

表 3-20，21 に，医事紛争に対する初期対応の注意点，及び医事紛争対応の一般的注意

点を示す．もちろん，これも，事案によって取捨選択，修正して実施することはいうまでもない．特に医事紛争が生じた後のカルテなど診療記録の修正は，非常に高いリスクを伴うので要注意である．

残念ながら，二次予防が功を奏さず訴訟に進展してしまうこともある．一般的に，患者側が提訴する理由としてあげられるのは，「真相の究明」，「医療者側の誠実な対応」，「事故の再発抑制」，「金銭的賠償」などであり，可能な限り，二次予防の段階でそれらに答えることが訴訟を回避することに直結する．

6）三次予防の実際：訴訟の解説

医事紛争に関する裁判を提起する場合，不法行為または債務不履行に基づく損害賠償請求訴訟として，民事訴訟法（以下，民訴法）に基づき，原則として，地方裁判所（請求額が140万円を超える場合）または簡易裁判所（請求額が140万円以下の場合）に対して申し立てる．

訴訟の一般的な流れを図3-26に示す．

（1）訴えの提起（提訴）は，訴えの提起は，訴える側（原告という）が，原則として，訴状を裁判所に提出してしなければならず（民訴法133条1項），例外的に，簡易裁判所では，口頭での訴えの提起が認められる（民訴法271条）．

訴状の記載事項が適法，適式であれば，もし主張している事実が真実に反していたり，明らかに理不尽で全く法的には成り立ち得ない主張であっても，訴状は受理され，裁判としては成立し，実体審理をしなければならない．

（2）消滅時効は，訴状提出時に中断（時効成立へ向かう時間のカウントがリセットされて，そこから再び時効期間のカウントが始まること）されるが，その後に訴えの却下または取下げされた場合には遡って中断しなかったことになる（民法147条，149条，民訴法147条）．

訴状は，訴えられた側（被告という：被告人というのは刑事裁判における呼び方であり注意を要する）に，送達される（通常は，裁判所からの「特別送達」という特殊な扱いの郵便で送られるのがほとんどである）．

訴状が送達される際，裁判所から被告に対し，第1回目の裁判の日（期日とよぶ）が記され，答弁書として，原告が訴状に書いている事実，主張に対する考え方（反論など）を記載して期限を示して裁判所に提出するように求められる．

もし，訴状の内容が全く荒唐無稽，理不尽だと考える場合でも，答弁書を提出せず，第1回期日に裁判所に出頭（出廷）しなければ，いわゆる欠席判決として，原告の主張をそのまま認めた判決がなされる危険が高いため絶対に無視，放置してはならない．

特に前触れもなく（事前のクレームや証拠保全手続なしに提訴される場合もある），訴状が送られてきて被告になった場合には，早急に，歯科医師賠償責任保険を加入している損害保険会社に連絡するべきである．なおわが国は，民事訴訟において，弁護士を代理人とせず，本人のみが裁判をする（本人訴訟）も可能であり，医療訴訟においても被告となった歯科医療機関や歯科医師本人が誰の手も借りずに裁判を受けて立つことは可能である．しかし，診療で忙しい中，裁判に出廷し（平日昼間しか裁判は開かれない），自分の主張を

支える書面を作成し，証拠を吟味し，準備することは，時間的にも精神的にも非常な苦労があり，そもそも，法律や法律論を知らない場合は不利になる危険性も高い．したがって，早期に弁護士に相談し，お互いに納得がいけば受任してもらい，代理人として裁判に臨んでもらうことをお勧めする．弁護士に依頼した場合は，被告となった歯科医師は，原則としては裁判に出廷する必要がなく，例外的に，本人（証人）尋問や和解をする場合に出廷することがある程度である．

訴状が送達されてから裁判の期日までは期間があまりないことが多く（第1回期日は，被告（またはその代理人弁護士）は出廷しなくても，通常の場合，適切な答弁書を提出しておけば，まず不利益はない．しかし，第2回期日以降は，請求内容などに対し，具体的な反論，主張，立証を行わなければならないので，「早期に準備する」必要がある．

代理人となるべき弁護士の探し方は，加入している歯科医師会や損害保険会社に相談し紹介してもらう方法，友人・知人の伝手をたどる方法，直に弁護士の事務所に連絡する方法などが考えられる．日頃から顧問弁護士を委任することも効果的である．

7) 三次予防の実際2—訴訟の遂行

多くの当事者は，相手方を文書や言葉でやりこめれば有利になって勝訴できると思いがちであるが，訴訟においては，あくまで「医療に関しては素人」である裁判官にわかりやすく説明，説得し，自分の主張が正しいことの理解，共感を得られなければ有利にはならないということを理解する必要がある．通常，医療訴訟は，第一審（日本の訴訟は，原則，第一審から3回できる可能性がある）は地方裁判所で行われる．東京，大阪，名古屋，千葉，福岡，札幌，さいたま，横浜，仙台，広島の各地方裁判所に医療集中部とよばれる部があり，それらの裁判所に提起された医療訴訟は，医療集中部で審理が行われる．それら医療集中部の裁判官は経験上医療に詳しくなるが，あくまで医療の専門教育を受けているわけではないので限界はある．ましてやその他の裁判官は医療の専門家と比べれば医学的知識に乏しいことは当然のことである．したがって「何十年も臨床に携わっている，専門教育を受けた自分が正しいといっているのだから正しい」などの頭ごなし的主張は逆効果である．豊富な基礎的・臨床的医学知識を有し，日々臨床に従事している医療側の者としては当然のことであっても，基本から，わかりやすく，論理的に，医学的裏づけに基づき立証，主張しなければならない．そのためには，学術論文，成書，教科書，ガイドライン，学会のコンセンサスなどの「医学的根拠に基づく」主張，立証が非常に効果的である．往々にして，弁護士に依頼したのであるから「とにかくよろしく」と頼んでおけば，自分は何もしなくてもすべてやってくれるという態度をとる医療者側関係者が存在する．確かに，裁判のための書面，特に法的な文書は，受任した以上基本的には弁護士が作成するが，主張を歯科医学的に裏付けるための論文，教科書，成書，報告書などの資料や証拠となるべき資料（カルテ，歯列模型，エックス線写真など）の収集，準備，整理や陳述書（訴えられている出来事に関しての関係者の記憶などを書いた書面）を作成する必要がある場合などは，積極的に協力するべきである．協力を怠るという態度，姿勢では，訴訟が長引き，本来有利になるべきことが不利になり，結果として，敗訴判決につながり，自分の名誉を傷つけ，歯科医学会全体に対しても不利益な判決が出されることとなり，それによる不利

益も大きい．特に歯科医学にあまり精通していない弁護士に依頼する場合には，その協力を惜しむべきではない．

また，訴訟における判断は，当事者（原告＝患者側および被告＝医療者側）双方の立証に基づき事実認定を行い，それをもとに法的評価（ここで，先述の医学的根拠に基づいた主張，立証はほとんどがこの段階に関するものである）を行うという2段階でなされ，事実認定においては，カルテほか診療資料，歯列模型，エックス線写真，当事者や関係者のメモや記憶で行われるので，その収集，保管，整理，分析，確認が不可欠で，そこでも当事者の協力は不可欠である．

8）今後の医事紛争防止の展望

これまで行われてきた学生教育，卒後研修における医事紛争の防止，解決に関する授業，実習などはきわめて貧弱であった．今後，学生教育，卒後研修において，本書などの有効活用を含め，具体的，実践的な医事紛争予防のための講義，実践トレーニングなどの充実が望まれる．

医療事故原因分析についても関心をもつべきである．すでに発生した医療事故や発生する可能性を生じた場合に，それを生かさないで単に後悔，反省で終わるのはあまりにも残念である．もちろん，それらの状況に陥る前に，発生しうるリスクをシミュレーションして，それを回避することも効果的である．この手法として，医療事故原因分析の各手法が提唱，開発され発展し効果を上げている．これは，三次予防としても，一次予防としても観念され得る．

医療事故分析の手法には，大きく分けて，①定量分析（数値化して集計，分析する）と②定性分析（背景要因から根本原因を追究する分析）に分けられ，いくつかの手法が存在する．ただし，これらをしっかり実施するには，相当なマンパワー，時間が必要で，小規模の診療所ではそのまま運用することは容易ではない．しかしながら，その視点，考え方を有効活用することは不可能ではない．また，各施設のみで単独で行うのではなく，スタディグループ，親しい方々との間，同窓会，各会単位などある程度のまとまりをもって共同で行うなどの工夫もそれらの問題を克服し，効果につながるとも考える．特に歯科医師のみならず，歯科衛生士，歯科助手，歯科技工士，受付などすべてのスタッフに関連するものであり，また，その時点には存在しないスタッフ（将来加入する方）のための資料，情報の集約保存及びアクセス（アーカイブ）として利用することも含めれば貴重な資産となる．当然，患者にもメリットがある．今後，ぜひとも一考する価値があろう．

II　医事紛争の解決

1. 医事紛争の解決とは

医事紛争の「解決」に関し，患者側からはクレームを含めてコンタクトがなくなり，その状態が相当期間継続することもある意味では解決ともいえるが，本当の意味での解決

は，①患者側が納得，理解すること，②患者側との有効な示談（和解）*が成立すること，③訴訟で判決が確定し，医療者側敗訴の場合にはそれに従って支払が完了することではないかと考える．もちろん，②や③では，当事者のどちらか，または，双方共が完全には納得していない場合もあるが，法的な意味では終局的な解決といえる．

2. 医事紛争解決の視点

　医事紛争の解決を考える際の重要な視点は，医療者側，特に歯科医師が，当該行為（自分の行為）は過失がないと確信するのか，過失があると確信するのか，それともどちらともわからない（グレーゾーン）と考えるのかをまず基本に，それに基づき方向性をまず暫定的に定めるという考え方である．もちろん，過失は法的評価であり，医学的なミスとは完全には一致しないが，自分の医学的知識，経験に基づけば，客観的にみて医学的なミスとは絶対にいえないか，そうでないかを1つの分岐点としたり，自己の診療などの行為が過失と評価されないための注意点を参考にしたり，場合によっては，弁護士などの専門家に相談，アドバイスを受けるという方法も合理的である．「（悪い）結果が発生したから」とか「望みどおりの効果が得られないから」過失であるとの主張があまりに不合理であるとの意識は重要と考える．

3. 誠意ある説明，対応の重要性

　患者側に納得，理解してもらうには，粘り強く，丁寧に，わかりやすく，誠意をもって説明，対応することが重要である．多くの医事紛争の患者側及びその代理人として活動している弁護士などが指摘するのは，医療者側からは誠意ある説明，対応がなされない，不誠実な対応で傷ついたなどということである．各人，主観的評価，価値観，基準なども違うので一概にそれらの指摘がすべて正しいというつもりはないが，その指摘が至極当然であるとしか思えない事例も確かに存在する．この事実は厳に受け入れ，襟を正すべきである．自分の行為には全く過失がないと確信している場合であれば，最終的には，患者側からのクレーム，要求を拒否することは当然の権利であり，訴訟になっても徹底抗戦することを責められる義務はない．しかし，その場合でも，また，自分の行為はもしかしたら過失と評価されるかもしれないと考える場合（グレーゾーン），さらには，自分の行為が程度は別として過失と評価されると確信している場合でも，相手である患者側は悩み，苦悩し，辛い思いをする感情をもった生身の人間であることを認識し，医療人として，思いやり，慈しみの心をもって対応するという姿勢を忘れてはいけない．その結果，患者側が，納得，

> 用語解説
>
> *一般に，示談というものは，法律的に和解（契約）であることがほとんどである．和解契約とは，「和解は，当事者が互いに譲歩をしてその間に存する争いをやめることを約することによって，その効力を生じる．」（民法695条）に根拠を持ち，当事者間でお互いに譲歩して，法律関係の存否・範囲・態様に関する紛争について法律関係を確定させる契約のことである．

理解，もしくは過失を許してくれる場合もあり，理想的な解決法の1つであると考える．心理カウンセリングにおける考え方の「無条件の肯定的配慮」，「共感的理解」，「自己一致」などの原則が有効となることが多い．

4. 示談

　患者側と示談（和解）する場合は，通常，自分の行為はもしかしたら過失と評価されるかもしれないと考える場合，あるいは自分の行為が過失と評価されると確信している場合である．早期解決のために，自分の行為には全く過失がないと確信している場合にも，示談（和解）するべきでないわけではないが，和解の内容，負担の大きさ，今後の他事案への影響など熟慮して慎重に決めるべきである．特に患者側と経済的支出（損害賠償など）を伴う示談（和解）をする場合には，自腹を切る覚悟がある場合以外は，事前に加入している歯科医師賠償責任保険の損害保険会社の同意を得る必要がある．損害保険会社は，医療側に過失があると考える場合にのみ，保険会社が妥当と考える額だけしか負担しない．示談書（和解書）の作成の際には，専門的知識が必要なので，事前に弁護士などの専門家に確認または代理してもらうことをぜひお勧めする．

5. 判決に至る場合

　訴訟においては，基本的には損害保険会社，代理人弁護士と，詳細に分析，検討し，対応を決めることになる．ここでも，早期解決のためなどの観点から，和解（裁判上の和解という）も選択肢に入る．もし，双方の折り合いが付かず，判決に至るのであれば，前述のとおり，医学会全体に不利益な判決を出されないために，ベストを尽くして，充実した，効果的な主張，立証に尽力すべき使命を負う場合があることを肝に銘じるべきである．その場合，代理人弁護士に最大限積極的に協力すべき事は，先に述べたとおりである．

6. 裁判以外の医事紛争解決のための仕組み，手続

　近年，医療訴訟による当事者双方の負担が少なくはないため，迅速に，納得がいく解決を目指して，ADRという裁判とは異なる医事紛争解決の仕組みや裁判所も含めた公的，私的な機関による紛争解決機関の利用という方法が用いられることがある．ADRには，行政機関が行う仲裁，調停，あっせんの手続や，弁護士会や社団法人その他の民間団体が行うこれらの手続，裁判所において行われている民事調停などがある．仲介をする立場の者と中立的な医療専門家が協力し，解決に向けた助言，調整，話し合いの仲介を行い迅速に解決できる場合も少なくはない．

（植松浩司）

医事紛争と処理

参考文献
1) 前田正一編：医療事故初期対応．医学書院，東京，2018．
2) 日本弁護士連合会編：安全で質の高い医療を実現するために．あけび書房，東京，2009．
3) 江川　寛監修：医療科学．東京，2000．
4) 植松浩司：ザ・クインテッセンス 27（2），2008．
5) 福井次矢，山口直人監修：Minds 診療ガイドライン作成の手引き 2014．医学書院，東京，2014．3．
6) カール・R・ロジャーズ：クライアント中心療法（ロジャーズ主要著作集），岩崎学術出版社，東京，2005．

IV編

医療連携及び地域包括ケア

CHAPTER 1 医療制度

I 日本の医療制度のあゆみ

1. 近代の医療制度のはじまり（歯科医師法制定まで）

　わが国の現在の医療制度を運営していくのには，医療従事者の資格とそれに伴う養成制度，病院，診療所などの医療を提供する場所，サービスを提供するための医療保険制度などが必要となり，その整備のための歴史的経緯が存在する（**表4-1**）．

　わが国の医療制度の歩みをたどると，古代に遡るが，本書では，現代の歯科医療制度の確立に大きな影響のある明治維新以降の経緯を示すこととする．

　1868（明治元）年，明治政府は，太政官（明治時代初期の最高官庁）布告を発し，わが国が西洋医学を採用するとの方針を示すとともに今後，医師の免許制度を確立していくことを発表した．

　その後，1874（明治7）年に医制が発布された．**医制**とは，国民の健康を保護し，疾病治療を進めていくことなどを目的として，医学教育や免許を含む衛生行政全般について規定したわが国で最初の近代的な医事衛生法規のことであり，これに基づき，1875（明治8）年に医術開業試験が行われることとなった．当初，医科と歯科の区分がされていなかったが，小幡英之助が第1回目の医術開業医試験に合格し，日本政府から免許を付与された初めての歯科医師といわれるようになった．

　その後，1883（明治16）年の医術開業医試験から歯科の試験科目が独立するようになった．この時期，外国との交流が盛んになったことなどからコレラ等の急性伝染病が蔓延し，上下水道整備や1897（明治30）年に伝染病予防法が制定されており，医療従事者の法的な制度を確立する機運が高まるようになっていった．

　当初，無資格者の医業の禁止の規定は，旧刑法で規定されていた．その後，医師を養成する医学校が増え，免許資格者も増え，医療関係者の法律を制定する動きが高まり，1906（明治39）年に，医師法が制定されることとなったが，当時の歯科医療関係者の努力により，医師法制定の際，同時に**歯科医師法**も制定されることとなり，わが国における医療関係者の身分制度の確立が歯科医師を含めてなされることとなった．詳細は他紙にゆずることとするが，医師法の制定前後，政府や医師会関係者の間で，当初は，医師法と同時に歯科医師法を制定しようとする動きは皆無に近かったとされ，医師法制定の際，歯科医師

表 4-1 わが国の主な医療制度の変遷（歯科医療を含む）

1868 年	太政官布告（西洋医学の採用方針と今後，免許制度を確立していくことを通知）
1874 年	医制発布
1875 年	医術開業試験開始
1883 年	医術開業試験で歯科の試験科目が独立
1890 年	高山歯科医学院（後の東京歯科大学）開校
1896 年	日本歯科医会結成
1906 年	旧医師法・歯科医師法制定
1922 年	健康保険法制定
1926 年	第一次日本歯科医師会創立
1927 年	健康保険法施行（歯科診療報酬制度開始）
1938 年	厚生省設置
	国民健康保険法公布
1942 年	国民医療法制定
1946 年	日本国憲法制定
1948 年	新歯科医師法，新医師法，医療法，歯科衛生士法制定
	厚生省医務局に歯科衛生課が設置される
1955 年	歯科技工士法制定，歯科衛生士法一部改正
1961 年	国民皆保険制度スタート
1973 年	老人医療費無料化（老人福祉法改正）
1982 年	老人保健法制定
1984 年	健康保険法改正（患者本人の一部負担 1 割が導入）
	特定療養費制度開始
1985 年	医療法第一次改正で医療計画が位置づけ（病床規制制度開始）
1987 年	歯科医師臨床研修制度開始
1989 年	歯科衛生士法改正（歯科保健指導が衛生士の業務に追加）
1994 年	医療法第二次改正（特定機能病院制度，療養病床群制度創設，広告規制緩和等）
2000 年	介護保険法施行
2001 年	厚生労働省設置
2004 年	健康増進法制定
2005 年	歯科衛生士学校の修業年限が 3 年に
2006 年	医療制度改革関連法（後期高齢者医療制度創設，保険外併用療養費制度開始，診療所での医療安全制度が義務化，医療情報提供制度開始）
	歯科医師臨床研修制度必修化
2008 年	後期高齢者医療制度開始
	在宅療養支援歯科診療所制度開始
2011 年	歯科口腔保健の推進に関する法律制定
2014 年	地域医療介護総合確保法制定（地域包括ケアが政策に位置づけ）
	医療法第 6 次改正（病床機能報告制度開始，地域医療構想策定開始）
2015 年	医療事故調査制度開始
2019 年	健康保険法改正（オンライン資格確認制度の導入が決定）
2021 年	歯科医師法一部改正（共用試験が法制化）
	オンライン資格確認制度開始

法を同時に制定したことは，その後の健康保険制度での歯科医療への公的な位置づけを左右することにもなり，わが国の歯科医療の位置づけを決定づけた歴史的な快挙であったといえる．

CHAPTER 1 医療制度

2. 公的な医療保険制度の開始と歯科医療制度

　第一次世界大戦の好景気とその後の不況で，わが国は，貧富の差が拡大し，労働争議が増え，労働者の処遇を改善していくための，社会保険の立法化に対する機運が高まっていった．また，ベルサイユ条約に設置された国際労働機関（ILO）での労働に関する条約の採択なども影響し，労働者に対する公的な医療保険制度を創設することが必要となってきた．

　このような背景に伴い，1922（大正11）年に健康保険法が制定され，関東大震災（1923年）により制度の開始に年月を要したが1927（昭和2）年から一部の労働者とその家族を対象とした**医療保険制度**がスタートした．

　なお，新たにスタートした診療報酬制度においては，歯科診療報酬が位置づけられるとともに，義歯の給付についても当時の歯科医師会などの努力が寄与し，歯科診療の給付内容に含まれることとなった．

　健康保険法が制定された時期に，すでに医療保険制度がある国は15～16か国程度で，このうち，歯科の給付を行っていたのは約半数で，さらに補綴の給付を行っていたのは，わずかで，法定給付ではなく，付加給付が大部分であったとされる．

　当時，内務省は，健康保険での歯科の給付は行うものの，補綴治療については，給付から外すことを検討していたとされ，健康保険法が制定された翌年の1923（大正12）年，当時の日本聯合歯科医師会は，内務省に対して歯科技工を健康保険の給付に加えるべきであるとの意見を出しており，結果的に，保険診療が開始された際，義歯の給付がなされることとなり，現在も継続している．

　ところで，健康保険制度の開始時，医師，歯科医師の身分法が制定されてから，約20年が経過していたが，身分法が制定され，従事者が確保されると，タイムラグはあるものの，社会福祉関係者（社会福祉士，介護福祉士）の身分制度ができた後，介護保険制度が創設されているように，公的な保険制度を創設するインセンティブが働くと考えられる．なお，制度設計となる公的な医療保険制度を運営していくうえで，公金を扱うことから，公的な医療サービスを提供する受け皿となる全国組織の医療関係団体が当時も必須であったが，わが国の場合，幸い，医師法制定と同時に歯科医師法が制定されたことから，全国組織の公的な団体の設置も容易となり，わが国における診療報酬上の歯科の位置づけについても大きく影響した．健康保険制度が開始される前の年にあたる1926（昭和元）年に日本歯科医師会が設立された．

　その後，わが国は満州事変の後，戦時体制へ入り，経済および国防の充実から1938（昭和13）年に厚生省が設置され，1942（昭和17）年には，国民医療法が制定され，旧医師法，旧歯科医師法の内容がこの法律に統合され，戦時体制に組み込まれることとなった．

3. 第二次世界大戦後の医療制度と国民皆保険制度

　第二次世界大戦が終了し，わが国では，新憲法のもとで，新たな医療制度が開始される

こととなった．1947（昭和22）年になると新医師法，新歯科医師法が制定されるとともに，医療法，**歯科衛生士法**が制定され，厚生省の医務局に歯科衛生課が設置された（現在は，厚生労働省医政局歯科保健課）．

特に歯科衛生士については，それまで養成制度がなかったにもかかわらず，GHQのもと，新保健所法の制定とともに，地域保健で活動する人材を要することから新たな医療関係者の身分法として制定がされることとなった．7年後の1955（昭和30）年には**歯科技工士法**が制定され，戦前は歯科医師のみが公的な身分制度であったものが，戦後，歯科衛生士，歯科技工士ともに，公的な医療従事者としての確立がなされたこととなる．歯科技工士法が制定された際，歯科衛生士法の一部改正がされ，診療補助が業務として加わり，今日の歯科医療のシステムのほとんどが完成したこととなる．

その後，1961（昭和36）年の制度改正により，**国民皆保険制度**が，皆年金制度とともに確立された．わが国は，高度経済成長期を迎えたこともあり，医療保険制度も充実がなされ，1973（昭和48）年には老人医療費の無料化が実現した．

4. 人口の急速な少子高齢化と経済基調の変化（1980年代以降の流れ）

人口の高齢化が急速に進んでいたことから，1980（昭和55）年代以降，わが国では，医療制度と医療保険制度の改革が継続的になされるようになった．

1982（昭和57）年の老人保健法の改正により，高齢者が医療の一部負担を行う制度に見直しがなされ，1984（昭和59）年の医療法改正では，病床規制を行うことを主眼とした医療計画制度が創設された．また，健康保険法の改正で患者本人の自己負担1割が導入された．その後も，高齢化が進む中での経済基調の変化などにより医療制度および医療保険制度は，定期的に見直しが行われるようになり，広告規制の緩和や医療情報提供による患者の視点の重視，特定機能病院制度の創設や療養病床の創設など医療施設の機能分化のための対応がなされるようになった．

さらに，健康保険制度については，患者負担の見直しが継続的にされ，2003（平成15）年の制度改革で乳幼児や一般または低所得の高齢者以外は，原則3割の負担に見直されたほか，保険外併用療養費制度の創設などがなされた．

2000（平成12）年には，**介護保険制度**が導入され，要介護者の増加への対応がなされるようになり，2008（平成20）年には，医療費が増え続ける中，**高齢者の医療の確保に関する法律**が制定された．

さらに，少子高齢化が進む中で，医療と介護の一体的な改革に対する機運が高まり，2014（平成26）年には，**医療介護総合確保法**が制定され，病床機能報告制度や地域包括ケアの構築が政策として進められるようになった．

なお，医療制度及び医療保険制度改革が進められるなか，医療制度との連携がされた保健サービスの提供や疾患の重症化予防を進めていくことが課題とされるようになり，2004（平成16）年には，**健康増進法**が制定され，2011（平成23）年には，**歯科口腔保健の推進に関する法律**が制定され，健康づくりを進めていくことが制度化されており，最

CHAPTER 1 医療制度

近は，健康寿命を延長していくことが重視されるようになり，医療サービスを提供していく側面でも診療報酬での重症化予防が進められたり，在宅医療サービスを提供していくことが課題とされるようになってきた．この流れを進めていく動きとして，2019年の健康保険法改正でオンライン資格確認が導入されるとともに，患者個人の保健医療情報を診療に活用していく制度が導入された．さらに医療分野でのDX（デジタルトランスインフォメーション）を通じた医療サービスの効率化と質の向上がされつつあり，将来的には，カルテや処方せん，個人の健診情報などの医療情報を一元管理が可能な「全国医療情報プラットフォーム」の創設を行うことが考えられている．なお，歯科医師法改正により，共用試験が法制化され，免許取得前の歯学生が大学での臨床実習を行うことが法的に許容されることとなった．このように，近年，少子高齢化に対応した歯科医療サービスの変化に対応した制度改正が行われてきている．

II わが国の医療制度の特徴

わが国の医療制度の特徴としては，

> 1. 国民皆保険制度により，公的医療保険での保障が担保されている．
> 2. 医療機関を自由に選ぶことができるフリーアクセスのシステムとなっている．
> 3. 比較的安価な患者負担で医療が提供される仕組みとなっている．

ことがあげられる．

ただし，近年，少子高齢化の進展などに伴い，医療費の増加や，経済情勢の悪化による所得の落ち込みなど，公的な医療保険制度を取り巻く状況が変化してきており，医療制度を維持・発展していくうえでの見直しが継続的に求められる時代になってきた．

1. 国民皆保険制度と公的医療保険での保障

わが国の医療保険制度では，原則すべての国民が健康保険や国民健康保険などの医療保険制度に加入し，医療機関についても，例外はあるものの，多くの病院，診療所で医療保険制度に基づく保険診療が提供されている．

また，2017（平成29）年の医療施設調査によると，101,471の診療所のうち，92,629か所が保険診療を行い，68,609の歯科診療所のうち67,569か所が保険診療を行っており，自費診療のみを行う歯科診療所は1.5％となっている．

なお，保険診療を行っている医療機関の状況については，診療報酬改定の基礎資料として用いられる第23回**医療経済実態調査**（2021年実施）では，個人の歯科医療機関の場合，医業収益に占める保険診療の割合は，約82.2％となっており，医療機関を円滑に運営していくうえで必須のシステムともなっている．

わが国の診療報酬制度では，矯正，インプラント，一部の補綴治療などの給付外診療が

あるものの，基礎的な歯科治療のほとんどは，医療保険で給付がされており，世界的にみて，歯科治療に対する医療保険での給付範囲が広く，患者負担が高くないことから，社会保障制度として，世界一といっても過言ではないほど，トップレベルを維持している．

2. フリーアクセス

全国どの医療機関でも，加入者が受診可能で，医療機関が全国に整備されており，受診時の自己負担額もある程度抑えられ，病気や怪我になったときに容易に医療サービスを受けることができる制度となっている．

実際に医療従事者に対しては，応召義務が課せられており，歯科医師法第19条で「診療に従事する歯科医師は，診察治療の求があつた場合には，正当な事由がなければ，これを拒んではならない」と規定され，フリーアクセスとなる制度の維持を医療従事者が担っていることになる．

ただし，高齢化で医療のニーズが高まっていることから，患者の大病院への集中を避けるため，紹介状なしで受診した場合，患者が払う初診料が実質的に上がる仕組みを大病院（特定機能病院・一般病床200床以上の地域医療支援病院）を受診する場合に設定されている．また，入院日数を短縮する対応がなされ，在宅医療でのサービスを推進する方向での施策推進がされており，歯科医療においても，在宅を専門に行う医療機関が位置づけられている．なお，要介護者が増え介護保険制度が創設され，医療との連携が求められる時代背景のなかで，歯科医療において義歯の保険給付がなされているのは，生活に根差した医療を提供していくうえで，他国に比較して，わが国の歯科医療制度において第一に評価されるポイントであるといえる．

3. 安価な患者負担

社会保険方式を基本としながら，皆保険を維持していくため，公費を投入する仕組みで，制度が維持されている．経済基調の変化により，所得の伸びが鈍化していることから国民医療費に占める公費の投入割合が1994年度は31.2％，2004年度は35.9％，2021年度は38.0％で以前に比べて増える傾向になってきている．2021年度の国民医療費の財源構成（**表4-2**）に示すとおり，保険料が約5割，公費約4割，患者負担約1割の構成となっている．公的な財源を用いることで，比較的患者負担が低い仕組みでの制度維持がなされている．

表4-2 国民医療費の財源について（2021年度）

	金額	構成割合
総　　数	450,359億円	100.0％
保険料	224,957億円	50.0％
公　　費	171,025億円	38.0％
その他	54,378億円	12.1％
患者負担（再掲）	52,094億円	11.6％

（資料：厚生労働省「令和3年度国民医療費の概況」）

CHAPTER 1　医療制度

　　また，患者負担については，高額療養費制度や障害者に対する自立支援制度，入院時に支給される傷病手当金などにより，医療費用がかかる場合や生活に支障が出る場合などの対応がなされ，患者の負担が軽減される仕組みが導入されており，受療の阻害となる要因の排除がなされる制度が導入されている．

4. 医療制度のこれからの展開

　社会保障に要する給付費約120兆円のうち，約4割にあたる約50兆円が医療と介護の給付に要する時代となり，医療費を適正化していく要請への対応を図りながら，人口の高齢化と医療サービスに対する国民ニーズの多様化に対応していくためのサービスの提供が求められることとなり，以前にも増して，医療制度の変革が求められるようになってきた．
　このため，平均入院日数を減らしていく取組みが進められることで，医療機能の分化が進められ，急性期病院のほかに，リハビリ医療を担う病院や診療所での在宅医療サービスが在宅歯科医療サービスを含め充実され，医療機関の連携がいままで以上に推進されるようになる．このほか医療安全への関心が高まる中，医療の安全管理を行うことが医療機関に義務付けられるとともに，**医療事故調査制度**が2015（平成27）年から開始された．
　また，患者サービスの充実については2016（平成28）年の制度改正で，保険外併用療養費制度の見直しで差額診療室が新設されるなど，選定療養に位置づけされるサービスの新設がされ，患者選択の多様化への対応がなされている．
　なお，健康寿命の延長を進めていくことが時代の要請となり，各個人がセルフケアやセルフメディケーションを進めやすいシステムの整備もされるようになり，医療保険制度の改革で，医療保険者努力支援制度の充実がなされるなど皆保険制度の維持のため，いままでにも増して関係者が継続的に努力する時代となった．
　医療介護の一体的な改革が進められるよう，医療と介護の計画が同時に策定される2018（平成30）年から医療計画及び医療費適正化計画の策定時期が5年に1回から6年に1回となり，3年に1回の介護の計画と同時に策定がされるようになったが，2024年から医療介護の同時計画策定とともに，いわゆる健康増進計画である健康日本21並びに「歯科口腔保健を進めるための基本的事項」についても同時策定がなされ，一体的な計画策定が行われることとなる．一体的な改革が進められることになり，制度の一体的運用が図られることとなった．さらに，人口減少時代に対応して，健康寿命の延伸に貢献できる医療サービスの提供が求められているといえる．

（上條英之）

III　国民皆保険制度の特徴と歴史

　わが国の医療保険制度の経緯をみると，1927（昭和2）年に一部の労働者を対象とする健康保険が実施され，その後，1938（昭和13）年に市町村の区域を単位とする任意加入

としての国民健康保険が発足した．翌年には船員保険とサービス業従事者を対象とする職員健康保険が創設されたが，後者については1942（昭和17）年に廃止され，健康保険に統合された．第二次世界大戦後，わが国の社会保険制度は崩壊寸前の危機に陥ったが，1948（昭和23）年に社会保障制度審議会が内閣に設置され，制度全般の大規模な改正に向けての検討が開始された．医療保険を全国民に適用すべきことについては，1956（昭和31）年の同審議会で勧告された．勧告当時の医療保険の普及率は7割程度であったが，翌年度から厚生省（当時）の国民皆保険推進本部で検討が進められ，1961（昭和36）年には国民皆保険体制が確立した．

現行の医療保険は，業務外の疾病や負傷，死亡，出産などの保険事故について保険給付する制度となっている．疾病や負傷に際し，公的医療保険を用いて診療を受けることを一般に保険診療と称しているが，**健康保険法**では「**療養の給付**」と規定されている．わが国の保険診療では，医療保険の加入者に医療サービスそのものを提供する「現物給付」方式を採用している．保険診療に要した費用については，その一部を患者が保険医療機関の窓口で支払い，残りの費用については，保険医療機関からの請求に基づいて，公的医療保険の管理運営を行う保険者が支払う仕組みとなっている．なお，労働者の業務上の傷病や死亡については，労働者災害補償保険の対象とされている．

健康保険はじめ各医療保険の保険者は，2012（平成20）年から「**高齢者の医療の確保に関する法律**（以下「**高齢者医療確保法**」）」の規定に基づき，40〜74歳の被保険者などに対し，特定健康診査及び特定保健指導を実施している．特定健康診査などを通じた生活習慣病の予防は，国民の健康維持のうえで重要であるだけではなく，財政的な面からも，治療に要する保険給付の抑制に資することが期待されている．

Ⅳ 医療保険制度の仕組みと種類

1. 医療保険の種類

わが国における公的医療保険は，健康保険，船員保険，共済組合，国民健康保険及び後期高齢者医療制度の5つに区分される（**表4-3**）．

1）健康保険

健康保険は健康保険法に基づく制度であり，2022（令和4）年3月末で約6,866万人が加入するわが国最大の公的医療保険である．医療保険制度の中核を担っており，企業などの従業員とその扶養家族が加入している．常時5人以上の従業員を使用する事業所は健康保険の加入が義務づけられている．健康保険では，業務外の事由による疾病や負傷，死亡または出産に関して保険給付が行われ，その被扶養者にも同様の給付が行われる．保険者別にみると，主に中小企業の従業員などが加入する**全国健康保険協会管掌の健康保険**（以下「**協会けんぽ**」）と大企業の従業員などが加入する**健康保険組合**（以下「**健保組合**」）管掌の健康保険に区分される．健保組合の保険者数については，2022（令和4）年3月末

CHAPTER 1 医療制度

表 4-3 医療保険制度の内容一覧

制度名		保険者 (令和4年3月末)	加入者数 (令和4年3月末) [本人/家族] 千人	保険給付		
					医療給付	入院時食事療養費
				一部負担	高額療養費制度、 高額医療・介護合算制度	
健康保険	一般被用者 協会けんぽ	全国健康保険協会	40,265 [25,072 15,193]	義務教育就学後から70歳未満 3割 義務教育就学前 2割 70歳以上75歳未満 2割 (現役並み所得者 3割)	(高額療養費制度) ・自己負担限度額 (70歳未満の者) (年収約1,160万円～) 252,600円＋(医療費-842,000円)×1% (年収約770～約1,160万円) 167,400円＋(医療費-558,000円)×1% (年収約370～約770万円) 80,100円＋(医療費-267,000円)×1% (～年収約370万円) 57,600円 (住民税非課税) 35,400円 (70歳以上75歳未満の者) (年収約1,160万円～) 252,600円＋(医療費-842,000円)×1% (年収約770～約1,160万円) 167,400円＋(医療費-558,000円)×1% (年収約370～約770万円) 80,100円＋(医療費-267,000円)×1% (～年収約370万円) 57,600円、 外来(個人ごと)18,000円(年144,000円) (住民税非課税世帯) 24,600円、外来(個人ごと) 8,000円 (住民税非課税世帯のうち特に所得の低い者) 15,000円、外来(個人ごと) 8,000円 ・世帯合算基準額 70歳未満の者については、同一月における21,000円以上の負担が複数の場合には、これを合算して支給 ・多数該当の負担軽減 12ヶ月間に3回以上該当の場合の4回目からの自己負担限度額 (70歳未満の者) (年収約1,160万円～) 140,100円 (年収約770～約1,160万円) 93,000円 (年収約370～約770万円) 44,400円 (～年収約370万円) 44,400円 (住民税非課税) 24,600円 (70歳以上75歳未満の者) (年収約1,160万円～) 140,100円 (年収約770～約1,160万円) 93,000円 (年収約370～約770万円) 44,400円 (～年収約370万円) 44,400円 ・長期高額疾病患者の負担軽減 血友病、人工透析を行う慢性腎不全の患者等の自己負担限度額 10,000円 (ただし、年収約770万円超の区分で人工透析を行う70歳未満の患者の自己負担限度額 20,000円) (高額医療・高額介護合算制度) 1年間(毎年8月～翌年7月)の医療保険と介護保険における自己負担の合算額が著しく高額になる場合に、負担を軽減する仕組み。自己負担限度額は、所得と年齢に応じきめ細かく設定。	(食事療養標準負担額) ・住民税課税世帯 1食につき 460円 ・住民税非課税世帯 90日目まで 1食につき 210円 91日目から 1食につき 160円 ・特に所得の低い住民税非課税世帯 1食につき 100円
		健康保険組合	28,381 [16,410 11,971] 1,388			
	組合 健康保険法第3条第2項被保険者	全国健康保険協会	16 [11 5]			
船員保険		全国健康保険協会	113 [57 56]			
各種共済	国家公務員	20共済組合	8,690 [4,767 3,923]			
	地方公務員等	64共済組合				
	私学教職員	1 事業団				
国民健康保険	農業者 自営業者等	市町村 1,716 国保組合 160	28,051			
	被用者保険の退職者	市町村 1,716	市町村 25,369 国保組合 2,683			
後期高齢者医療制度		[運営主体] 後期高齢者医療広域連合 47	18,434	1割 (一定以上所得者 2割) (現役並み所得者 3割)	・自己負担限度額 (年収約1,160万円～) 252,600円＋(医療費-842,000円)×1% (年収約770～約1,160万円) 167,400円＋(医療費-558,000円)×1% (年収約370～約770万円) 80,100円＋(医療費-267,000円)×1% (～年収約370万円) 57,600円、 外来(個人ごと)18,000円※ (年144,000円) (年144,000円) (住民税非課税世帯) 24,600円、外来(個人ごと) 8,000円 (住民税非課税世帯のうち特に所得の低い者) 15,000円、外来(個人ごと) 8,000円 ・多数該当の負担軽減 (年収約1,160万円～) 140,100円 (年収約770～約1,160万円) 93,000円 (年収約370～約770万円) 44,400円 (～年収約370万円) 44,400円 ※2割負担対象者について、令和4年10月1日から3年間、1月分の負担増加額は3000円以内となる。	同上

(注) 1. 後期高齢者医療制度の被保険者は、75歳以上の者及び65歳以上75歳未満の者で一定の障害にある旨の広域連合の認定を受けた者。
 2. 現役並み所得者は、住民税課税所得145万円(月収28万円以上、以上または世帯に属する70～74歳の被保険者の基礎控除後の総所得金額等の合計額が210万円以上の者。ただし、収入が高齢者複数世帯で520万円未満若しくは高齢者単身世帯で383万円未満の者、及び旧ただし書所得の合計額が210万円以下の者は除く。特に所得の低い住民税非課税世帯とは、年金収入80万円以下の者等。

令和5年4月時点

	現金給付	財源	
入院時生活療養費		保険料率	国庫負担・補助
(生活療養標準負担額) ・住民税課税世帯 　1食につき 　　　460円 　+1日につき 　　　370円	・傷病手当金 ・出産育児一時金　等	10.00% (全国平均)	給付費等の16.4%
・住民税非課税世帯 　1食につき 　　　210円 　+1日につき 　　　370円	同上 (附加給付あり)	各健康保険組合によって異なる	定額 (予算補助)
	・傷病手当金 ・出産育児一時金　等	1級日額 390円 11級 3,230円	給付費等の16.4%
・特に所得の低い住民非課税世帯 　1食につき 　　　130円 　+1日につき 　　　370円	同上	9.80% (疾病保険料率)	定額
※療養病床に入院する65歳以上の方が対象 ※指定難病の患者や医療の必要性の高い者等には、更なる負担軽減を行っている	同上 (附加給付あり)	—	なし
		—	
		—	給付費等の41%
	・出産育児一時金 ・葬祭費	世帯毎に応益割(定額)と応能割(負担能力に応じて)を賦課 保険者によって賦課算定方式は多少異なる	給付費等の28.4〜47.4%
			なし
同上、 ただし、 ・老齢福祉年金受給者 　1食につき 　　　100円 　+1日につき 　　　0円	葬祭費　等	各広域連合によって定めた被保険者均等割額と所得割率によって算定されている 給付費等の約10%を保険料として負担	給付費等の約50%を公費で負担 (公費の内訳) 国:都道府県:市町村 4:1:1 さらに、給付費等の約40%を後期高齢者支援金として現役世代が負担

3. 国保組合の定率国庫補助については，健保の適用除外承認を受けて，平成9年9月1日以降新規に加入する者及びその家族については協会けんぽ並とする．
4. 加入者数は四捨五入により，合計と内訳の和とが一致しない場合がある．
5. 船員保険の保険料率は，被保険者保険料負担軽減措置(0.30%)による控除後の率．

で1,388となっている．なお，保険料は原則として事業主及び加入者の双方が負担することとなっており，保険料率は保険者単位で設定できることとされている．ちなみに協会けんぽにおける全国平均の保険料率は10％となっている．

2）船員保険

船員保険は船員保険法に基づく制度であり，全国健康保険協会が保険者として運営している．被保険者は船員として船舶所有者に使用される者などに限定されていることから，2022（令和4）年3月末の被扶養者を含む加入者数は約11万人となっている．保険給付の内容は健康保険の場合とほぼ同様であるが，船員保険独自のものとして，療養の給付には自宅以外の場所における療養に必要な宿泊と食事の支給制度がある．保険料は船舶所有者と被保険者で負担するが，2023（令和5）年度の疾病保険料率は9.8％となっている．

3）共済組合

共済組合は公務員や私立学校の教職員が加入しており，対象職種別に国家公務員共済組合，地方公務員共済組合及び私立学校教職員共済がある．それぞれ国家公務員共済組合法，地方公務員共済組合法及び私立学校教職員共済法に基づく制度である．共済組合の保険者数は，2022（令和4）年3月末で，国家公務員共済組合20，地方公務員共済組合64となっている．私立学校教職員については日本私立学校振興・共済事業団が保険者となっている．被扶養者を含む加入者数は，2022（令和4）年3月末で，約869万人となっている．医療保険に相当する各種共済の「短期給付」の費用については，使用者と組合員が負担するが，掛金及び負担金率は各共済組合の定款などで定められている．短期給付の内容については，健康保険における保険給付とほぼ同様である．

4）国民健康保険

国民健康保険は**国民健康保険法**に基づく制度であり，自営業者や農業者などを対象に，その疾病，負傷，死亡，出産などについて必要な保険給付を行っている．地域保険として位置づけられており，健康保険法などの被用者保険の被保険者などは加入資格がない．保険給付の内容については，健康保険法の場合とほぼ同様である．2022（令和4）年3月末で約2,805万人が加入しており，健康保険に次ぐ規模となっている．市町村（特別区を含む）が運営する国民健康保険では，その地域に住所を有する者が加入対象となるが，外国人も短期滞在者を除き加入が必要とされている．国民健康保険の財政は高齢者人口の増加によって圧迫されており，特に小規模な市町村は保険財政が不安定になりやすいため，2018（平成30）年4月から，都道府県が市町村とともに国保の運営を行っている．一方，**国民健康保険組合**（以下「**国保組合**」という）は同種の事業や業務に従事する者300人以上で組織されることから，市町村などが運営する国保の場合とは保険財政を含め異なる状況にある．被保険者から徴収する保険料については，市町村及び国保組合の保険者単位で設定できるが，2018（平成30）年度から市町村は都道府県が算定・公表する市町村ごとの標準保険料率を参考に決定している．

5）後期高齢者医療制度

老人保健法の全面改正に伴う高齢者医療確保法の施行に伴い，2008（平成20）年4月から**後期高齢者医療制度**が開始された．被保険者は75歳以上の者及び65〜74歳で一定

の障害を有する状態として**後期高齢者医療広域連合**（以下，「広域連合」）の認定を受けた者であり，2022（令和4）年3月末の加入者数は約1,843万人となっている．後期高齢者医療制度の運営主体は全市町村が加入する広域連合であり，各都道府県に1団体が設立されている．制度運営における財源については，患者負担を除くと，公費が約5割，現役世代からの支援が約4割及び保険料が約1割で構成されている．高齢人口の増加に伴い後期高齢者に給付される医療費は継続的な増加が見込まれることから，安定財源の確保がきわめて重要な課題となっている．ちなみに2022（令和4）年度の予算案ベースで，後期高齢者医療の患者負担分(1.5兆円)を除いた医療給付は17.0兆円と推計されている．また，保険料については診療報酬の改定に合わせて2年ごとに改定されるが，2022（令和4）年度及び2023（令和5）年度における保険料の全国平均は被保険者一人あたりの月額で6,472円の見込みと報告されている．後期高齢者医療の被保険者が受診した際の一部負担金については，通常，要した費用の1割であるが，高齢者単身世帯で年収が383万円以上の者など現役並みの所得者は3割負担とされている．なお，2022（令和4）年10月から2割負担（単身世帯で年収200万円以上の者など）が導入され，負担割合は3区分となった．

2. 保険給付の種類

本項では公的医療保険の中核を占める健康保険の例に基づいて，主に歯科医療にかかわりのある保険給付の種類について概説する．健康保険では業務外の事由による疾病，負傷，死亡または出産などに対して保険給付が行われ，被保険者の家族など被扶養者にも同様の保険給付が行われる．

1）療養の給付

健康保険の加入者である被保険者及び被扶養者（以下，「被保険者など」）が疾病や負傷によって，保険医療機関で医療サービス（診察，薬剤・治療材料の支給，処置，手術など）を受けることを療養の給付と規定している．いわゆる保険診療に該当するが，被保険者証の提示により，現物給付である医療サービスを受けることができる仕組みとなっている．保険診療に要した費用の一部については，被保険者などが支払う義務がある．この一部負担金の割合については，年齢や所得によって異なる扱いとなっている．わが国の医療保険制度は疾病保険であることから，健康診断や予防接種，正常分娩，審美目的の歯科矯正などは，保険給付の対象に含まれない．

2）療養費

被保険者などがやむを得ない事情で保険医療機関以外の病院や診療所で診療を受けたときや，旅先の急病などで被保険者証を所持せずに自費で診療を受けたときなどに，その費用について保険給付される．このような場合，被保険者などは医療費の全額を窓口で支払い，その後，保険者に療養費の給付を申請し，一部負担金相当額を控除した額を基準として保険者から給付される．また，海外で急病や負傷などによって，やむを得ず現地の医療機関を受診した場合，申請によって，一部医療費の払い戻しが受けられる海外療養費制度も設けられている．

CHAPTER 1 医療制度

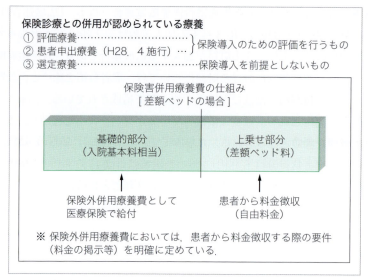

図 4-1 保険外併用療養費制度について

3) 家族療養費

被扶養者（被保険者の配偶者や子どもなど）の疾病や負傷に対する保険診療に際して給付される．給付の範囲，受給方法，受給期間などは，すべて被保険者に対する療養の給付と同様である．

4) 高額療養費

被保険者などが支払うべき自己負担が高額になった場合に，一定の金額を超えた部分が払い戻しされる制度である．同一の医療保険加入者であれば世帯内の合算も認められている．高額療養費は保険者に申請することによって支給される仕組みとなっている．高額療養費の自己負担限度額は年齢や所得によって異なるが，たとえば，70歳未満で年収370～770万円程度である場合の自己負担限度額は，月単位の医療費に基づき「80,100円＋（医療費－267,000円）×1％」の式により算出される．

5) 保険外併用療養費（図 4-1）

公的医療保険では，保険診療と保険外診療の混在（いわゆる混合診療）を認めておらず，原則として診療全体が保険給付の対象外となる．しかし，医療技術の進歩や患者ニーズの多様化に対応する観点から，厚生労働大臣が定める療養については，例外的な取り扱いが行われている．これが**保険外併用療養費**であり，当該療養に要した費用の基礎的な部分について，保険給付が認められている．保険外併用療養費には選定療養と評価療養のほか，2016（平成28）年4月から開始された患者申出療養がある．選定療養とは患者の選択に委ねるもので，保険導入を前提にしない療養が対象となっており，特別な療養環境の提供（いわゆる差額ベッド）がよく知られている．歯科領域では，前歯部の材料差額，金属床総義歯及び小児う蝕の治療後の継続管理が選定療養に位置づけられている．また，評価療養は先進的な医療や医薬品の治験などが該当するものであり，将来的に保険導入される可能性がある療養として，治療効果や医療経済的な有用性などが評価される位置づけとなって

いる．さらに，患者申出療養については，未承認薬の迅速な使用など患者からの申出を起点とする仕組みとして創設されたものであり，将来的に保険適用につなげるためのデータや科学的根拠を集積することが目的となっている．被保険者などがこれらの療養を受けた場合は，併せて行われた保険診療相当部分に保険外併用療養費が支給される．

6) その他の給付

入院患者に対する入院時食事療養費，高齢の長期療養患者に対する入院時生活療養費，在宅患者に対する訪問看護療養費，病院などに移送された場合の移送費，療養期間中に被保険者とその家族の生活を保障するための傷病手当金，被保険者の出産に対する出産育児一時金，被保険者が死亡したときの埋葬料などがある．

3. 医療保険制度における診療報酬

保険診療の対価として，保険医療機関に支払われる費用を診療報酬という．わが国の診療報酬制度は，医科，歯科，調剤の3つに区分されており，費用の算定に用いる医科診療報酬点数表，**歯科診療報酬点数表**及び**調剤報酬点数表**が厚生労働大臣名で告示されている．各点数表の中には，個々の医療行為や調剤行為に関して個別具体的に点数が設定されている．診療報酬の1点単価は10円であり，各医療行為の点数を乗じて診療報酬を算出する点数単価方式である．診療報酬の算定にあたっては，原則として実施した各医療行為の点数を合算する仕組みが用いられており，これを**出来高払い**という．医科の入院患者の治療については，診療報酬の**包括評価制度**（DPC：diagnosis procedure combination）も導入されている．

1) 歯科診療報酬点数表

歯科診療報酬点数表（以下，「歯科点数表」という）は，基本診療料と特掲診療料で構成されている．**基本診療料**には，歯科初診料や歯科再診料などが該当する．入院料も基本診療料に区分されるが，歯科点数表には詳細な規定がない．そのため，歯科疾患で入院した場合の費用の算定については，医科点数表の入院料を準用する扱いとなっている．一方の**特掲診療料**は，個別具体的な技術を評価したものであり，抜歯，根管治療，歯周治療，歯冠修復などさまざまな歯科医療行為を詳細に区分し点数が設定されている．これらの点数については，後述する**中央社会保険医療協議会**での議論に基づき，厚生労働大臣が定めることとなっている．なお，特掲診療料については，医学管理など，在宅医療，検査，画像診断，投薬，注射，リハビリテーション，処置，手術，麻酔，放射線治療，歯冠修復及び欠損補綴，歯科矯正，病理診断の12部から構成されている．歯科点数表には個別の歯科医療行為について点数と診療報酬算定の原則が示されているが，具体的な算定にあたっては，歯科点数表を補足し算定要件を明確にしている留意事項通知（厚生労働省保険局医療課長・歯科医療管理官通知）を参照する必要がある．

2) 保険医の登録と保険医療機関の指定

保険医療機関で保険診療に従事する歯科医師は，保険医として厚生労働大臣の登録を受ける必要がある．また，保険診療を行う病院や診療所は，開設者の申請により保険医療機

関としての厚生労働大臣の指定を受ける必要がある．いずれの場合も，実際は厚生労働大臣の委任を受けた地方厚生（支）局長が登録及び指定を行っている．

3）保険医療機関及び保険医療養担当規則

　健康保険法第72条には「保険医療機関において診療に従事する保険医は厚生労働省令で定めるところにより診療に当らなければならない」と規定されている．同条で示されている厚生労働省令が保険医療機関及び保険医療養担当規則（以下「**療養担当規則**」という）である．療養担当規則には保険医療機関の遵守事項，保険医の診療方針，保険診療に用いる診療録や処方せんの様式などが規定されているほか，保険診療に用いる医薬品や歯科材料については，一部の例外を除き，厚生労働大臣が指定した医薬品及び歯科材料の使用を義務づけている．

4）保険医療機関及び保険医の責務

　保険診療は公的な契約診療という側面があり．その契約内容は療養担当規則で定められている．療養担当規則を逸脱して不正あるいは不当な診療報酬の請求が行われると，医療保険制度の健全な運営を阻害することになることから，厚生労働省では，本省や地方厚生（支）局に専門の職員を配置し，適宜，保険診療や診療報酬請求などに関して，指導や監査を行っている．診療報酬の不正請求などが認定された場合は，地方社会保険医療協議会での審議を経て，保険医療機関の指定取消や保険医の登録取消などの行政処分が行われる．取消処分を受けた場合，原則として5年間は再指定や再登録を受けることができない．なお，保険医である医師や歯科医師については，別途，厚生労働省に設置されている医道審議会で医業停止や歯科医業停止について審議されることとなる．

5）中央社会保険医療協議会

　厚生労働省に設置されている**中央社会保険医療協議会**（以下「**中医協**」）は，中央社会保険医療協議会法に基づき設置されており，診療報酬請求の根拠となる診療報酬の額（診療報酬点数表）や療養担当規則の改定に関して，厚生労働大臣から諮問を受けて審議する役割を担っている．また，厚生労働大臣に対して自ら建議することもできる．中医協は，診療報酬の支払側委員7名（保険者，労働者，経営者などの代表），保険診療などを行う診療側委員7名（医師，歯科医師，薬剤師の代表）及び公益委員6名（学識経験者）の三者で構成されている．公益委員は国会の同意が必要となっており，中医協の会長については，公益委員のなかから選出されている．なお，診療報酬については，おおむね2年ごとに改定が行われている．

6）介護保険との給付調整

　保険医療機関及び保険薬局は，介護保険法などの規定により，指定介護保険サービス事業者として，みなし指定されている．介護保険と同等のサービスが医療保険に存在する場合，介護保険優先という原則に基づく給付調整が行われており，医療保険は適用されない．歯科医療機関の場合，居宅療養管理指導にかかる費用の請求などが該当する．

（日髙勝美）

Ⅴ 介護保険制度

1. 制度概要

1) 社会保険の特徴と介護保険制度

　わが国の介護保険は，保険的手法により社会保障を行う社会保険の1つである．社会保険には，次の3つの特徴がある．第1は法的に加入が義務づけられており，加入保険の選択はできない「強制加入」という点である．第2は保険料の徴収や保険給付について，「国が直接または間接に管理または監督を行う」という点である．第3は民間保険と異なり，「保険料は所得に応じて自動的に決まる」という点である．

　介護保険は，加齢に伴って生じる心身の変化に起因する疾病などにより要介護状態となり，入浴，排泄，食事などの介護，機能訓練ならびに看護及び療養上の管理その他の医療を要する者などについて，これらの者が尊厳を保持し，その有する能力に応じ自立した日常生活を営むことができるよう，必要な保健医療サービス及び福祉サービスにかかる給付を行う制度である[6]．わが国の場合は，原則として「現物給付」の方式が採用されており，介護にかかった費用は後から保険者が介護事業者に支払う仕組みとなっている．なお，例外的に，住宅改修費（原則として一人生涯あたり20万円まで）及び福祉用具購入費（一人年間10万円まで）については，「現金給付」（償還払い）される取り扱いである．

2) 保険者と被保険者

　介護保険制度は，地域の実情に応じたきめ細かい対応が必要とされるため，国民に最も身近な行政単位である市町村（特別区を含む）が保険者となっている．そのうえで，財政基盤の安定化と事務負担の軽減などをはかるため，国，都道府県，医療保険者，年金保険者が，それぞれ市町村を支援する仕組みとなっている．

　介護保険の被保険者は40歳以上の者とされている．このうち，65歳以上の者を第1号被保険者とし，40歳以上65歳未満の医療保険加入者を第2号被保険者として区分している．平成27年度末現在で，第1号被保険者は3,382万人，第2号被保険者は4,204万人である[7]．

2. 保険給付に必要な手続き

　介護保険による保険給付については，第1号被保険者と第2号被保険者とで相違がある．すなわち，第1号被保険者においては，要介護状態または要支援状態と判断された場合に保険給付の対象となるのに対し，第2号被保険者においては，加齢に伴って生じる心身の変化に起因し要介護状態の原因である心身の障害を生じさせると認められる特定疾病（16種類）に起因する要介護状態または要支援状態に限って保険給付の対象となる．要介護状態または要支援状態にあるかどうかの判断は，利用者本人からの申請に基づき，認定調査などを経て，介護認定審査会が認定する．具体的な要介護認定と介護サービスの利用

手続きのフローは，次のとおりである．

1）要介護認定

　介護保険による保険給付を希望する利用者は，市町村の窓口に要介護認定申請を行う．申請を受けた市町村は，認定調査員などによる心身の状況などに関する調査を行う．この調査は，74項目の基本調査と特記事項によって構成されている．この認定調査に基づくコンピュータプログラムにより，まず一次判定が行われる．このコンピュータプログラムによる一次判定は，高齢者に対してどれくらいの介護サービスが必要かを示す指標として5つの分野ごとに計算される要介護認定など基準時間の長さによって示されるものである．なお，この基準時間は実際のケア時間を示すものではなく，介護の手間が相対的にどの程度かかっているかを示している．

　次いで，保健・医療・福祉の学識経験者で構成される介護認定審査会において，必要に応じて，一次判定の修正を行う．その後，主治医意見書，認定調査の際の特記事項の情報を踏まえ，二次判定が行われる．二次判定で示される認定区分は，非該当，要支援1～2，要介護1～5の8区分である．このうち，非該当となった者は，保険給付の対象とならず，市町村が実施する地域支援事業を利用することとなる．

　要介護認定の有効期間は，新規の要介護認定や要支援認定の場合は12カ月である．更新の場合は，原則として12カ月であるが，介護認定審査会の意見に基づき3～11カ月の範囲で短縮することや，要介護から要介護への更新であれば上限26カ月まで延長できることとされている．

2）介護サービス計画

　要支援または要介護認定を受けると，介護サービスの給付を受けることができる．この際，利用者が自ら必要とするサービスを選択することとなるが，介護保険サービスは多岐にわたるため，利用者の自己決定を支援するため，市町村，居宅介護支援事業者などが幅広く介護サービスに関する情報の提供を行っている．たとえば，居宅サービスの場合，利用者が居宅介護支援事業者に依頼して，本人の心身の状況や希望などを勘案して介護サービス事業者などとの連絡調整を行ってもらい，利用する居宅サービスの種類や内容を定めた居宅サービス計画（ケアプラン）を作成してもらうことができる．もちろん，利用者自らが直接サービスの利用計画を作成して，居宅サービスを受けることも可能である．なお，施設サービスの場合は，施設の介護支援専門員により，施設サービス計画（ケアプラン）が作成されることとなっている．

3. 保険給付と介護報酬

1）介護報酬とは

　介護報酬とは，事業者が利用者（要介護者または要支援者）に介護サービスを提供した場合に，その対価として事業者に対して支払われるサービス費用のことである．この介護報酬は，サービスごとに設定されており，各サービスの基本的なサービス提供にかかる費用に加えて，各事業所のサービス提供体制や利用者の状況などに応じて，加算または減算

される仕組みがとられている．

2）介護給付費単位数表

　介護報酬は，厚生労働大臣が社会保障審議会介護給付費分科会の意見を聞いて定める介護給付費単位数表に基づいて給付されることとなっている．この際，保険者から事業者に直接支払いが行われるのは，単位数表の9割の費用（一定以上の所得のある者を除く）であって，残りの1割（一定以上の所得のある者は2割または3割）は利用者負担として，利用者が直接事業者に支払うこととされている．

　介護給付費単位数表は，指定居宅サービスに要する費用の額を算定するための指定居宅サービス介護給付費単位数表，指定居宅介護支援に要する費用の額を算定するための指定居宅介護支援介護給付費単位数表，指定施設サービスなどに要する費用の額を算定するための指定施設サービスなど介護給付費単位数表によって構成されている．

3）介護報酬改定

　介護報酬の改定は，原則として3年に1回の頻度で行われる．介護保険制度開始後の改定率をみると，その折々の社会・経済状況を反映し，平成15年度改定では▲2.3%，平成18年度改定では▲0.5%（平成17年度改定を含めると▲2.4%），平成21年度改定では＋3.0%，平成24年度改定では＋1.2%，平成26年度改定（消費税対応）では＋0.63%，平成27年度改定では▲2.27%，平成29年度改定では＋1.14%，平成30年度改定では＋0.54%，令和3年度改定では＋0.70%と推移している[8)9)14)]．

4）介護サービスの種別

　介護サービスは，利用者のニーズに応じて，さまざまな類型が設定されている．

　居宅介護サービスのうち，在宅での訪問サービスでは，訪問介護，訪問入浴介護，訪問看護，訪問リハビリテーション，居宅療養管理指導が設定されている．通所サービスでは，通所介護と通所リハビリテーションが設定されている．短期入所サービスでは，短期入所生活介護，短期入所療養介護が設定されている．

　地域密着型サービスとしては，定期巡回・随時対応型訪問介護看護，夜間対応型訪問介護，認知症対応型通所介護，小規模多機能型居宅介護，看護小規模多機能型居宅介護，認知症対応型共同生活介護（グループホーム），地域密着型特定施設入居者生活介護，地域密着型介護老人福祉施設入所者生活介護，複合型サービス（看護小規模多機能型居宅介護）が設定されている．

　施設サービスとしては，特別養護老人ホーム，介護老人保健施設，介護医療院などのサービスがある．このうち，特別養護老人ホームについては，新規入所者を原則として要介護3以上に限定（既入所者は除く，要介護1及び要介護2でも一定の場合には入所可能）することにより，重点化や効率化を図る取り組みが平成27年度から実施されている．なお，平成30年4月から，要介護者に対し，「長期療養のための医療」と「日常生活上の世話（介護）」を一体的に提供する「**介護医療院**」（介護保険法上の介護保険施設だが，医療法上は医療提供施設として法的に位置づけられる）が新設されている[9)]．

CHAPTER 1 医療制度

4. 費用負担の仕組み

1) 介護保険制度の財源構成

介護給付に必要な費用は，サービス利用時の利益者負担を除く給付費の50％が公費により負担される．その内訳は，施設など給付費（都道府県知事が指定権限を有する介護老人福祉施設，介護老人保健施設，介護療養型医療施設，特定施設にかかる費用）は，国が全体の20％，都道府県が17.5％，市町村が12.5％とされている．一方，居宅給付費（施設など給付費以外の給付費）は，国が全体の25％，都道府県が12.5％，市町村が12.5％とされている．

公費による部分を除いた50％の費用は，65歳以上の第1号被保険者と40歳以上65歳未満の第2号被保険者の保険料により負担される．第1号被保険者と第2号被保険者の負担割合は，3年間の計画期間ごとに全国ベースの人口比率で定められる．平成30～32年度における内訳は，第1号保険料23％，第2号保険料27％である．また，国費の5％分は，市町村間の財政力の格差の調整のために充てられることとなっており，具体的には，(1) 要介護度の危険性の高い後期高齢者の加入割合の相違，(2) 高齢者の負担能力（所得水準）の相違，(3) 災害時の保険料減免など特殊な場合といった事由について調整が行われる．

2) 保険料

(1) 第1号被保険者（65歳以上の者）

市町村ごとに介護サービス料の給付総額などに応じた定額保険料が設定される．保険料の水準は，市町村介護保険事業計画の3年度を単位とした計画期間ごとに，サービス費用見込額などに基づき，財政の均衡を保つことができるよう設定される．

第1号被保険者の保険料は，応能負担の観点から，所得段階別の保険料を設定し，低所得者への負担を軽減する一方，一定以上の所得のある者は所得に応じた負担となっている．

保険料段階は原則として6段階であるが，市町村は特別な必要性がある場合には，区分を増やして7段階以上の保険料率を設定できる．

保険料の徴収にあたっては，一定額（年額18万円）以上の老齢年金など受給者（遺族年金・障害年金を含む）については，年金からの徴収が行われている（特別徴収，第1号被保険者の約9割が該当）．それ以外の者については，市町村が個別に徴収する（普通徴収，第1号被保険者の約1割が該当）．

(2) 第2号被保険者（40歳～65歳未満の各医療保険加入者）

従来，第2号被保険者が負担すべき介護保険総費用の28％相当額を，第2号被保険者全員で均等割した全国均一の額を，第2号保険料として各医療保険者が徴収していた．

しかし，平成29年8月から第2号被保険者の保険料負担の算出方法が変更され，医療保険者間で差異がみられることとなった．すなわち，まず，第2号被保険者が負担すべき介護保険総費用の27％相当額を，第2号被保険者全員で均等割し，国民健康保険（市町村国保及び国保組合）と被用者保険（協会けんぽ，健康保険組合及び共済組合）のそれぞれの加入者数で乗じた額を，国民健康保険と被用者保険の負担額とする（加入者割）．次い

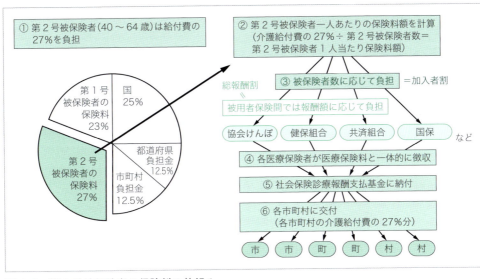

図 4-2　第 2 号被保険者の保険料の仕組み

で，被用者保険においては，被用者保険全体の負担額を，各医療保険者に属する第 2 号被保険者の総報酬額に応じて，各医療保険者間で比例配分し，協会けんぽ，健康保険組合及び共済組合の各保険者の負担額とする（総報酬割）．ここで決定した各医療保険者の負担額を，各医療保険者に属する第 2 号被保険者数で除して，各医療保険者の第 2 号保険料とすることとされた[4]．なお，各医療保険者が徴収した第 2 号保険料は，介護納付金として社会保険診療保険支払基金に納付することとされており，基金は集められた納付金を各市町村に一定割合で交付する仕組みとなっている（図 4-2）．

(3) 保険料の推移

令和 4 年度における介護保険の給付費の見込みは約 12.3 兆円であるが，高齢化の伸展による要介護者の増加や住民の介護ニーズの増加から，経年的に介護給付費が増加する傾向にある．

実際，第 1 号被保険者 1 人あたりの月額保険料の全国平均（月額・加重平均）は，第 1 期（平成 12〜14 年度）2,911 円，第 2 期（15〜17 年度）3,293 円，第 3 期（18〜20 年度）4,090 円，第 4 期（21〜23 年度）4,160 円，第 5 期（24〜26 年度）4,927 円，第 6 期（27〜29 年度）5,514 円，第 7 期（30〜令和 2 年度）5,869 円，第 8 期（令和 3〜5 年度）6,014 円と上昇している．制度開始時（第 1 期）と比較して，第 8 期では約 107％増となっている．

なお，平成 28 年時点での推計では，平成 32（令和 2）年度に 6,771 円，平成 37（令和 7）年度に 8,165 円に達すると見込まれている[2]．

5. 口腔関連介護サービス

介護保険制度における口腔関連介護サービス（図 4-3）は，通所サービス，居宅サービ

CHAPTER 1 医療制度

	非該当（総合事業）	要支援1・2（予防給付）	要介護1～5（介護給付）
通所サービス	**介護予防・生活支援サービス事業** 担当者：歯科衛生士等の専門職など（自治体の裁量） ケアマネジメント：地域包括支援センター 歯科医師の関与：なし	**口腔・栄養スクリーニング加算** サービス担当者：介護職員 内容：口腔の健康状態のスクリーニングまたは栄養のスクリーニング 歯科医師の関与：なし 報酬単位数：口腔・栄養スクリーニング（Ⅰ）20単位／6月，同（Ⅱ）5単位／6月 **口腔機能向上加算**（要支援については，通所リハのみ） サービス担当者：歯科衛生士，看護職員，言語聴覚士 内容：口腔清掃の指導，摂食・嚥下訓練 ケアマネジメント：（予防給付）地域包括支援センター，（介護給付）指定居宅介護支援事業所 歯科医師の関与：（通所介護）主治の歯科医師の意見を踏まえつつ実施 （通所リハ）歯科医師の指示を受けて実施 報酬単位数：口腔機能向上加算（Ⅰ）150単位／回，同（Ⅱ）160単位／回（月2回まで） ※Ⅱはデータを厚生労働省に提出した場合に算定 **科学的介護推進体制加算** 利用者ごとのADL値，栄養状態，口腔機能，認知症の状況その他の入所者の心身の状況等に係る基本的な情報を，厚生労働省に提出している場合に，40単位／月を算定	
施設サービス			**口腔衛生管理加算** 入所者または入院患者に対する口腔衛生管理を行っていること．（歯科衛生士が口腔ケアを月2回以上実施する） 報酬単位数：口腔衛生管理加算（Ⅰ）90単位／月 口腔衛生管理加算（Ⅱ）110単位／月 ※Ⅱはデータを厚生労働省に提出した場合に算定
居宅サービス	**介護予防・生活支援サービス事業** 担当者：歯科衛生士，保健師等（自治体の裁量） ケアマネジメント：地域包括支援センター 歯科医師の関与：なし	**居宅療養管理指導費** サービス担当者：歯科医師，歯科医師の指示を受けた歯科衛生士 内容：口腔清掃の指導，摂食・嚥下訓練 ケアマネジメント：不要（区分支給限度額に含まれないため） 報酬単位数： （歯科医師）516単位／回（月2回を限度）単一建物居住者2～9人に対して行う場合は486単位 （歯科衛生士）361単位／回（月2回を限度）単一建物居住者2～9人に対して行う場合は325単位	

図4-3　介護保険における口腔関連サービスの提供体制の概要（令和3年4月～）

ス，施設サービスに設定されているが，それぞれの利用者の属性に応じて，提供されるサービスの内容，サービス担当者などは異なる．

1）通所サービス

通所サービスとしては，通所介護と通所リハビリテーションにおいて，口腔機能向上加

算が設定されている．同サービスの対象者は，口腔機能が低下している利用者またはそのおそれのある利用者である．提供されるサービス内容は，当該利用者の口腔機能の向上を目的とし，①個別的に実施される口腔清掃の指導もしくは実施または②摂食嚥下機能に関する訓練の指導もしくは実施である．サービス担当者は，歯科衛生士，看護職員，言語聴覚士とされている．

2）居宅サービス

居宅サービスとしては，居宅療養管理指導費が設定されている．歯科関係では，①歯科医師が行う場合，及び②歯科衛生士などが行う場合に給付される．提供されるサービス内容は，歯科医師が行う場合にあっては，当該利用者を訪問して行う計画的かつ継続的な歯科医学的管理に基づき，介護支援専門員に対する居宅サービスの策定に必要な情報提供ならびに利用者もしくはその家族などに対する居宅サービスを利用するうえでの留意点，介護方法などについての指導及び助言とされている．また，歯科衛生士が行う場合にあっては，通院または通所が困難な在宅の利用者または居住系施設入居者などに対して，歯科衛生士，保健師または看護職員が，当該利用者に対して歯科訪問診療を行った歯科医師の指示に基づき，当該利用者を訪問して行う実地指導とされている．

3）施設サービス

施設サービスとしては，介護保険施設（介護老人福祉施設，介護老人保健施設，介護医療院）入所者などに対して，口腔衛生管理加算が設定されている．

口腔衛生管理加算は，介護保険施設の口腔ケアに対する取組みを一層充実させる観点から，2012（平成24）年度介護報酬改定で新設されたものである．同加算においては，前述の口腔衛生管理体制加算を算定する施設であって，歯科医師の指示を受けた歯科衛生士が，入所者などに対し，口腔ケアを月2回以上行った場合にあっては，当該入所者などごとに算定する取り扱いとなっている．

これらのサービスを利用した者の数については，介護給付費実態統計の結果から算定実績がわかる．同調査の2023（令和5）年8月審査分において，口腔衛生管理加算を算定した利用者は153,700人（施設サービス受給者全体の15.8％）となっている．

6. 介護予防の導入と改編

2006（平成18）年度から導入された新予防給付及び介護予防事業において，口腔機能向上プログラムによる**介護予防**が介護保険に位置づけられた．介護予防は，要介護状態の軽減や悪化を防止するだけではなく，高齢者が地域で自立して生活することを目的として導入されたもので，要支援者に対して介護予防サービスを効果的に提供する予防給付と併せて，要支援・要介護状態などとなるおそれのある高齢者を早期に把握し，身体機能などの維持向上を図る介護予防事業が重視されることとなった．

その後，介護予防事業は，2007（平成19）年度の特定高齢者の決定方法の見直し，2008（平成20）年度の基本健診から特定健診・特定保健指導への移行，2010（平成22）年度の生活機能評価の見直し，2012（平成24）年度の介護予防・日常生活支援総合事業

(以下，総合事業という．）への改編などの見直しが実施された．

　さらに，2015（平成 27）年度からは，従来予防給付として提供されていた全国一律の介護予防訪問介護及び介護予防通所介護を，順次，市町村の実施する総合事業に移行し，要支援者自身の能力を最大限活かしつつ，介護予防訪問介護等と住民等が参画するような多様なサービスを総合的に提供可能な「新しい総合事業」として位置づけられることとなった．この「新しい総合事業」は，2017（平成 29）年 4 月からは，すべての市町村で実施されている[10]．

7. 今後の課題

　社会保障制度の一分野である介護保険は，高齢者の生活を支える重要な基盤となっているが，高齢化の進展，雇用や経済情勢の変動，国民意識の多様化などにより介護保険を取り巻く環境は大きく変化している．このような状況のなか，介護保険制度については，給付と負担のバランスを前提とした見直しの必要性が指摘されている．

（福泉隆喜，山口摂崇）

VI　セカンドオピニオン

1. セカンドオピニオンとは

　セカンドオピニオンとは，「医者を変えること」ではなく，「患者が，主治医との良好な関係を保ちながら，複数の医師の意見を聞くことである」と定義されている．しかし，多くの患者だけではなく，医療関係者のなかにも「医者を変えること」と思っている者がいる．

　医学や医療技術が進歩し，さまざまな治療法が確立された結果，医師によって患者の疾病に対する考え方が違うことがしばしば出てくるようになった．また，医師や医療機関によって，医療技術や診療の質に差があることも考えられる．

　そこで，患者にとって最善と考えられる治療を，患者と主治医で判断することを目的として，主治医以外の医師の意見を聞くセカンドオピニオンが重視されてきた．結果的には，医師を変えることも起こりうる．

　米国ではすでにあたり前のこととして実施されている．たとえば，がんの治療を外科的に切除するのか，放射線治療を行うかというような判断は，複数の医師の意見を聞いたうえで患者自身が判断することが多くなっている．

　近年，わが国でも，医療過誤をめぐるトラブルや患者の意識の高まりを受けて，セカンドオピニオン外来を設けている大学病院なども出てきており，徐々に普及しつつある．

2. セカンドオピニオンの利点

患者・医療者双方にとって，さまざまな利点がある．セカンドオピニオンをとることで主治医の方針に納得できれば，現状の治療に安心して取り組める．別のよりよいと思われる治療を選択するチャンスも得られる．誤診が発見されることもある．また，病気や治療法に関する患者の理解が深まれば，それは結果的に医師との信頼関係を築くことにもなる．一方，医師にとっては何かを見落としたりするリスクを減らし，よりよい治療方針を立てることに役立つ．

3. セカンドオピニオンの進め方

セカンドオピニオンについての申し出は，患者から主治医に行うのが最初である．「セカンドオピニオンをとりたいのですが」と患者の口から伝えられたとき，原則的に主治医は協力し，患者の医療にかかわる情報の共有や医療連携をスムーズに進めるようにする．

主治医にとって，あまり気持ちのよいものでないかもしれないが，患者が自分の生命や身体に関して，少しでも多くの情報を得たいという気持ちはあたり前のことであり，否定はできない．患者のことを第一に考えて，理解を示すべきである．セカンドオピニオンは以前に比べれば普及してきたとはいえ，受け入れ側の医師がまだ消極的な医療機関もある．

「医学的な知識においての素人が治療法を選ぶことができるのか」といった質問をよく耳にする．患者は「素人」であるかもしれないが，患者自身のことであるから関心が高く疑問点に対してはしっかり聞きたい，あるいは自分で選択するという気持ちをもっていることを認識すべきである．たとえば，乳がんの場合，手術で乳房を残せるかどうかは，女性にとって大きな問題である．残せる治療法にはどのようなものがあるか，それぞれの治療法にはどのようなメリットやリスクがあるか．それをきちんと知ったうえで納得して決めることが，患者のその後の人生においても非常に重要なことであることは言うまでない．主治医は，患者が納得して決断することを支援していく必要がある．

4. セカンドオピニオンの前に

患者の病状を医学的に最もよく理解しているのは主治医である．そのため，患者がセカンドオピニオン医に質問する前に，主治医の意見は明確に患者に伝えておくべきであろう．セカンドオピニオン実施の医療機関は，主治医からの情報提供を望んでいる．そのため，主治医は紹介状を書いてもよいし，必要ならば病理検査，画像診断，内視鏡検査，血液検査などの診療情報を提供することも可能であろう．これらの情報がなければ，もう一度検査をしなければならないことになり，非効率である．

セカンドオピニオンの普及を妨げる理由の1つに，受け入れ側の医師や病院の負担が大きいことがあげられる．セカンドオピニオン医の負担を軽減するために，これまでの経過や質問事項，それに対する主治医の意見を患者に伝えておくのが望ましいとされている．

Ⅶ 生活保護による医療扶助

1. 生活保護制度

　生活保護制度は，生活に困窮する国民に対し，その困窮の程度に応じて必要な保護を行い，健康で文化的な最低限度の生活を保障するとともに，自立を助長することを目的としている．

　生活保護の窓口は，現住所を所管する福祉事務所の生活保護担当である．なお，福祉事務所は，市部では市が，町村部では都道府県が設置している．

　生活保護は世帯単位で行い，世帯員全員が，その利用しうる資産，能力その他あらゆるものを，その最低限度の生活の維持のために活用することが前提で，扶養義務者の扶養は生活保護法による保護に優先するとされている．

　生活を営むうえで必要な各種費用に対応して扶助が支給されるが，その種類には，生活扶助，住宅扶助，教育扶助，**医療扶助**，介護扶助，出産扶助，生業扶助，葬祭扶助がある．このうち，医療扶助と介護扶助の費用は直接医療機関に支払われ，本人の負担はない．

　2021（令和3）年度医療扶助の総額は，1兆7,536億円であり，生活保護費全体の約5割を占めている．医療扶助を受けた者は約170万人（1カ月平均）であった．

　生活保護開始理由は2021（令和3）年度では，「貯金等の減少・喪失」が25.5％と最も多く，次いで「傷病による（世帯主）」が22.9％であった．

　医療扶助では，すべての疾病が対象となり，対象者は，福祉事務所長が医療扶助を行う必要があると認めた者，あるいは急迫した場合において福祉事務所長等が保護の必要があると認めた者である．医療扶助が受けられる期間は，生活保護を受給している期間である．

　医療扶助では，医療費全額を公費で負担するので，患者には原則，現物給付である．ただし，ほかの法令などによる給付がある場合にはその給付を優先する．なお，特定療養費にかかるものは適用されない．医療扶助が受けられる医療機関は，緊急の場合などを除き指定医療機関である．

2. 申請保護の原則

　医療扶助は要保護者（被保護者）からの申請があってはじめて開始される．したがって，医療扶助を受けようとする患者は，まず，所管の福祉事務所等に申請しなければならない．ただし，患者が急迫した状況等にあるときは，申請がなくても医療機関からの連絡などにより必要な保護を行う．

3. 医療券等

　福祉事務所等では，医療扶助の申請を受理すると，医療の必要性を検討したうえで医療

扶助の適用を決定し，その都度「医療券」等を発行する．

医療券の発行方法は，2通りある．1つは本人の申請によって発行される場合で，一般的には風邪など数日の外来で済むときなどである．もう1つは，医師の意見に基づいて医療券が発行される場合である．福祉事務所が交付する「医療要否意見書」に，医師が病名や治療見込み期間を記入して提出し，これによって必要な期間の医療券を福祉事務所が毎月送ることになる．入院時や外来治療が継続するときは，この「意見書」の扱いになる．

健康保険とは異なり，生活保護の独特の方式である．健康保険ではあらかじめ交付されている被保険者証があり，患者はこれを医療機関等に提示することにより医療を受けるが，生活保護にはこうしたいわゆる「保険証」のような目的で交付されているものはない．しかし，夜間・休日などで福祉事務所等が閉庁しているときや急病になり医療券等の発行がないまま医療機関等に受診する場合には，福祉事務所等から交付されている「受給証」（生活保護の受給を証明するもの）の提示により生活保護受給者は医療を受けることができる．患者がこの受給証を提示して受診したときは，医療機関は受給証に記載されている氏名，年齢，福祉事務所名などを確認のうえ診療することが必要である．この場合，医療券等は，患者から連絡を受けた後に，福祉事務所等が発行する．

医療券による診療報酬の請求手続については，「診療報酬の請求手続」を参照することとなっている．また，医療券は，福祉事務所等における支払済レセプトの点検により，疑義が生じ資格確認などの照会を行う場合に必要となることがあるため，福祉事務所等における確認作業が終了するまでの間，医療機関が保管することも必要である．

4. 給付要否意見書

医療の内容は多種多様であり，その必要性，内容および程度の決定にあたっては専門的・技術的判断が要請される．そのため，福祉事務所等が医療扶助による各給付の決定を行うにあたっては，医療扶助指定機関の意見をもとに行うこととされている．

医療扶助指定機関の意見は，福祉事務所等で発行する各給付要否意見書に記入する．なお，各給付要否意見書は，① 治療材料，施行（柔道整復，あん摩，マッサージ）移送，② 鍼灸の2種類があり，作成後速やかに福祉事務所等に返送する．福祉事務所等は，各給付要否意見書の意見により医療扶助を決定し医療券等を発行するので，各給付要否意見書の返送が遅れると医療券等の発行も遅くなる．

5. 病状調査

福祉事務所等では，医療扶助指定機関を訪問し，委託患者の状況を調査したり，主治医から話を聞くなどの「病状調査」を行っている．

これは，患者の実態を的確に把握して適切な生活指導などを行うために必要なものである．また，福祉事務所等は，近年増大する医療扶助費の適正化のため，主治医訪問による確認などを実施している．なお，病状調査などは，個人情報の保護に関する法律の「法令

CHAPTER 1 医療制度

に基づく場合」に該当するので，被保護者の同意がなくても，福祉事務所に回答することができる．

(尾﨑哲則)

参考文献
1) 厚生省医務局編：医制100年史．1 ぎょうせい，東京，1976．
2) 厚生省50年史編集委員会編：厚生省50年史．1 構成問題研究会，東京，1988．
3) 日髙勝美ほか：歯科医師のための医療保険制度入門—保険診療の仕組み早わかりガイド—．医歯薬出版，東京，2017，5-76．
4) 石井拓男ほか：スタンダード社会歯科学，第7版．学建書院，東京，2021，143-157．
5) 厚生労働省：令和3年版厚生労働白書資料編．保健医療，医療保険．
6) 厚生労働省：介護保険法（平成九年十二月十七日法律第百二十三号）第1条．
7) 厚生労働省：平成29年版厚生労働白書資料編．高齢者保健福祉，制度の概要及び基礎統計．
8) 内閣府政策統括官（経済財政運営担当）：平成27年度介護報酬改定について（麻生議員提出資料）．第17回経済財政諮問会議配付資料．
9) 厚生労働省老健局老人保健課：平成30年度介護報酬改定の主な事項について．全国介護保険・高齢者保健福祉担当課長会配布資料．
10) 厚生労働省老健局老人保健課：一億総活躍社会実現に向けた健康寿命の延伸〜効果的な介護予防の取組と戦略的な組み合わせ〜．第116回市町村職員を対象とするセミナー「地域支援事業の充実/介護予防・日常生活支援総合事業の推進について-2」（平成28年1月21日）資料1．
11) 尾﨑哲則ほか：スタンダード社会歯科学．石井拓男ほか編，第4版，学建書院，東京，2010，174-187．
12) 末髙武彦：スタンダード衛生・公衆衛生．末髙武彦ほか編，第11版，学建書院，東京，2009，228-231．
13) 上條英之：歯科保健医療に関連する社会保険制度と関連法規．アナトーム社，東京，2017，37-49，67-81．
14) 厚生労働省：令和3年度介護報酬改定について．
15) 厚生労働省：令和3年度被保護者調査．
16) 生活保護制度の現状について（社会保障審議会生活困窮者自立支援及び生活保護部会（第14回））（令和4年6月3日）資料5．

CHAPTER 2 医療連携

I 地域完結型医療の背景

諸外国と比較して速いスピードで少子高齢化が進んでいるわが国では，今後の数十年で人口構造の急激な変化が予測されている．このような状況におけるわが国の医療は，大きな変革を求められている．人口構造の変化のみならず医療技術の発展などとともに，疾病構造も変化しており，いわゆる救命や治癒を目的としたこれまでの「**病院完結型医療**」だけではなく，慢性疾患を複数抱えた患者や障害をもつ患者が住み慣れた地域・自宅で安心して暮らせるための「**地域完結型医療**」が求められてきている．

1. 4人に1人が高齢者という社会

2022（令和4）年10月1日時点での総人口は1億2,494万人である．2011（平成23）年以降継続して減少しており，その減少幅は拡大している．その中でも65歳以上の高齢者人口は3,623万人となり，総人口の29.0％を占めている．なお，75歳以上人口は，1,927万人で，65歳以上人口の半数以上となっている．経年的な変化でみた場合，2013（平成25）年に65歳以上人口は25％を超え，4人に1人が高齢者という社会に突入している（**図4-4**）．また，2060年時点では約2.5人に1人が65歳以上の高齢者となる見込みと予測されている．

人口構造の変化を理解するうえでは，死亡数の将来予測も非常に重要な点である．**図4-5**にその将来予測を示しているが，2040年には166万人になると予測されている．つまり，1989（平成元）年ごろの約2倍の数が亡くなっていく時代が20年後に来ることを念頭に医療提供のあり方を変えていく必要がある．

2. 高齢化に伴う変化

高齢化に伴いさまざまな変化が生じている．特に医療技術などの進歩とともに進む疾病構造の変化を俯瞰してみる．

1）死因と介護が必要になった原因

主な死因の経年変化を**図4-6**に示す．悪性新生物〈腫瘍〉，心疾患，老衰，脳血管疾患，

CHAPTER 2 医療連携

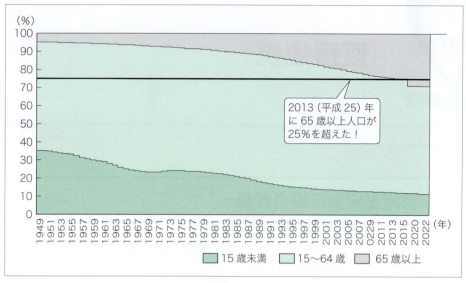

図 4-4　年齢3区分別人口の割合の経年推移（人口推計より作成）

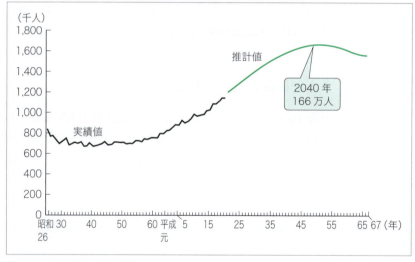

図 4-5　死亡数の年次推移
（平成21年までは厚生労働省大臣官房統計情報部「人口動態統計」，平成22年移行は社会保障・人口問題研究所「日本の将来推計人口（平成18年12月推計）」（出生中位・死亡中位）

肺炎の順となっている．近年，誤嚥性肺炎による死亡が増加している．これも高齢化による変化の1つと考えられる．さらに，介護が必要となった主な原因について図 4-7 に示した．これをみると，認知症，脳血管疾患（脳卒中），骨折・転倒，高齢による衰弱の順となっている．このなかでも認知症や骨折・転倒が過去よりも増加している点には留意が必要である．

このように死亡する疾患と介護が必要となる疾患では大きな違いがみられる．脳血管疾患は医療技術や救急搬送の向上に伴い，死亡する疾患ではなくなる一方で，介護を必要とする原因となり，認知症とともに長期の療養を余儀なくされるという状況が起こっている．

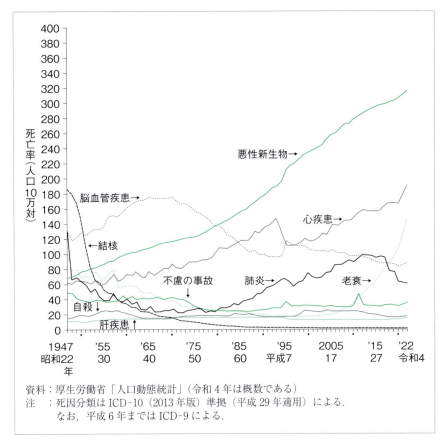

図 4-6　主な死因別にみた死亡率（人口10万対）の年次推移（令和4年人口動態調査）

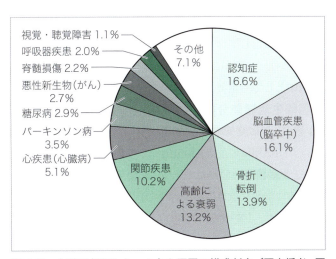

図 4-7　介護が必要となった主な原因の構成割合〔要支援者・要介護者〕（2022年国民生活基礎調査）

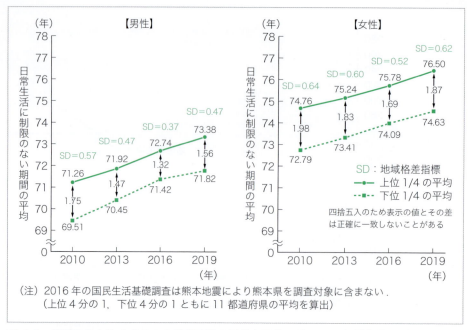

図 4-8 健康寿命上位 4 分の 1 の都道府県の平均と下位 4 分の 1 の都道府県の平均とその差
〔健康日本 21（第三次）推進のための説明資料〕

認知症罹患患者は今後も増加すると予測されており，環境整備が喫緊の課題となっている．

2）健康寿命の延伸

　死亡する原因疾患と要介護になる疾患は違っており，要介護になる原因の発症時期をできるだけ遅らせる施策が非常に重要となっている．健康日本 21（第三次）においても**健康寿命**の延伸と健康格差の縮小の実現は大きな目標となっている．特に都道府県格差の縮小を目標項目として設定している（**図 4-8**）．2019 年時点で，男性では約 9 年，女性では約 12 年の違いがあり，ただ単に平均寿命を延ばすだけではなく，健康寿命をできるだけ延伸することが国策としても重要課題となっている．

3）ICF（国際生活機能分類）の理解

　WHO は 2001 年に従来の疾病分類に対し，ICF（International Classification of Functioning, Disability and Health）を採択している．ICF の生活機能モデルを**図 4-9** に示したが，生活機能の分類と，それに影響する「環境因子」「個人因子」の分類で構成されている．特に重要な点は生活機能上の問題は誰にも起こりうるもので，特定の人のためのモデルではなく，「すべての人類に関する分類」という点が重要である．

　高齢化が進む社会では，どのような人でも健康上の支障が出る状況が起こりうることを念頭に，障害があっても環境因子などを工夫することで，その人らしく生活し，質の向上を図ることができることを理解することが重要となってくる．

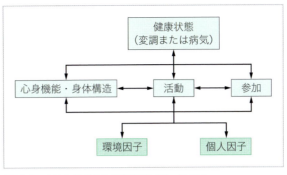

図 4-9　ICF（国際生活機能分類）モデル

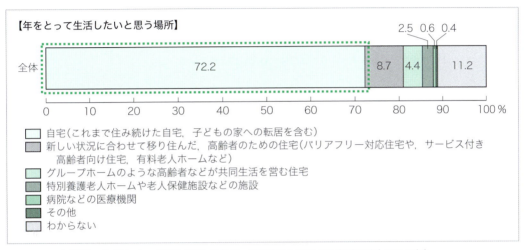

図 4-10　高齢期に生活したい場所（厚生労働省：「高齢社会に関する意識調査」2016 年）

3. 国民が高齢社会に求めること

　厚労省は 2016（平成 28）年に委託実施した「高齢社会に関する意識調査」によると，年をとって生活したいと思う場所を聞いてみると，約 7 割以上は自宅と回答している（図 4-10）．また，機能する場所で暮らすために必要なこととして，「医療機関が身近にあること（54.3％）」，「介護保険のサービスが利用できること（38.2％）」，「交通の便がよいこと（30.1％）」となっており，医療・介護サービスとともに生活利便性に関することが多かった．多くの方は，住み慣れた自宅を中心に，生活するための基盤が整っていること，つまり医療・介護へのアクセスのよい環境で，買い物などの利便性がよい環境での生活を希望していることがわかる．

　一方で，「人生の最終段階について，最期を迎えたい場所」はどこかを聞いた内閣府調査結果では，第 1 位は自宅（54.6％）であり，第 2 位は病院などの医療施設（27.7％）という結果であった．自宅で最期を迎えたいという希望がある一定以上あるが現状では，病院での死亡が 8 割近くを占めている（図 4-11）．

（平田創一郎/恒石美登里）

CHAPTER 2 医療連携

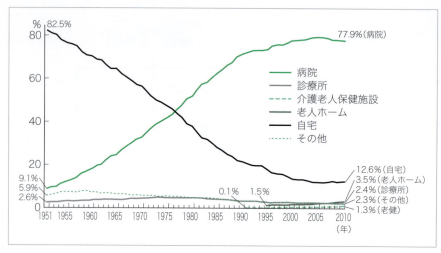

図4-11 死亡場所の推移（厚生労働省：人口動態調査）
1994年までは老人ホームでの死亡は，自宅に含まれている．

II チーム医療

　医療が病院完結型医療から地域完結型医療へと変化していくと同時に，患者中心の質の高い安全・安心な医療の提供のために，さまざまな医療スタッフがチームとして連携・補完を進めるチーム医療の推進が厚生労働省の検討会などで議論されてきた．

1. チーム医療の背景と歯科

　2010（平成22）年に「チーム医療の推進に関する検討会」においてとりまとめられた報告書では，チーム医療とは医療に従事する多種多様な医療スタッフが，各々の高い専門性を前提に，目的と情報を共有し，業務を分担しつつも互いに連携・補完し合い，患者の状況に的確に対応した医療を提供することと定義されている．さらにこの当時から，「チーム医療」は，わが国の医療のあり方を変え得るキーワードとして，その後も「チーム医療推進会議」の中で多職種の連携について議論が重ねられてきた．当初は，病院中心のチーム医療のあり方が検討されていたが，地域の**在宅医療**におけるチーム医療の推進のほうにも注目が集まってきている．
　そもそもどのくらいの病院に，どのくらいのチーム医療が存在するかは，2010年10月に実施された「病院でのチーム医療における歯科の係わりに関する調査結果」[1]に示されている．すべての病院のうち30.5％が回答した結果である．その当時の結果ではあるが，何らかのチーム医療がある病院は87.1％であり，もっとも多いのは褥瘡対策（80.9％），次いで感染制御（64.8％），**NST（Nutrition Support Team：栄養サポートチーム）**（51.4％），摂食嚥下（31.5％），口腔ケア（18.8％），緩和ケア（18.1％）となっている（**図4-12**）．歯科が特に関連しそうな項目として，NST，摂食嚥下，口腔ケアが考えられるが，歯科の

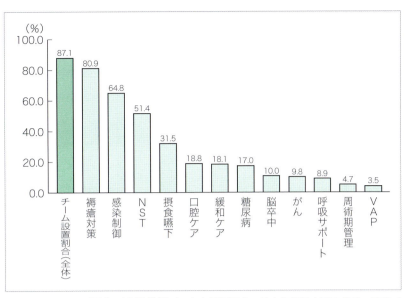

図 4-12　チーム医療の設置状況（日本歯科医師会　日本歯科総合研究機構：病院でのチーム医療における歯科の係わりに関する調査結果）

有無別に歯科関連職種がどのくらいそのチーム医療に関与しているかを図4-13に示した．歯科のある病院では，NSTでは34.5％において関与があり，口腔ケアや摂食嚥下においても約25％程度の関与があることが示されている．一方で，歯科のない病院の結果では，NST，摂食嚥下，口腔ケアとも3％程度の関与であることが明らかとなった．つまり，歯科が設置されている病院が全病院の約2割という状況の中で，歯科のない病院にどのように歯科関連職種が関与できるかが大きな課題となっている．チーム医療は主に病院において議論が進んできた経緯があるため，歯科の標榜が少ない状況では，そもそもチーム医療のメンバーとして歯科関連職種が含まれるケースは少なかったということもいえる．

このような状況ではあったが，がん患者等の周術期の前後に歯科関連職種が口腔機能管理を実施することによって，術後合併症が減少することや，肺炎等の重症化予防の効果があることがデータで示されてきた．そして2012（平成24）年度の診療報酬改定において，がん患者等の周術期口腔機能管理が新設され，2018（平成30）年度には周術期等口腔機能管理として対象疾患が拡大された．これをきっかけに医科歯科連携の議論が活発になってきた経緯がある．歯科の標榜のない病院においても周術期等口腔機能管理の取組みが広がってきている．

2. 歯科診療所におけるチーム医療

歯科診療所内においては，歯科医師を筆頭に，医療専門職種として主に歯科衛生士や歯科技工士が，その他の事務職員などとともに歯科医療を提供するチームを形成している．

歯科医師は，歯科医業の業務独占を有し，また，歯科診療所は臨床研修等修了歯科医師に管理させなければならないことからも，歯科診療所におけるチーム医療のリーダーとし

CHAPTER 2 医療連携

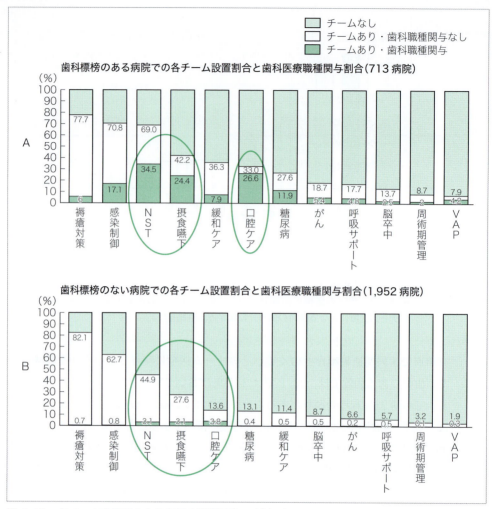

図 4-13 各チーム設置割合と歯科医療職種関与の割合（日本歯科医師会　日本歯科総合研究機構：病院でのチーム医療における歯科の係わりに関する調査結果）
　A：歯科標榜のある病院（713病院）
　B：歯科標榜のない病院（1,952病院）

ての役割を果たさなければならないことは明らかである．しかし，多くの業務が歯科医師に集中し負担が増加することで，医療の質の低下を招くおそれもある．「多種多様なスタッフが各々の高い専門性を前提とし，目的と情報を共有し，業務を分担するとともに互いに連携・補完しあい，患者の状況に的確に対応した医療を提供する」（厚生労働省によるチーム医療の定義）ことが求められる．

　歯科衛生士は，歯科予防処置，歯科診療の補助，歯科保健指導の3つの業務を担い，医療保険と介護保険の両者でその業務が点数評価されている．さらに医療法に基づき歯科医療機関に義務づけられている安全管理体制において，必置となっている医薬品安全管理責任者および医療機器安全管理責任者の任にあたることができる．

　歯科技工士は，歯科技工物製作のうえで重要な役割を占めていることはいうまでもない．医療保険においては，生活の質に配慮した歯科医療に従事するという観点から，(1)

常勤の歯科技工士を配置していること，(2) 歯科技工室および歯科技工に必要な機器を整備していること，(3) 患者の求めに応じて，迅速に有床義歯の修理を行う体制が整備されている旨を院内掲示していることの施設基準を満たすことで，歯科技工の加算点数が評価されている．

　事務職員は，医療行為以外の業務を担うことで歯科医師や歯科衛生士，歯科技工士の業務負担の軽減に寄与する．診断書や診療録，処方せんなどの書類は，歯科医師の診察を経たうえで，本来歯科医師が自ら作成するものであるが，歯科医師が最終的に確認し署名することで，事務職員に記載を代行させることができる．また，診察や検査の予約は，歯科医師の指示に基づき事務職員が行うことができる．

　このような業務分担と協力・連携を推進することにより，提供する歯科医療の質の向上と安全の確保を図ることが可能となる．

3. 歯科訪問診療でのチーム医療

　歯科訪問診療を要する患者は多くの場合，要介護高齢者であることから，当然，歯科医療を提供する際に医科疾患に十分に注意を要する．

　介護保険施設の入所者に対しては，当該施設の医師や薬剤師，看護師，理学療法士，作業療法士，言語聴覚士等の医療職種や介護職員，介護支援専門員（ケアマネジャー），栄養士等と十分な情報共有，連携を図らなければならない．

　一方，在宅療養者に対しては，まず，家族が重要な情報源であり，それに基づきかかりつけ医や介護支援専門員，介護職等との連携が求められる．後述する地域ケア会議での情報共有も有効な手段の1つとして忘れてはならない．

4. チーム編成における専門職種

　病院における歯科医療職種が関連する主なチーム編成を例示する[2]．

1) 栄養サポートチーム（NST：Nutrition Support Team）

　患者の生活の質の向上，原疾患の治療促進および感染症などの合併症を予防するために，栄養障害のある患者またはそのハイリスク患者に対して，必要なときに必要な対応を専門職種が行うことで，早期退院を期待するものである．主に医師，看護師，管理栄養士，薬剤師，リハビリテーションスタッフ，臨床検査技師そして歯科医師，歯科衛生士がチームを形成する．

2) 集中治療チーム

　周術期の患者は，多種多様の疾患を抱えたうえ，心機能，腎機能，肝機能，呼吸機能などさまざまな臓器機能の低下を伴うことも多い．術前から退院までの患者の口腔ケアや摂食嚥下機能の評価・リハビリテーションを行うことで，生活の質の向上，原疾患の治癒促進および感染症などの合併症の予防，ひいては早期退院が期待できる．主に医師，看護師，薬剤師，臨床工学技士，理学療法士，言語聴覚士そして歯科医師，歯科衛生士がチームを

形成する.

3）回復期リハビリテーションチーム

慢性疾患や再発，合併症といった多種多様なリスクを抱えた脳卒中患者や肺炎による廃用症候群患者等の高齢者に対し，障害の改善，家庭復帰を支援するために，口腔衛生状態の評価，口腔ケアのプログラム作成，ブラッシングなどの口腔衛生指導などを行う．主に医師，看護師，介護福祉士，管理栄養士，薬剤師，理学療法士，作業療法士，言語聴覚士，社会福祉士，そして歯科衛生士や歯科診療所の登録歯科医師がチームを形成する．歯科衛生士には診療所の歯科医師との連携窓口の役割も期待される．

4）口腔ケアチーム

口腔衛生処置が必要な患者に多職種とチーム医療（呼吸サポート，栄養サポート，摂食嚥下，周術期管理，褥創対策，口腔衛生処置など）を実践する，退院後の地域連携パスにつなぎ地域医療に貢献するなどを目的とする．口腔衛生処置の徹底と口腔機能療法を行うことで誤嚥性肺炎や窒息事故などの発生を防止し，経口摂取を早めて患者の回復と医療の円滑化に有効である．主に，医師，看護師，理学療法士，臨床工学技士，管理栄養士，薬剤師，臨床検査技師そして歯科医師，歯科衛生士がチームを形成する．

5）摂食嚥下チーム

摂食嚥下障害のある患者に対して，必要に応じて専門職種へ連携して，対応することで，患者の入院生活の向上，原疾患の治療の促進および誤嚥性肺炎などの合併症を予防して，栄養状態の改善や早期退院に結びつくことができる．主に医師（リハ医），看護師，管理栄養士そして歯科医師，歯科衛生士がチームを形成する．

6）外来がん化学療法チーム

抗がん剤治療を通院にて受ける患者では副作用の早期発見は難しく，また，副作用発現時の迅速な対応ができないことが問題である．このため，来院時に患者に対して起こりうる副作用内容，対処法を確実に伝えるとともに，継続治療を行っている患者に対しては副作用モニタリング，副作用対策を実施する必要がある．医師不足の状況で，外来がん化学療法室にて薬剤師が医師，看護師と連携をとりながら患者への治療内容の説明とともに副作用に関して指導を行うことは，がん治療における安全性を確保するうえで必須である．歯科医師は，口腔衛生処置などの口腔合併症への対応にあたる．主に医師，薬剤師，看護師，管理栄養士，ソーシャルワーカーそして歯科医師がチームを形成する．

7）他機関との連携による虐待予防・支援チーム

ケアを受ける子どもや高齢者が，養育者や介護者から受ける虐待は心と身体に深い傷を残すとともに，生命の危機的状況をきたすこともある．このような，虐待を早期発見し，迅速に介入することにより，虐待を受ける側を保護するとともに，虐待を行う側にも再発予防となるケアを提供する．歯科医師は，口腔衛生状態の評価，う蝕の状態と診断にあたる．主に医師，看護師，臨床心理士，社会福祉士，保健師，そして歯科医師と，児童相談所の医師や児童心理士，ソーシャルワーカー，そして地方自治体及び関係機関（学校・保育所など）がチームを形成する．

（恒石美登里／平田創一郎）

III 地域包括ケアシステム

地域包括ケアシステムとは,「地域における医療及び介護の総合的な確保の促進に関する法律」に次のように定義されている.

> 第二条　この法律において「地域包括ケアシステム」とは,地域の実情に応じて,高齢者が,可能な限り,住み慣れた地域でその有する能力に応じ自立した日常生活を営むことができるよう,医療,介護,介護予防(要介護状態もしくは要支援状態となることの予防または要介護状態もしくは要支援状態の軽減もしくは悪化の防止をいう),住まい及び自立した日常生活の支援が包括的に確保される体制をいう.

「介護・リハビリテーション」,「医療・看護」,「保健・福祉」という専門的なサービスと,その前提としての「住まい」と「介護予防・生活支援」の「5つの構成要素」が相互に関係し,連携しながら在宅の生活を支えていくというシステムである(図4-14).介護予防・生活支援は,2015(平成27)年度から介護保険制度の介護予防・日常生活支援総合事業として実施されている.

費用負担の面からみると,税による「公助」,社会保険制度の保険料による「共助」,市場サービスの購入などの自己負担による「自助」と,費用負担が制度的に裏付けされていない,相互に支え合う「互助」に区分される(図4-15).少子高齢化が進む中,「共助」「公助」の大幅な拡充は期待できず,「自助」「互助」の役割が大きくならざるをえない.このような費用負担を踏まえたシステム作りが求められている.

市町村では,介護保険法に基づき,3年ごとの介護保険事業計画を策定しなければならない.この介護保険事業計画の策定・実施を通じて,2025年に向けて,地域の自主性や主体性に基づき,地域の特性に応じた地域包括ケアシステムを構築していくこととしている.

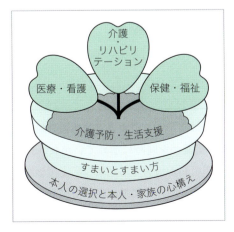

図4-14　地域包括ケアシステムにおける「5つの構成要素」
(三菱UFJリサーチ&コンサルティング「<地域包括ケア研究会>地域包括ケアシステムと地域マネジメント」(地域包括ケアシステム構築に向けた制度及びサービスのあり方に関する研究事業・平成27年度厚生労働省老人保健健康増進等事業,2016)

CHAPTER 2 医療連携

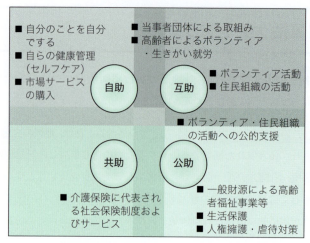

図 4-15 「自助・互助・共助・公助」からみた地域包括ケアシステム（平成25年3月地域包括ケア研究会報告書）

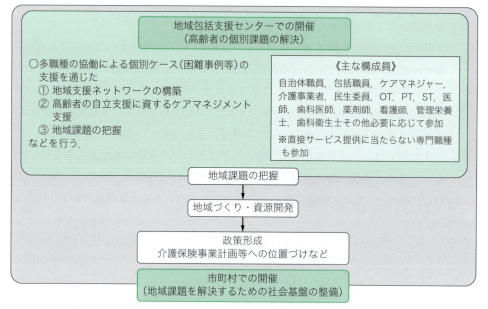

図 4-16 地域ケア会議の役割（厚生労働省：地域ケア会議の概要）

1. 地域ケア会議

　地域包括ケアシステムを実現していくためには，主に在宅療養者である高齢者個人に対する支援の充実と，それを支える社会基盤の整備とを同時に進めていかなければならない．その役割を担うのが，介護保険法により市町村が設置する地域包括支援センターや市町村自体が開催する，地域ケア会議である（図 4-16）．特に地域包括支援センターで開催される，高齢者の個別課題を取り扱う**地域ケア会議**では，医療・介護などの多職種が協働

して個別課題の解決を図ることを目的としており，歯科医師や歯科衛生士にも専門職種としての役割が期待されている．

(平田創一郎/恒石美登里)

Ⅳ 医科歯科連携事例

1. 歯科と多職種との連携—臼杵市（大分県）での事例—

現在，日本は少子高齢化による人口構造や社会構造の変化が急速に進んでいる．また，それに伴う疾病構造の変化や，ICTの普及など従来の歯科医療環境の大きな変革の時期を迎えている．

このような社会情勢の中，歯科医師も従来の診療所完結型医療から地域完結型医療へと変化していかなければならない．

国は，団塊の世代すべてが75歳以上の後期高齢者になる2025年をめどに，高齢者の尊厳の保持と自立生活の支援の目的のもとで，可能な限り住み慣れた地域で，自分らしい人生を最期まで続けることができるよう，地域の包括的な支援サービス提供体制（**地域包括ケアシステム**）の構築を推進している．

地域包括ケアシステムは，高齢者が重度の要介護状態になっても住み慣れた地域で暮らし続けられるように，住まい・医療・介護・予防・生活支援を一体で提供することを目指している．

このためには，歯科医療機関も多職種との連携を行い，この地域包括ケアシステムに積極的に加わる必要がある．

1) ICTを活用した地域連携の例

地域包括ケアシステムを推進するために全国各地でICTを活用した診療情報ネットワークが構築されているが，多くは大病院と診療所を結ぶ病診連携や薬局と医療機関を結ぶ医薬連携である．ここで人口4万人弱の地方都市である大分県臼杵市の事例を紹介する．

臼杵市では，医療（医師・歯科医師・薬剤師）・介護・福祉・臼杵市役所（保険健康課）が参加している医療情報ネットワーク「うすき石仏ねっと」を構築している（**図4-17, 18**）．臼杵市は，大分市の東南部に接する人口約4万人弱で高齢化率37％という超高齢化の進んだ地域である．この地域に2003（平成15）年より臼杵市医師会立コスモス病院と臼杵市医師会会員の医療施設との間で検査検体のWeb参照やWeb依頼を行うために**地域医療情報連携ネットワーク**を開始した．その後，市役所（保険健康課），調剤薬局，歯科診療所，介護施設，訪問看護ステーション，居宅事業所，消防本部通信指令室，保健所なども加わりICTによる多職種医療連携を構築している．現在，臼杵市民の50％以上が加入しているシステムである．「うすき石仏ねっと」は，ICTを活用し，患者のプライバシーを保護しながら（ケーブルテレビ回線を利用），診療情報などの一部を参加施設間で結ぶネットワークを共有し，診療・検査などから得られた多くのデータをもとに治療法を検討

CHAPTER 2 医療連携

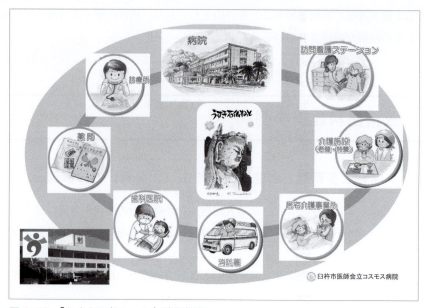

図 4-17 「うすき石仏ねっと」連携機関
（臼杵市医師会立コスモス病院舛友一洋副院長提供）

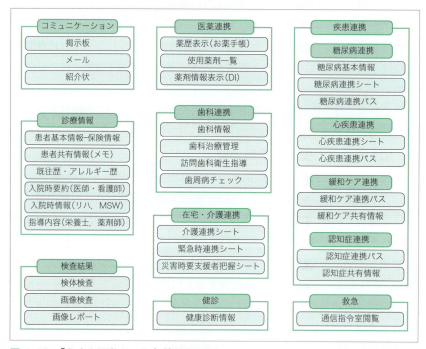

図 4-18 「うすき石仏ねっと」機能概要図
（臼杵市医師会立コスモス病院舛友一洋副院長提供）

し，質の高いサービスを提供することを目的とし，情報登録を希望する市民が参加できる．情報登録した市民は，フェリカを使用したカードを取得し，参加施設を利用する際に「石仏カード」を提示すると，医師などはさまざまな施設にある患者の情報を閲覧できるとい

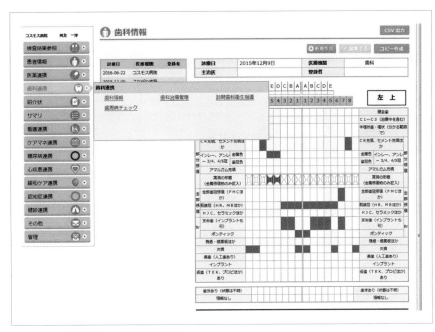

図 4-19　歯科連携・歯科情報画面
（臼杵市医師会立コスモス病院舛友一洋副院長提供）

う仕組みである．

2) 歯科と他科との連携

　医療連携を推進するためには，歯科と他科とが連携しなければならない．「うすき石仏ねっと」では，歯科医院より，「歯科情報」，「歯科治療管理」，「訪問歯科衛生指導」，「歯周病チェック」の4つの情報を発信している（図 4-19）．特に歯周病の情報発信に関しては，糖尿病とのかかわりが深いので，医師にとっても大切な情報である．糖尿病患者の管理に医師と歯科医師とが連携して取り組むことができる．

　歯科医師が他科の情報で有益なのは，患者の病状（検査データ）服薬情報がここから得られることである．一般的には，患者の病状などに関して主治医に電話や文書などで照会することが多いが，このシステムに参加することにより患者の病状が画面上で確認できる．また，このシステムには，ネットワーク内のメール機能も利用できるので主治医・薬剤師等とメールで連絡をとることも可能である．歯科から他科への情報発信と他科からの情報の閲覧により歯科と他科との連携が可能となっている（図 4-20）．

3) 今後の多職種連携の進め方

　高齢化が進む中，多職種との連携がますます求められてくる．国は，地域包括ケアシステムを推進していくが，在宅支援をしていくにあたって，医療機関，調剤薬局，介護施設，訪問看護ステーション，居宅事業所，市役所，消防署（救急搬送など）との連携も必要になってくる．

　厚生労働省は，2015（平成 27）年 6 月に「保健医療 2035」の提言書をまとめた．この中でも，ICT を活用した医療が唱えられている．また，キーワードの 1 つである「リーン

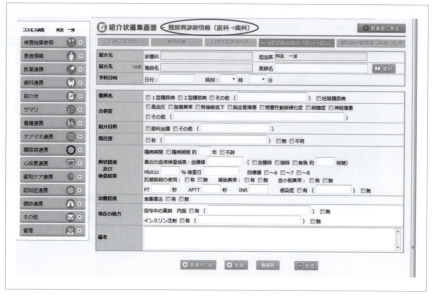

図 4-20 医科歯科連携・紹介状（医科→歯科）
（臼杵市医師会立コスモス病院舛友一洋副院長提供）

ヘルスケア～よりよい医療をより安く～」を実践するためには，重複投薬・検査の防止や疾患の重病化予防などに取り組まなければならない．そのためにも歯科診療所も多職種との連携を密にして診療所完結型歯科医療から地域完結型歯科医療へと変化する必要がある．

(白土清司)

2. 在宅高齢者の口腔管理―大森歯科医師会（東京都）での事例―

　大森歯科医師会は，蒲田歯科医師会と密な連携をもって，大田区でのさまざまな活動に取り組んでいる．大田区は人口約73万人で，医師会は3つ，薬剤師会は歯科医師会同様2つにわかれている．区保健所は4つの地域庁舎に各2名と本庁舎に1名の計9名の歯科衛生士が職員として配置されている．昭和50年に1人，その後，暫時増員し，昭和57年から8人となり，さらに現在は充実した9人体制となっている．

1）ねたきり高齢者訪問歯科支援事業（図 4-21）

　通常，一般の開業歯科医は，自分の診療所に通院していた患者が通院困難になった際，依頼を受けて訪問歯科診療に出向いていることが多い．ただし，かかりつけ歯科医をもっていない人も大勢いるのが現状であろう．そのような人が訪問歯科診療を希望する場合には，区民から直接あるいはケアマネジャー，地域包括支援センターを経由して区に申し込みがあり，区の歯科衛生士が自宅に訪問し状況調査を行い，その結果に基づき歯科医師会に依頼が入り，協力医を紹介している．状況調査により，口腔外科的あるいは補綴的問題に特化している場合などは，その課題に長けた協力医にお願いしている．

　協力医は，訪問による歯科健康診査，さらにケースによって摂食嚥下機能の検査を実施

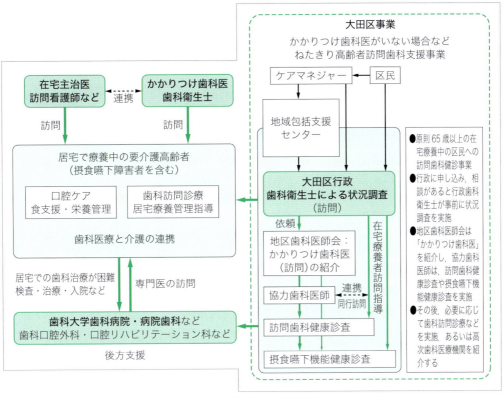

図 4-21　大田区（東京都）における居宅への訪問歯科の取り組み

している．

状況調査後，歯科医師が診査に訪問する際は，少なくとも初回は区の歯科衛生士も同行するという体制をとっている．在宅歯科診療の経験の浅い協力医であっても，他職種との連携に区の歯科衛生士の細やかな配慮や日頃のネットワークにより，円滑に診査や治療に移行できる制度となっている．この経験で，個々の在宅歯科診療の場においても，他職種との連携のとり方が身につくこととなる．

歯科医師会は，区民からの要請から協力医による診査まで，なるべく迅速に実施できるよう，出動可能な曜日と時間帯を一覧にし，地区ごとに出動可能な協力医をリストアップし，この間のタイムロスをなるべく少なくするよう心がけている．現在は約40名の会員が協力医として参加している．区の歯科衛生士にも介護職の会合に顔を出してもらい，この事業の認知度をさらに高めるために努力してもらっている．

2）在宅医療相談窓口の活動（図4-22）

「**在宅医療相談窓口**」は，当初「在宅医療連携調整窓口」という名で2010（平成22）年に東京都のモデル事業として，都内3地域が選出され，その中の1つが大田区であった．「病気で入院していた患者が退院して自宅に戻る際，その後在宅診療にて引き継いでくれる医師を誰に紹介すればよいかわからない」との声に応え，そのような「病院」と「地域の在宅診療医」との連携をとりもつ窓口として発足した．

CHAPTER 2 医療連携

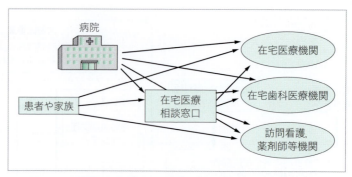

図 4-22　在宅医療の受け皿：在宅医療相談窓口
東京都モデル事業→大田区補助事業→委託事業

区も本事業の有用性を評価し，モデル事業後も区の補助事業となって継続され，現在は区の委託事業となり，「在宅医療相談窓口」と改名して区内の3医師会で運営している．

本来の窓口機能だけではなく，在宅医療相談窓口の担当者がコーディネートし，隣接するいくつかの地域包括支援センターごとに，「地域包括ケアの会」と称して，医・歯・薬，区，訪問看護師，ケアマネジャーなどが集まって，事例検討会を年2回程度ずつ開催している．

日常生活圏域程度のエリア内で，多職種間で顔合わせをし，意見交換することで，「顔の見える連携」ができるきわめて有効な場になっている．このように多職種間の間に立って，さまざまな活動を行っていることは，歯科医師会としても大変助かっている．

地域包括ケアシステムを，それぞれの地域の特性に合わせて，うまく構築・推進することが求められているが，地域ごとに独自のシステムを作ることは，簡単なことではない．しかし，大田区では，「ねたきり高齢者訪問歯科支援事業」と「在宅医療相談窓口事業」が医・歯・薬の連携，介護職との連携において有効に働いていると考える．

3）特別養護老人ホームでの摂食嚥下指導事業

1991（平成3）年より，区立の特別養護老人ホームにて歯科医師会が歯科健康診査と治療を行うようになり，1996（平成8）年からは，摂食嚥下指導を開始した．区立の民営化に伴い，他の民立の施設にも事業拡大し，現在は大田区内の特別養護老人ホームのうちの12施設で実施され，大森歯科医師会管内では，6カ所の特別養護老人ホームで事業を行っている．

基本的には月に2回，摂食嚥下指導を，区ないし施設から委託された摂食嚥下指導医（摂食嚥下評価の経験が豊富な本会会員および連携歯科大学の専門医）と摂食嚥下指導補助医（摂食嚥下評価を研鑽希望の本会会員）がチームを組んで行っている．

摂食嚥下障害のある人への評価・指導は，数回の講習会を受講したからといって十分に修得するのは難しい．摂食嚥下障害に関して，ベテランの歯科医師が摂食嚥下指導医となり，まだ経験の浅い歯科医師が補助医として組むことにより，経験の浅い歯科医師もさまざまなケースの経験を積むことができる．大田区の在宅歯科医療の現場においては，この特別養護老人ホームでの摂食嚥下指導の経験が，個々の在宅診療での摂食嚥下障害の評

価・指導するマンパワーを生み出す源になっている．

摂食嚥下指導医は，大学から3名，本会から10名，摂食嚥下補助医は13名ほど参加・協力している．

4）まとめ

地域で口から食べることを支えるためには，歯科医師会として在宅歯科診療の経験の少ない会員にも在宅診療の心構えも踏まえ経験を積んでもらい，協力医の層を厚くする必要がある．

今回述べた大田区の特徴となる3つの柱をもとに，摂食嚥下障害への対応を含めた在宅歯科診療に関するスキル向上と医療・介護の他職種との連携がとりやすい環境へと整備を進めることによって，歯科医師会としてこれからも地域包括ケアシステムの推進に大きな役割を担えると考えている．

（中村　好）

V コデンタルスタッフの業務範囲

本項では，コデンタルスタッフの業務範囲を述べるが，ここでは，法的に規定されている歯科衛生士と歯科技工士についてのみとする．法的に規定されていない職種については，不確定な要素が多く，明確な記載ができないために対象としないこととした．

1. 歯科衛生士の業務範囲

歯科衛生士法によれば，歯科衛生士とは，「歯科医師の指導の下に，歯牙及び口腔の疾患の予防処置として，①歯牙露出面及び正常な歯茎の遊離縁下の付着物及び沈着物を機械的操作によって除去すること．②歯牙及び口腔に対して薬物を塗布すること」を行うことを業とする者をいう（歯科衛生士法　第2条）．さらに，保健師助産師看護師法の規定にかかわらず，歯科診療の補助をなすことを業とすることができる．また，歯科衛生士の名称を用いて，歯科保健指導をなすことを業とすることができる（歯科衛生士法　第2条）とされている．

これは，徐々に歯科衛生士の業務がひろがっていったために，条文が加えられた結果のものである．1948（昭和21）年に歯科衛生士法が制定されたときは「歯科疾患の予防処置」の業務を行う者として公衆衛生部門に従事する者とされていたが，1955（昭和30）年の改正で，その業務に「歯科診療の補助」が加えられた．そして，1989（平成元）年に，「歯科保健指導」業務の追加・名称独占の改正がなされた．

改めて，歯科衛生士の業務を整理すると，1）歯科疾患の予防処置，2）歯科診療補助，3）歯科保健指導となる．

1）歯科疾患の予防処置

歯科予防処置としては，解釈に困る部分があるものの「予防的除石」と「フッ化物歯面

CHAPTER 2 医療連携

塗布」を指していると考えられる．また，この行為については，「歯科衛生士でなければ，業としてはならない」とされているが，歯科医師はこの業務を歯科医業の一環として行うことができると明記されている（歯科衛生士法　第13条）．

2）歯科診療の補助

本来，診療の補助は看護師の業務独占であるものの，歯科診療に限り歯科衛生士が行ってもよいと記載されている．ただし，「歯科衛生士は，歯科診療の補助をなすにあたっては，主治の歯科医師の指示があった場合を除くほか，診療機械を使用し，医薬品を授与し，または医薬品について指示をなし，その他歯科医師が行うのでなければ衛生上危害を生じるおそれのある行為をしてはならない．ただし，臨時応急の手当をすることは，差し支えない」（歯科衛生士法　第13条の2）とされ，かなり広範な歯科診療の補助を認めている．歯科医師が行うのでなければ衛生上危害を生じるおそれのある行為というのは，抜歯，根管治療，歯の切削など＜大阪高等裁判所（昭和55年10月31日）＞を指していると考えられている．しかし，歯科診療の補助の業務範囲については，医学水準の変化に伴い変わっていくものと判断されているが，従来から貼薬，仮封，仮封材の除去，裏装材の貼付，マトリクスの装着除去，充填材の塡塞・研磨などが示されている＜（昭和41・8・15　歯23）鳥取県厚生部長あて　厚生省医務局歯科衛生課長回答＞．現在においては他のコメディカル職種の業務範囲に鑑み，より多くの行為を行い得ると解釈されている．能力を有するのが前提であるが，歯科診療の補助であれば歯科衛生士の採血も違法ではないとされている．

ただし，歯科衛生士をはじめ，すべてのコメディカル職が診療の補助としてエックス線写真を撮ることは認められていない．これは「診療放射線技師法」に違反することになる．放射線を人体に対し照射することを業とすることができるのは，医師，歯科医師または診療放射線技師と規定されている（診療放射線技師法　第24条）．

3）歯科保健指導

歯科衛生士は，歯科保健指導をなすにあたって主治の歯科医師または医師があるときは，その指示を受けなければならない．また，歯科保健指導の業務に関して就業地を管轄する保健所の長の指示を受けたときは，これに従わなければならない．また，歯科衛生士は業務を行うにあたり，歯科医師その他の歯科医療関係者と緊密な連携を図り，適切な歯科医療の確保に努めること（歯科衛生士法　第13条の3,4,5）とされている．

ここで問題となるのは，「歯科保健指導をなすにあたって主治の医師があるときは，その指示を受けなければならない」という部分であるが，これは歯科衛生士が，医師の指示によって，歯科保健指導を行うことをいっているのではなく，歯科保健指導をする際に，医師から留意すべきことを受けて行うということである．基本的に歯科衛生士が，医師の指示で業務を行うことはできないと解されている．

2. 歯科技工士の業務範囲

歯科技工とは，特定人に対する歯科医療の用に供する補綴物，充塡物または矯正装置を作製し，修理し，または加工することをいう．ただし，歯科医師がその診療中の患者のた

めに自ら行う行為を除く（歯科技工士法 第2条）．歯科医師が自分の患者のために自ら行う行為を歯科技工といわないのは，それが歯科医業の一環として行われる行為であり，「歯科医師法」や「医療法」の適用を受けるものであるからである．

したがって，歯科医師が自分の患者以外の患者の補綴物などをその主治医の指示に従って作製するときは，歯科技工士法の歯科技工に該当する．歯科医師または歯科技工士でなければ，歯科技工を業としてはならない（歯科技工士法 第17条）．

歯科技工の業務制限は，粗悪な補綴物，充填物，矯正装置などがつくられ，歯科医療に支障をもたらすことを防止するためである．そのおそれのない「歯科技工の製品になんら影響を及ぼさないような単純軽微な行為を，歯科医師または歯科技工士の手足として行う場合」には資格のない者に作業を補助させることは許される（昭31.2.27厚生省医務局）．とされている．さらに，歯科技工士は，歯科医師の歯科技工指示書によらなければ業として歯科技工を行ってはならない．ただし，「病院または診療所内の場所において，かつ患者の治療を担当する歯科医師の直接の指示に基づいて行う場合には，指示書なしに歯科技工を行ってもよい」とされており，あくまで歯科医師の指示のもとで，歯科技工士は業務ができることになる（歯科技工士法 第18条）．

病院，診療所または歯科技工所の管理者は，その施設で行われた歯科技工指示書を，その終了した日から起算して2年間保存しなければならない（歯科技工士法 第19条）．

歯科技工士は，その業務を行うにあたっては，印象採得，咬合採得，試適，装着その他歯科医師が行うのでなければ衛生上危害を生じるおそれのある行為をしてはならない（歯科技工士法 第20条）．これは，具体的な項目を示した歯科技工士の歯科医業の禁止規定である．ある歯科技工士が，これらの行為は歯科技工の業務範囲にあるとの見解を主張し，あえてこれを26人の患者に繰り返し行い，歯科医師法第17条違反で有罪とされた事例がある（最判昭56.11.17 判タ459-55）．

（尾﨑哲則）

就業歯科衛生士・就業歯科技工士数

1. 就業歯科衛生士，就業歯科技工士数の推移

歯科医師数は「医師・歯科医師・薬剤師統計」によって，歯科医療に従事していない歯科医籍登録者まで把握する．これに対し，歯科衛生士，歯科技工士は「衛生行政報告例」という調査によって，調査時点で就業している者のみを対象にその数が把握されている．「医師・歯科医師・薬剤師統計」，「衛生行政報告例」ともに統計法を根拠とした一般統計調査であり，どちらも2年に1回実施される．

2020（令和2）年末現在の**就業歯科衛生士数**は142,760人であった．これは同年の歯科医師数107,443人より多く，2010（平成22）年調査以来，常に歯科医師数を上回っている．また近年，増加率も歯科医師数のそれを上回っている．

CHAPTER 2 医療連携

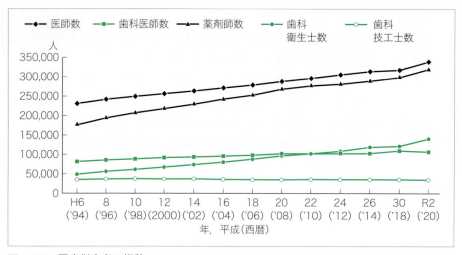

図 4-23　医療従事者の推移
（医師・歯科医師・薬剤師統計/衛生行政報告例）

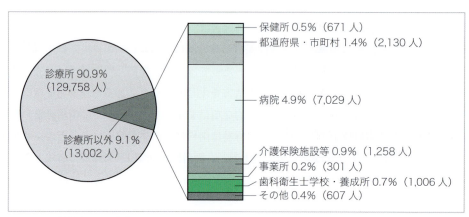

図 4-24　就業場所別就業歯科衛生士数（令和2年）

　一方，**歯科技工士数**は2020年末現在34,826人で，前回調査より微増しているが近年微減傾向が継続している（図4-23）．

　就業場所別にみた歯科衛生士数は2020年末現在で診療所勤務が90.9％と最も多い．診療所以外で最も多いのは病院勤務の5.0％であり，歯科医療機関の勤務がほとんどを占めている（図4-24）．また，歯科技工士の就業先は歯科技工所73.4％，病院・診療所が25.0％であり，その2施設への従事で全体の98.4％を占めている．

2. 歯科衛生士の問題

　2014年の歯科衛生士法の改正により，それまで歯科医師の直接指導のもとに行わなければならなかった歯・口腔疾患の予防処置が歯科衛生士単独で行えるようになった．これ

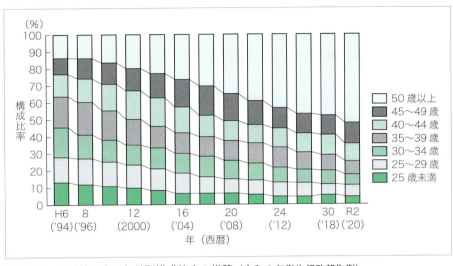

図 4-25　歯科技工士の年齢別構成比率の推移（令和2年衛生行政報告例）

は歯科衛生士が歯科医師の指導により，単独で居宅などを訪問して予防処置を行うことが可能になったことを意味する．これにより歯科訪問診療などにおける歯科衛生士の業務範囲が拡大し，地域包括ケアシステムにおける重要なマンパワーとしての役割が期待されている．一方，そのためには介護予防，口腔機能の向上，多職種連携といった新たなスキルが歯科衛生士に求められる．また現在，歯科衛生士数は歯科医師数の約1.3倍で，これは医師数に対する看護師数の約3.8倍に比べてはるかに少ない．さらに歯科衛生士は離職した場合，復職する割合が低いといわれている．そのような歯科衛生士の質と量の確保という課題に対応すべく，地域歯科医師会，歯科衛生士会などにより，歯科衛生士の復職，資質向上のための支援プログラムが実施されている[12]．

また，行政などで地域保健を担う保健師数は2020（令和2）年現在55,595人であり，ほぼすべての市町村に配置されている．これに対して1997（平成9）年に厚生省（現，厚生労働省）健康政策局から，地域歯科保健事業の円滑な実施のために，市町村が保健師と同様に保健職として歯科衛生士を確保することを市町村における歯科保健業務として通知しているにもかかわらず，歯科衛生士の市町村への配置はわずかである．地域包括ケアシステムの構築には口腔保健分野の専門家が行政に存在することが必要である．そのためには公衆衛生的手法を身につけた歯科衛生士の養成と活躍の場の準備が急がれる．

3. 歯科技工士の問題

歯科技工士の年齢構成の推移をみると，近年50歳以上が増加し，40歳未満の若年者が減少している（図4-25）．これは若年代で歯科技工士からの離職率が高いことが原因といわれており，将来的には就業者の大幅な減少が見込まれている．2011（平成23）年に施行された「歯科口腔保健の推進に関する法律」では，歯科医師，歯科衛生士とならんで，

CHAPTER 2 医療連携

歯科技工士にも「歯科口腔保健に資するよう，医師その他歯科医療など業務に関連する業務に従事する者との緊密な連携を図りつつ，適切にその業務を行うとともに，国及び地方公共団体が歯科口腔保健の推進に関して講じる施策に協力するよう努める」責務が明記されており，咀嚼機能の回復も含めた歯科口腔保健の推進のためには歯科技工士は必須の存在である．補綴物製作技術の高度化，デジタル化が進行するなか，時代変化に対応できる人材の育成と就業継続，復職支援などが課題となっている[13,14]．

VII 歯科医療機関数

1. 歯科医療機関数の推移（図4-26）

医療施設は厚生労働省の医療施設調査によって3年に1回の全数静態調査（すべての医療施設の現状を調査するもの）と毎年行われる動態調査（開設と休・廃止の届出を調査するもの）によって把握される．最近の静態調査は2020（令和2）年に行われた．その結果，医療施設総数は178,724施設で，このうち歯科診療所は67,874施設であった．1996（平成8）年に比べて一般診療所が約16％増加しているのに対し，歯科診療所は約14％増加している．

2. 歯科医療機関の特徴と問題点

2020（令和2）年「医師・歯科医師・薬剤師統計」において，医師は63.7％が病院に勤務しており，診療所の従事者は31.6％である．これに対し歯科医師は85.4％（91,789名）が診療所に従事しており，歯科医師で病院従事者は11.5％（12,329名）に過ぎない．1診療所あたりの平均歯科医師数は約1.5名で，ほとんどの歯科医師が開設者と管理者を兼ねた小規模な医療施設で歯科診療に従事している[10]．そのため歯科医師の多くは診療と並行して施設の衛生的，機能的かつ経営的管理を行わなければならない状況にある．また，従来からの診療形態が外来主体で入院診療がないため，高齢者や障害者のような通院困難者に対する医療供給に対応していない歯科医療施設が多い．実際，2021年の年齢別1人当たり国民医療費をみると，総医療費はほぼ年齢が高くなるにつれて増加し，増加分の多くを入院医療費が占めている．これに対して歯科診療医療費のみをみると80～84歳をピークにそれ以後の年齢では急激に医療費が低下する（図4-27）[16]．これは高齢者になって通院できない高齢者に歯科医療が提供されていない現状を表していると考えられる．75歳以上の後期高齢者を主な対象としている地域包括ケアシステムで歯科医療が円滑に提供されるために，在宅歯科医療供給体制の充実が求められている．

（岸　光男）

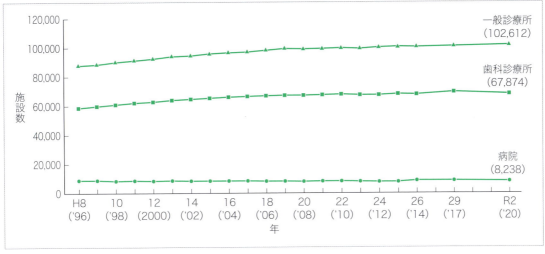

図4-26 医療施設の年次推移（令和2年医療施設調査・病院報告）
右端の数値は令和2年調査時の各施設数.

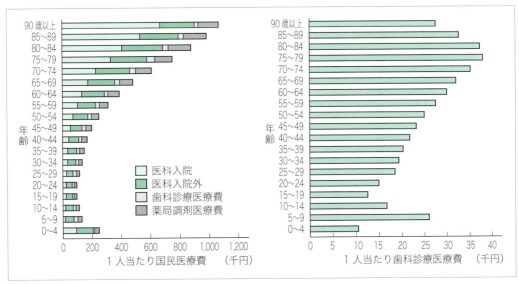

図4-27 1人当たり国民医療費（令和3年国民医療費の概況から作図）

VIII 歯科技工の動向

1. 歯科技工所の現状

歯科技工所は，2020（令和2）年末は20,879カ所で，対2018（平成30）年では125カ所減少している（減少率▲0.6％）．また，対2010（平成22）年では1,436カ所増加しており，10年間で約7％の増加率となっている．就業歯科技工士が減少している一方で，

CHAPTER 2 医療連携

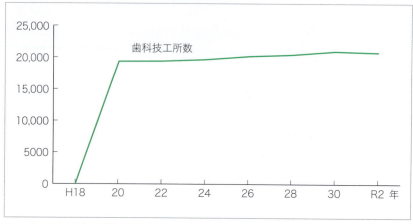

図 4-28 歯科技工所数の推移

歯科技工所の数は増加している傾向である（**図 4-28**）。

　歯科技工所に就業している歯科技工士の数は 1 名のところが 31％と最も多く，5 人以下の小規模歯科技工所が 63％である．101 人以上の歯科技工士が就業している歯科技工所はわずかに 1.6％である．このように小規模経営が多数を占めているが歯科技工士の高齢化が急速に進んでおり，日本の歯科医療システムで重要な歯科技工分野の将来について対策が必要であろう．その象徴的な問題点として，歯科技工専門学校が減少の一途をたどっており，入学者が定員に満たない学校も多い．2022（令和 4）年度の歯科技工士国家試験合格者は 820 人であったが，39 校の歯科技工士専門学校卒業生のうち新卒の国家試験受験者数が 10 人未満の学校が 9 校ある．今後も学生募集の停止あるいは閉校が増加することが危惧される．さらに，歯科技工士免許を取得しても歯科技工士として就業しない者が多いとされることに加えて，若手の歯科技工士の離職率も 70％を超えている現状から，歯科技工所が求人をしても応募がないという深刻な現状がある．

　歯科技工士が就業を続けていくうえで問題となっていることは，低価格，低賃金であること，長時間労働であること，作業環境問題，健康問題，受注量の減少などが指摘されている．また，歯科技工所の構造設備基準及び歯科技工所における歯科補てつ物等の作成等及び品質管理指針について（平成 17 年　厚生労働省），構造設備基準に関しては 72％が満たしているが，塵埃または微生物による汚染を防止する構造・設備，原料・材料などを安全に貯蔵，保管する設備，防塵，防湿，防虫，防鼠のための設備を有することなどが満たされていない項目としてあげられる（**参考資料 5**）．

　労働者の健康障害を防止するための労働安全衛生法の改正により，2013（平成 25）年よりコバルトが特定化学物質障害予防規則の対象物質となった．金属床，バー，クラスプなどを作製する場合は局所排気装置が必要である．また，同法の改正で 2016（平成 28）年からは歯科技工所におけるリスクアセスメントの実施が義務づけられている．リスクアセスメントとは，化学物質などにより発生する負傷または疾病の重篤度とその発生の可能性の度合（リスク）を見積もり，リスクに応じた対策を検討するものである．歯科技工所

ではコバルト，ニッケル，クロムなどの金属，クリストバライト，石英などの埋没材，酸類などが対象になる．

また，2008（平成20）年度からは石膏などの産業廃棄物の処理状況について，その流れを把握できるようにマニフェストの交付が義務づけられ，さらに行政（都道府県，政令市）への報告書の提出が必要となっている．

一方で品質管理指針に示されている**歯科技工録**の作成は50％にとどまっており，その理由は作成している時間がないこと，パソコンがないことなどがあげられている．歯科技工録については良質で安全な歯科医療を確保する観点において歯科技工所の質的担保を図るために非常に重要な書類と位置づけられている．

2. 海外歯科技工の状況とその問題点及び今後の展望

歯科医師が海外の歯科技工所に補綴物を作製依頼することは，20年以上前からわずかではあるが行われていた．当初は開業歯科医師が欧米の歯科技工士に直接委託し，先進的な技術による補綴物の作製ということであった．

その後，2005（平成17）年頃から日本国内の歯科技工所からの二次委託あるいは輸入代行会社による仲介などにより中国の歯科技工所で補綴物を作製する流れが起こってきた．その主な作製物はノンクラスプ義歯，セラミックスクラウン，金属床義歯，陶材焼付クラウンであった．これらは日本で作製する場合の技工料金の半額程度の費用であり，その安さをアピールするチラシが歯科医院にダイレクトメールされていた．しかし，海外で作製された歯科補綴物についての安全性，品質，取り扱いに法的な問題はないのかという混乱が生じた．これは米国において2008年に中国から輸入された歯科補綴物から鉛が検出されたとの報道に端を発し，わが国においても中国製のクラウンから有害性がきわめて高いベリリウムが検出されたとのテレビ報道の影響も大きかった．そこで，国会での質疑，厚生労働科学研究など各種調査，訴訟などを経たが，最終的に厚生労働省からの通知（国外で作成された補てつ物などの取り扱いについて，医政局平成17年），日本歯科医師会の考え方の周知などにより整理された（**参考資料12**）．

海外での**歯科補綴物**は日本の医薬品，医療機器等の品質，有効性及び安全性の確保等に関する法律（旧薬事法）の適用ではないため，雑貨として輸入されている．そのため，作製委託にあたっては作製場所や使用材料などに関する具体的な指示と診療録への記載が必要であることが求められた．

さらに厚生労働省は，委託過程及び作製過程ならびに含有成分などに関する必要な情報を遡及し，または追跡できる体制を構築することが必要であることから，歯科補てつ物のトレーサビリティに関する指針を示している（**参考資料13**）．

これらの厚生労働省からの通知，指導とノンクラスプ義歯の薬事認可などにより歯科補綴物の海外発注数は少なくなってきているが，取引先の歯科技工所から歯科技工指示書への記載がない状態での海外への発注は依然として多く，課題としてあげられている（平成26年度厚生労働科学研究・行政効果報告）．

CHAPTER 2 医療連携

しかし，CAD/CAMシステムなどのデジタル技術の発展，通信の高速化，そして国際宅配便のエリアの拡大や輸送時間の短縮の状況から，国境，地域を超えた技術の連携が行われる可能性があり，日本の歯科技工所がその優れた技術と品質管理を看板に世界から受注し完成した補綴物を世界へ輸出していく方向性も模索されるべきであろう．歯科技工士の若い力の結集により今後の発展を期待したい．

（福澤洋一）

参考文献

1) 日本歯科医師会　日本歯科総合研究機構：「病院でのチーム医療における歯科の係わりに関する調査結果」2011．
2) 厚生労働省：平成28年版厚生労働白書
3) 厚生労働省：平成30年　人口動態統計月報年計（概数）の概況
4) 厚生労働省：チーム医療の推進について（チーム医療の推進に関する検討会報告書），2010．
5) 厚生労働省：チーム医療推進方策検討WG：チーム医療推進のための基本的な考え方と実践的事例集（平成23年6月）
6) 厚生労働省医政局長通知：医師及び医療関係職と事務職員等との間等での役割分担の推進について（平成19年12月28日付医政発第1228001号）
7) 三菱UFJリサーチ＆コンサルティング＜地域包括ケア研究会＞：地域包括ケアシステムを構築するための制度論などに関する調査研究事業　報告書（平成27年度 老人保健事業推進費など補助金　老人保健健康増進など事業）（平成28（2016）年3月）
https://www.murc.jp/uploads/2016/05/koukai_160509_c1.pdf
8) 厚生労働省：地域包括ケアシステムの5つの構成要素と「自助・互助・共助・公助」
https://www.mhlw.go.jp/seisakunitsuite/bunya/hukushi_kaigo/kaigo_koureisha/chiiki-houkatsu/dl/link1-3.pdf
9) 厚生労働省：地域ケア会議の概要
https://www.mhlw.go.jp/seisakunitsuite/bunya/hukushi_kaigo/kaigo_koureisha/chiiki-houkatsu/dl/link3-1.pdf
10) 厚生労働省：令和2年（2020）医師・歯科医師・薬剤師調査
11) 厚生労働省：令和2年衛生行政報告例（就業医療関係者）
12) 上田由利子，弥郡彰彦，長崎康俊，鹿郷満保，片山茂樹：身就業歯科衛生士の復職に関する研究．日本歯科医療管理学会雑誌，45（4）：286-293，2011．
13) 大島克郎ほか：歯科衛生士および歯科技工士の復職支援等に関する事例の収集と検討．平成28年度厚生労働科学研究費補助金（地域医療基盤開発推進研究事業）「歯科衛生士及び歯科技工士の復職支援等の推進に関する研究」分担研究報告書，2017．
14) 大木明子，鈴木哲也：将来を見据えた歯科技工士教育．日本補綴学会雑誌，6（4），393-398，2014．
15) 厚生労働省：令和2年（2020）医療施設（静態・動態）調査・病院報告
16) 厚生労働省：令和3年度国民医療費の概況
17) 恒石美登里ほか：要介護高齢者および医科疾患患者の歯科医療ニーズ—2014年統計データ分析結果および2008年・2011年との比較—．ヘルスサイエンス・ヘルスケア，15（2）：34-40，2015．
18) 厚生労働省：令和4年人口動態調査．
19) 厚生労働省：2022（令和4）年国民生活基礎調査．
20) 厚生科学審議会地域保健健康増進栄養部会，次期国民健康づくり運動プラン（令和6年度開始）策定専門委員会，歯科口腔保健の推進に関する専門委員会：健康日本21（第三次）推進のための説明資料．令和5年5月．

V編

かかりつけ歯科医機能の強化

CHAPTER 1 かかりつけ歯科医

I かかりつけ歯科医とかかりつけ歯科医機能

1. かかりつけ歯科医とは

1) かかりつけ歯科医についての認識

「かかりつけ」という言葉を，その言葉の意味することをあまり考えることなく多くの国民は使っていると思われる．医療従事者も，通常ははっきりした意識をもって使っていることは，少ないであろう．2016（平成28）年に日本歯科医師会が，全国の10歳代から70歳代の男女1,000人を対象として「歯科医療に関する一般生活意識調査」[1]を実施した．この結果報告では，67％が「かかりつけの歯科医」ありとしている．しかし，1年以内の歯科医療機関での歯科健診受診者は44.6％であり，この間に約20ポイントの差がある．「かかりつけ」であれば，口腔内の症状がなくても定期的に健診を受け，予防管理しているものを指すと，医療関係者は考えるが，国民にとっての「かかりつけ」は，何か不都合が生じたときに，いつも診療を受けるために行っている医療機関（いわゆる「いきつけ」）として捉えているものと考えられる．この調査報告書からは，歯科医師の歯科医療に関する認識と国民の考えている状況に差がみられることが伺われる．

2) かかりつけ歯科医の成果と医療者として求められるもの

わが国の経済財政運営の基本方針となる**2017年の骨太の方針**（経済財政運営と改革の基本方針2017）[2]において，健康増進・予防の推進に「口腔の健康は全身の健康にもつながることから，生涯を通じた歯科健診の充実，入院患者や要介護者に対する口腔機能管理の推進など歯科保健医療の充実に取り組む」という文言が書き込まれ，「口腔の健康維持が全身の健康維持増進につながる」と，初めて明文化された．日本歯科医師会が中心となって，厚生労働省とともに進めてきた8020運動の結果，2016（平成28）年の歯科疾患実態調査によれば，80歳で50％以上の人が，20本以上の歯を有していると報告[3]されたが，このことは，この30年間の歯科界の取り組みによる大きな成果の表れの1つと考えられる．

また，高齢者において残存歯と医療費との関係において，「残存歯数の多い人ほど医療費が少ない」，すなわち「歯の本数と医療費は反比例する」という，県単位での報告書が出されており，最近では恒石がNDB（レセプト情報・特定健診等情報データベース）を用い

て,「現在歯数が1本少なくなるごとに医科医療費が増加する」[4]と報告している.生涯にわたって良好な口腔環境と機能を保持することにより,全身の健康保持増進につながり,その結果,医療費削減につながったとも考えられ,お口の健康が健康寿命を延伸させた結果であるとも考えられる.

しかし,国民はこの事実をどれだけ理解しているのであろうか? おそらく多くの国民は理解しているとは言い難いであろう.そのため,かかりつけ歯科医は,「国民の一方的な思い込みによって規定される(いわゆる「いきつけ」歯科医師)」であってはならない.むしろ国民の受療状況によるものでなく,受療する際に,歯科医療機関側から提供できる機能で評価されるべきものであろう.しかし,「かかりつけ」を決定するのは受療する国民であるところに,難しさがあるといえる.実際に住民と歯科医師に対して行った意識調査から,小松崎ら[5]は,かかりつけ歯科医機能に関する住民と歯科医師との共通認識の醸成が必要であろうと述べており,このような指摘が20年以上前になされていたことも重要であろう.

2. かかりつけ歯科医機能とは

現在のわが国では少子高齢化が進行しており,歯科疾患の状況も変化しているために,当然歯科医療も変化を求められている.すなわち,若年期から壮年期の患者は,う蝕の減少などによる罹患状況の改善に伴い,従来型の歯の形態回復に指向した"治療中心"から"予防や管理中心"の医療に変化しつつある.また,高齢者では,糖尿病・高血圧症といった基礎疾患を有する者や歯科診療所に来院できない者が増加してきており,居宅・老人介護施設などにおいて患者の全身の状態に配慮しながら歯科医療を行うことが求められるようになり,地域での包括ケアが増大することに伴い歯科医師の役割がますます重要になってくると予測されている.

このよう状況下,中央社会保険医療協議会で「50歳以上の人の約半数が歯周病によって抜歯している」,「不定期に通院している人ほど抜歯の本数が多い」,半面「定期来院している人々は新しいむし歯の発症や歯周病の進行が少ない」など報告[6]されている.歯科疾患の予防の観点からは,乳幼児期から高齢者まで切れ目なく歯科保健対策を進めていく必要性が示唆されている.すなわち,う蝕・歯周病予防の観点から,フッ化物応用やプラークコントロールのみならず禁煙支援,咀嚼指導をも含む広範な歯科保健指導,歯科予防処置そしてメインテナンスなど,より一層の推進が望まれている.

歯科医療の提供の場は,患者の多様化により,歯科診療所以外にも,病院の病棟,居宅,老人介護施設などさまざまな場で行われるのみならず,特に基礎疾患に関連して口腔内に問題を抱えた患者に対して口腔機能管理を進めるために,医科歯科連携の推進が,今後のさまざまな患者ニーズへの対応として必要であると考えられる.

そして,日本歯科医師会は2015年に「かかりつけの歯科医」とは,「人のライフサイクル」に沿って,継続的に歯と口に関する保健・医療を提供し,地域に密着したいくつかの必要な役割を果たすことができる歯科医をいうとしており,かかりつけ歯科医に求められ

CHAPTER 1 かかりつけ歯科医

る機能及び役割として,

> ・必要な初期歯科医療および継続的歯科医療
> ・患者相談,地域における歯科保健指導・予防活動
> ・必要に応じた専門医療機関への紹介(医科・歯科・病診・診診連携)
> ・病院などにおける入院患者に対する歯科医療・口腔機能管理
> ・障害者・要介護者・高齢者に対する歯科医療・口腔機能管理
> ・歯科訪問診療・介護サービスへの対応
> ・他職種とのチーム医療連携
> ・地域の実情に応じた地域包括ケアへの対応

としている[7].

　これらからみえてくるものは,従来の「かかりつけ歯科医」機能に加え,歯・口の継続管理や地域における医療福祉関係者との連携をさらに強化することで,住民にライフステージを通した安全・安心な歯科医療を提供でき,歯や口腔機能の向上・増進を図ることにより,全身の健康にも寄与することでの快適な生活支援が,これからの「かかりつけ歯科医」の目的になろう.

(勝部直人,柴垣博一)

II かかりつけ歯科医機能の経緯

1. 「かかりつけ歯科医」の経緯

1) 従来の「かかりつけ医」の意味

　前節で論じてきたように,多くの場合,国民にとっての「かかりつけ歯科医」とは,歯科的問題が生じたときに,いつも決まって診察や治療を受ける特定の歯科医を意味していた.また,歯科医師側にとっては,継続して通院している患者に対し,歯科医師自身がかかりつけ医と認識していた.

2) 「かかりつけ歯科医」の初めての位置づけ

　1995(平成7)年「かかりつけ歯科医」を位置づけた社会保障審議会は,「介護保険のあり方」のなかで,健康相談をしたり,日常の生活や健康状態に最も身近な医療機関として「かかりつけ医」とともに「かかりつけ歯科医」を位置づけけた.

3) かかりつけ歯科医機能の充実

　1996年(平成8)「今後の歯科保健医療のあり方に関する検討会」は,「かかりつけ歯科医機能の充実とその支援」を提言した.

　歯科的問題が生じたとき,心身の特性やニーズととらえ,全身状態と精神面を考慮しつつ治療を行う.そのために,他業種との連携および地域での医療施設間の医療情報・連携・支援体制の構築を目指した.

4) 2000（平成12）年：診療報酬に，「かかりつけ歯科初診制」を導入

従来，住民からみた「かかりつけ歯科医機能」と歯科医が考えている「かかりつけ歯科医機能」は，このとき公的医療保険の側面に論点が移ってしまった．

5) 2006（平成18）年：患者の視点を尊重した「かかりつけ歯科医」へ

再度かかりつけ歯科医とは何という論議から，患者にみえる，そして法令遵守の立場からの「かかりつけ歯科医」を再構築することとなった．2006年の医療制度改革は，① 患者の視点の尊重，② 質が高く効率的な医療の提供，③ 医療の基盤整備を柱とする医療供給体制が見直されている．そこで，患者・住民とかかりつけ医を中心に，複数の医療機関・介護福祉施設などを含む診療ネットワークを作り，「医療機関完結型医療」から「地域完結型」に転換する「日常医療圏」いう考え方がもちあがってきた．この体制が実現したときには，各医療機関は地域における自医院の役割・機能を明確にし，患者に実像がみえる，何ができるかわかる歯科医院となることが求められていた．

2. 地域包括ケアシステムでの「かかりつけ歯科医」

急激な超高齢社会の到来により，「かかりつけ歯科医」は**地域包括ケアシステム**を支えるものとしての「**かかりつけ歯科医機能強化型歯科診療所**」として，公的医療保険制度に設定された．

いわゆる団塊世代とは，第一次ベビーブームが起きた1947（昭和22）～1949（昭和24）年までの3年間に生まれた世代をさす．そして，今日前期高齢者（65～74歳）に該当する世代である．この3年間の出生数は，1947年生まれが267万8,792人，1948年生まれが268万1,624人，1949年生まれが269万6,638人であり，合計出生数は約806万人にものぼる．高齢者人口はこの「団塊の世代」が65歳以上となった2015（平成27）年に3,392万人となり，「団塊の世代」が75歳以上になる2025（平成37）年には3,657万人に達すると見込まれている．また，独居あるいは夫婦のみの高齢者世帯，そして認知症高齢者が近年増加してきており，今後も増加が見込まれている．

こうしたなか，内閣府が行った「高齢者の健康に関する意識調査」（**表5-1**）[8]でも，居宅での介護や療養に対する国民全体の希望の高まりがある．介護が必要になったとき，80歳以上では約5割が自宅・親族の家での介護を希望しており，医療についても5割以上の国民が自宅等で療養したいと希望している．さらに，自立して健康に暮らすことができる健康寿命の延伸についても，社会全体で大きな関心を集めている．

そこで厚生労働省では，「団塊の世代」がすべて75歳を迎える2025年までに，「地域包括ケアシステム」の構築を目指し始めた．目指すべき地域包括ケアシステムとは，疾病構造の変化を踏まえた，「病院完結型」の医療から，地域全体で治し，支える「地域完結型」の医療への改革のなかで，できる限り住み慣れた自宅や地域で暮らし続けながら，必要に応じて医療や介護などのサービスを使い，生涯を送ることができるような体制と考えられている．

医療介護総合確保法（地域における医療及び介護の総合的な確保の促進に関する法律）

CHAPTER 1 かかりつけ歯科医

表 5-1 介護を受けたい場所[8]

介護を受けたい場所	男性			女性		
	70〜74歳(142人)	75〜79歳(106人)	80歳〜(94人)	70〜74歳(185人)	75〜79歳(135人)	80歳〜(163人)
自宅で介護してほしい	38	43.4	48.9	26.5	31.1	41.1
子どもの家で介護してほしい	2.1	0.9	3.2	2.7	5.2	3.1
兄弟・姉妹など親族の家で介護してほしい	1.4	0.9		1.1		0.6
介護老人福祉施設に入所したい	16.9	18.9	14.9	24.3	17	9.8
介護老人保健施設を利用したい	12	14.2	7.4	8.6	11.1	5.5
病院などの医療機関に入院したい	21.1	10.4	19.1	28.1	18.5	25.8
民間の有料老人ホームなどを利用したい	0.7	2.8		3.2	3	3.1
その他	0.7	0.9		0.5		0.6
わからない	7	7.5	6.4	4.9	14	10
自宅・親族の家(計)	41.5	45.3	52.1	30.3	63.6	44.8
施設利用(計)	50.7	46.2	41.5	64.3	49.6	44.2

資料:内閣府「高齢者の健康に関する意識調査」(平成24年)　(%)

第2条において,「地域包括ケアシステム」とは,「地域の実情に応じて,高齢者が可能な限り,住み慣れた地域でその有する能力に応じ自立した日常生活を営むことができるよう,医療,介護,介護予防(要介護状態もしくは要支援状態となることの予防または要介護状態もしくは要支援状態の軽減若しくは悪化の防止をいう),住まい及び自立した日常生活の支援が包括的に確保される体制をいう」とされている(図5-1)[9].

地域により人口動態や医療・介護需要のピークの時期,程度が大きく異なり,医療・介護資源の現状の地域差も大きい実態があるため,目指すべき地域包括ケアシステムのすがたは地域によって異なることになる.このことがきわめて重要である.

3. 「かかりつけ歯科医機能強化型歯科診療所」が示したもの

このような社会状況から,平成28年度診療報酬改定に,かかりつけ歯科医が「**かかりつけ歯科医機能強化型歯科診療所**」として設定された.ここでの「かかりつけ歯科医」は,地域包括ケアシステムの中で地域完結型を実現する機能を有する歯科診療所を目指す1つ

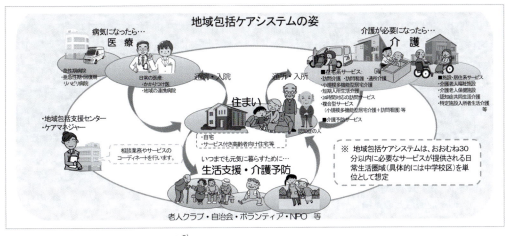

図 5-1　地域包括ケアシステムの姿[9]

の形を示している．

「口腔機能の維持・改善により国民の健康寿命と延伸と QOL の改善を図る」という目標に向かい，安心・安全で納得できる医療提供体制のなかで，ライフステージに応じた包括的および継続的な歯科医療の提供，在宅から在宅までの切れ目ない歯科医療の提供，必要に応じた医療連携や他職種連携による歯科医療の提供を実施している歯科診療所を評価するということになっている．

今後は，超高齢社会の中で医療と介護の一体となったサービスの提供が求められており，良質で効率的な歯科医療の提供にむけ，多くの歯科診療所に対して「かかりつけ歯科医機能」を発揮できるような対応が求められていることは，いうまでもない．

（髙田晴彦）

Ⅲ　今も求められる「かかりつけ歯科医像」

1．「かかりつけ歯科医」のあり方について

近年，歯科医療に対する国民や患者のニーズは多様化し，歯科医療に関するさまざまな情報が複数のメディアを通じて提供され，国民や患者が歯科医療機関を選ぶ際の選択肢は拡がっている．こうしたなかで乳幼児期から高齢期まで自分の口で食べ・話し・笑うことは国民共通の目標でもある．

そして，生涯を通じて口腔の健康を維持するために，継続的に適切な治療や管理を提供し，いつでも相談に応じてくれる身近なかかりつけ歯科医がいることは，健康寿命の延伸に資することになる．

このような観点から，かかりつけ歯科医のあり方が，提言されている．

CHAPTER 1 かかりつけ歯科医

表5-2 かかりつけ歯科医のもつ機能

> Ⅰ．住民・患者ニーズへのきめ細やかな対応
>   歯科疾患の予防・重症化予防や口腔機能に着目した歯科医療の提供
>   患者に対する歯科医療機関の医療安全体制等の情報提供
>   地域保健活動への参画や住民に対する健康教育，歯科健診等の実施
> Ⅱ．切れ目ない提供体制の確保
>   外来診療に加え，患者の状態に応じた病院や在宅等への歯科訪問診療の実施（歯科訪問診療を実施していない場合は，当該診療を実施している歯科医療機関と連携体制を確保するなど，役割分担の明確化）
>   休日・夜間等の対応困難なケースにおいては，対応可能な歯科医療機関を事前に紹介するなど，歯科医療機関間の連携体制の確保
> Ⅲ．他職種との連携
>   医師や看護師等の医療関係職種，介護支援専門員（ケアマネジャー）等の介護関係職種等と口腔内状況の情報共有等が可能な連携体制の確保
>   食支援等の日常生活の支援を目的とした他職種連携の場への参画
> ○かかりつけ歯科医は，必要に応じて，かかりつけ医やかかりつけ薬剤師・薬局等と診療内容の情報共有を行うなど，患者が適切な医療が受けられるよう，連携を図ることが必要である．
> ○自院で対応できない患者については，他の歯科医療機関と診療情報の共有など連携を図り，適切な歯科保健医療を提供できるように努めることが必要である．

2. 「かかりつけ歯科医」の意義とその役割

　日本歯科医師会は，2017（平成29）年10月に「かかりつけ歯科医とは，安全・安心な歯科医療の提供のみならず医療・介護に係る幅広い知識と見識を備え，地域住民の生涯に互る口腔機能の維持・向上を目指し，地域医療の一翼を担う者としてその責任を果たすことができる歯科医師をいう」[10]という見解を示している．

　そして，かかりつけ歯科医が担う役割は，「乳幼児期から高齢期までのライフステージに応じた継続管理や重症化予防のための適切な歯科医療の提供および保健指導を行い，口腔や全身の健康の維持増進に寄与することとしている．また，地域の中では，住民のために行政や関係する各団体と共に歯科健診などの保健活動等を通じ口腔保健向上の役割を担い，地域の関係機関や他職種と連携し，通院が困難な患者にさまざまな療養の場で切れ目のない在宅歯科医療や介護サービスを提供するとともに，地域包括ケアシステムに参画することなどがかかりつけ歯科医の役割である」[10]としている．

　さらに，厚生労働省でもたれた「歯科医師の資質向上等に関する検討会」の中間報告（2017年12月）[11]には，かかりつけ歯科医は3つの機能（表5-2）を有するとしており，これを通じて，住民・患者ニーズへのきめ細やかな対応，切れ目ない提供体制の確保，他職種との連携を実現することが求められるとしている．

　この検討会の中間報告書は，ある意味で地域での「かかりつけ歯科医」のもつ役割を網羅しているとも考えられる．そのかかりつけ歯科医のイメージの例は図（図5-2）として例示されている[11]．

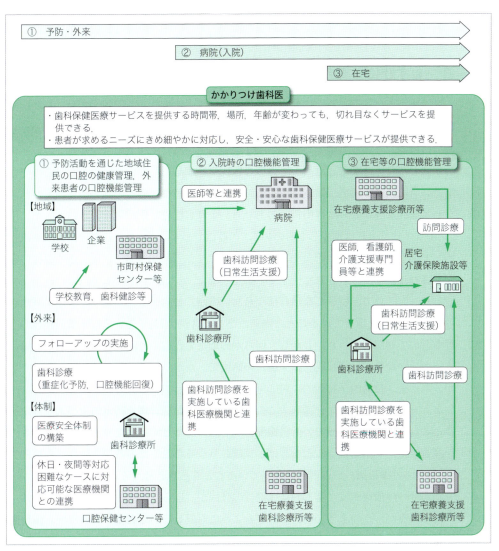

図 5-2　かかりつけ歯科医のイメージ

3. かかりつけ歯科医の地域での役割

　かかりつけ歯科医の役割を再度確認すると，地域包括ケアシステムの一翼を担い，地域保健活動や外来受診患者の口腔疾患の重症化予防のための継続的な管理を通じて，地域住民の健康の維持・増進に寄与するとともに，患者の身体状況・住まい等が変わっても，関係者と連携しつつ切れ目なくサービスを提供するなど，ライフステージに応じて，患者のニーズにきめ細やかに対応し，安全・安心な歯科保健医療サービスを提供することである．
　すなわち，地域で「かかりつけ歯科医」が具体的な役割を担うには，「かかりつけ歯科医」としての知識や技能を習得し，地区の歯科医師会の組織や機能を活用するなどして，変化する地域の実情や歯科医療機関がもつ機能に合わせて，地域住民の要請に応えて，種々の役割を果たしてゆくことである．すなわち，地域それぞれのもつ特性に合わせたも

のであり，1つの形で表現できるものではないと考えられる．

4. むすびに～真の「かかりつけ歯科診療所」に向けて～

　前述のように「かかりつけ歯科医機能強化型歯科診療所」という名称で，公的医療保険制度に，「かかりつけ歯科医」が2016（平成28）年に再登場した．さらに，**かかりつけ歯科医機能**という言葉で，「いきつけ」ではなく，真の意味での「かかりつけ」という思いが感じられ，今までとは異なるような雰囲気を醸し出していた．しかし，ここでは，機能といいながら，医療保険制度に位置づけられるために，多くの施設要件が示され，そのため本質的な「かかりつけ歯科医のあり方」よりも施設基準が重要視されていた．従前の「かかりつけ」よりは進歩したものの，この時点で必ずしも，かかりつけ歯科医を正当に評価しているとは思えない部分もみられた．そして，今回の平成30年改正で要件の変更等がなされ，かなり改善された[12]といわれている．

　しかし，ここで，留意しなければならないのが，公的医療保険制度が，逆に「かかりつけ歯科医機能」を縛っていることである．ある患者が20 km先から長年歯科疾患の予防管理も含めて通院していた．しかし，何らかの理由で在宅での療養生活が始まった場合，今までの「かかりつけ歯科医」は，現行の制度で，かかりつけで在り続けられるのであろうか．たとえ，技術的・物理的に対応可能であったとしてでもある．

　また一方で，地域での介護施設での入所者の口腔保健管理を特定の歯科医療機関が行うこととなった場合，施設での歯科保健管理を進めようとするあまり，個々の利用者の意向を調査せず，一括で行うこともしばしば起こりうることではある．その結果，**患者主体**の「かかりつけ歯科医」の選択権を奪っていることもあると考えられる．

　かかりつけ歯科医は，基本的には地域の住民が，自ら選択するものであることは，自明の理であるが，このような場合は，どのように対処していく必要があろうか．歯科医療の提供状況に，多くのバリエーションをもつ首都圏や大阪・名古屋圏などの大都市圏での歯科診療では，かかりつけ歯科医は，必ずしも一生にわたる歯科保健を担当するわけでなく，ある特化した部分での「かかりつけ歯科医機能」をもつこともある．まさしく前述したように「かかりつけ歯科医機能」でさえ，地域それぞれにおける医療提供のリソースや地域でのステイクホルダーとの関係で，その地域で独自のかたちが求められる．そのためには，今一度，その地域で求められている「かかりつけ歯科医機能」をはっきりしていく必要があろう．

（尾﨑哲則）

参考文献

1) 公益社団法人日本歯科医師会：歯科医療に関する一般生活者意識調査．公益社団法人日本歯科医師会，東京，2016．
2) 内閣府：経済財政運営と改革の基本方針2017．https://www.kantei.go.jp/jp/singi/syakaiho-syou.../shiryou8-2.pdf
3) 厚生労働省：平成28年歯科疾患実態調査．http://www.mhlw.go.jp/toukei/list/62-28.html
4) 恒石美登里：現在歯数が1本少なくなるごとに医科医療費が増加する．日本歯科評論，78（3）：156-157，2018．

5) 小松崎理香ほか：かかりつけ歯科医機能に関する研究（第2報） 住民及び歯科医師に対する意識調査．口腔衛生会誌，48：155-157，1998.
6) 厚生労働省：中央社会保険医療協議会 総会（第301回）議事資料，総—3, 2015, http://www.mhlw.go.jp/file/05-Shingikai-12404000-Hokenkyoku-Iryouka/0000092345.pdf
7) 厚生労働省：中央社会保険医療協議会総会（第304回）遠藤委員提出資料．2015.
http://www.mhlw.go.jp/file/05-Shingikai-12404000-Hokenkyoku-Iryouka/000010468
8) 内閣府政策統括官（共生社会政策担当）：高齢者の健康に関する意識調査結果．内閣府，東京，2013.
9) 厚生労働省：地域包括ケアシステム．
http://www.mhlw.go.jp/stf/seisakunitsuite/bunya/hukushi_kaigo/kaigo_koureisha/chiiki-houkatsu/
10) 厚生労働省：歯科医師の資質向上等に関する検討会（第7回）資料，かかりつけ歯科医について日本歯科医師会の考え方．2018.
http://www.mhlw.go.jp/stf/shingi2/0000180630.html
11) 厚生労働省：歯科医師の資質向上等に関する検討会「歯科医師の資質向上等に関する検討会」中間報告書～「歯科保健医療ビジョン」の提言～．東京，2017.
12) 上條英之：2018年歯科診療報酬改正—概要と関連の動き—．歯界展望，131（4）：625-632，2018.

参考資料

1 保険医療機関指定申請書
2 消防用設備等設置届出書
3 防火対象物使用開始届出書
4 消防用設備等検査済証
5 歯科技工所の構造設置基準（抜粋）
6 診療所・歯科診療所の構造設備
7 主な歯科関連の特定保守管理医療機器
8 感染性廃棄物の判断フロー
9 医療関係機関等から発生する主な廃棄物
10 マニフェスト
11 電子マニフェスト交付一覧
12 国外で製作された歯科技工物の取り扱い
13 補綴物のさらなる安全性の確保

参考資料1 保検医療機関指定申請書

保険医療機関
保険薬局 指定申請書

受番号			
医療機関（薬局）コード（更新による申請の場合には現在のコードを記載してください。）			
① 病院・診療所・薬局	名称	（フリガナ）	
	所在地	〒 　－　　　　電話　（　　）　　　番 　　　　　　　　　　FAX　（　　）　　　番	
② 管理者・管理薬剤師	氏名	（フリガナ） （氏）　　　　　　　（名）	
	保険医・保険薬剤師・その他	保険医又は保険薬剤師 の登録の記号及び番号	医 歯　第　　　号 薬
③ 診療科名			
④ 開設者（法人の場合、代表者）	医師・歯科医師・保険医 薬剤師・保険薬剤師・その他	保険医又は保険薬剤師 の登録の記号及び番号	医 歯　第　　　号 薬
⑤ 健康保険法第65条第3項第1号、 第3号から第5号のいずれか （指定欠格事由）に該当	有・無	該当する法律名 内容 該当年月日 処分権者 勧告年月日	年　　月　　日 　　　年　　月　　日
⑥ 医療法第30条の11の規定による勧告	有・無		
⑦ 指定に係る病床種別ごとの病床数等	床（うち、一般病床　　床、療養病床　　床、精神病床　　床、結核病床　　床、感染症病床　　床） （特別の療養環境に係る病床　　床（個室　　床、2人室　　床、3人室　　床、4人室　　床）		

開設者の住所及び氏名（法人の場合は、主たる事務所の所在地、名称及び代表者の職氏名）

　　住所　〒　－
　　名称
　　　（フリガナ）
　　（職）氏名　　　　　　　　　　　　　　　印
　　電話　　　（　　）　　　　番

上記のとおり申請します。
　平成　　年　　月　　日

　関東信越厚生局長　殿

参考資料1 （つづき）

保険医療機関・保険薬局指定申請書 添付書類（様式）

1 保険医・保険薬剤師の氏名等

氏　　　名	登録記号番号	担当診療科	勤務形態
			常勤・非常勤
			常勤・非常勤
			常勤・非常勤

注1　病院・診療所にあっては、管理者を除く保険医の氏名等を記載すること。また、薬局にあっては、管理薬剤師を除く保険薬剤師の氏名等を記載すること。なお、氏名は戸籍簿に記載されている漢字を必ず用いること。
注2　担当診療科が複数ある場合には、主たる診療科を最初に記載すること。また、科目名の間を一文字空けて記載すること。
注3　勤務形態欄は、常勤又は非常勤のいずれかに○をつけること。
注4　欄が足りない場合は、上記の記載事項を記入したもの（様式はＡ４縦）を別紙として本様式に添えて提出すること。

2 1に掲げる者以外の医師、歯科医師及び薬剤師のそれぞれの数

医　　師	歯　科　医　師	薬　剤　師
人 （うち常勤　　人・非常勤　　人）	人 （うち常勤　　人・非常勤　　人）	人 （うち常勤　　人・非常勤　　人）

3 看護師、准看護師及び看護補助者のそれぞれの数

看　　護　　師	准　看　護　師	看　護　補　助　者
人	人	人

注　病院又は療養病床を有する診療所のみ記載すること。

4 診療時間（開局時間）

注　保険医療機関（保険薬局）の指定後に予定している診療時間（開局時間）について、通常週（年末年始、祭日がない一週間）の状況が分かるように記載すること。

5 遡及申請の有無及び区分（有の場合は、下記の該当する番号に○をつけること。）

（1）保険医療機関等の開設者が変更となった場合で、前開設者の変更と同時に引き続いて開設され、患者が引き続き診療を受けている場合
（2）保険医療機関等の開設者が個人から法人組織に、又は法人組織から個人に変更となった場合で、患者が引き続いて診療を受けている場合
（3）保険医療機関が病院から診療所に、又は診療所から病院に組織変更となった場合で、患者が引き続いて診療を受けている場合
（4）保険医療機関等が至近の距離（原則として２ｋｍ以内）に移転し同日付けで新旧医療機関等を開設・廃止した場合で、患者が引き続いて診療を受けている場合

6 指定希望日の有無　　無　・　有　平成　　年　　月　　日

（1）指定日の希望がある場合には、「有」を○で囲み希望月日を記載すること。ただし、指定申請書を提出した翌月の1日以降（当月の指定申請締切日以降に提出する場合は翌々月1日以降）とすること。
（2）指定日の希望がない場合には「無」を○で囲み、指定申請書を提出した翌月の1日（当月の指定申請締切日以降に提出する場合は翌々月の1日）に指定されます。

参考資料2 消防用設備等設置届出書

消防用設備等（特殊消防用設備等）設置届出書

年　月　日

消防長(消防署長)(市町村長)　殿

届出者
住　所 ＿＿＿＿＿＿＿＿＿＿＿＿＿＿＿＿＿＿
氏　名 ＿＿＿＿＿＿＿＿＿＿＿＿＿＿㊞

下記のとおり、消防用設備等（特殊消防用設備等）を設置したので、消防法第17条の3の2の規定に基づき届け出ます。

記

設置者	住　所	電話（　）　　番	
	氏　名		

防火対象物	所在地	
	名　称	
	用　途	
	構造、規模	造　地上　　階　地下　　階
		床面積　　　㎡　延べ面積　　　㎡

消防用設備等（特殊消防用設備等）の種類	

工事		種　別	新設、増設、移設、取替え、改造、その他（　　）			
	設計者住所氏名	住　所	電話（　）　　番			
		氏　名				
	施工者住所氏名	住　所	電話（　）　　番			
		氏　名				
	消防設備士	住　所				
		氏　名				
		免　状	種類等	交付知事	交付年月日	講習受講状況
					交付番号	受講地　受講年月
			甲・乙　種類	都道府県		都道府県　年　月

着工年月日	
完成年月日	
検査希望年月日	

※受付欄	※決裁欄	※備　考

別記様式第1号の2の3　（第31条の3関係）

備考　1　この用紙の大きさは、日本工業規格A4とすること。
　　　2　消防用設備等設計図書又は特殊消防用設備等設計図書は、消防用設備等又は特殊消防用設備等の種類ごとにそれぞれ添付すること。
　　　3　※欄には、記入しないこと。

参考資料 3　防火対象物使用開始届出書

（表）

防火対象物使用開始届出書

　　　　　　　　　　　　　　　　　　　　　　　　　　　　　　年　　月　　日

東京消防庁
　　消防署長　殿

　　　　　　　　　　　　　　　　　届出者
　　　　　　　　　　　　　　　　　　住　所
　　　　　　　　　　　　　　　　　　　　　　　　電話　　　（　　　）
　　　　　　　　　　　　　　　　　　氏　名　　　　　　　　　　　　　　㊞

　下記のとおり、防火対象物又はその部分の使用を開始したいので、火災予防条例第56条の2第1項の規定に基づき届け出ます。

記

敷地の概要	名　称				
	所在地				
	防火地域		用途地域		
	敷地面積				
防火対象物の概要	工事等場所				
	所有者	住　所		電話　（　　）	
		氏　名			
		所有形態	単　独　・　共　有　・　区　分　・　その他		
		分　類	証券化　・　指定管理　・　民間資金活用（PFI） その他（　　　　　　　　　　　　　　　　　）		
	所有者との関係	本　人　・　賃　借　・　転　借　・　その他（　　　　）			
	工事等開始日		使用開始日		
	工事等種別				
	用　途	（　　）項　（　　　　　　　　　　　　　　　）			
	面積等	建築面積　　　　　㎡　延べ面積　　　　　㎡			
	構造・階層				
設計・施工者等	設計者	住　所		電話　（　　）	
		氏　名			
	施工者	住　所		電話　（　　）	
		氏　名			
	防火安全技術講習修了者	住　所		電話　（　　）	
		氏　名			
		修了証番号		修了年月日	
		修了課程			
	石油機器技術管理講習修了者	住　所		電話　（　　）	
		氏　名			
		修了年月日		修了証番号	
※　受　付　欄			※　経　過　欄		

第3号様式の2　（第12条の2関係）　　　　　　　　　　　　　　　　（日本工業規格A列4番）

参考資料 3 （つづき）

（裏）

工事等の概要	
配 置 図	

備考　1　届出者が法人の場合、氏名欄には、その名称及び代表者氏名を記入すること。
　　　2　同一敷地内に管理権原が同一である2以上の防火対象物がある場合は、主要防火対象物のみ本届出書とし、他は防火対象物の概要欄を別紙として防火対象物ごとに作成し、添付することができる。
　　　3　防火安全技術講習修了者欄は、当該講習修了者が本届出書の内容について消防関係法令に適合しているかどうかを調査した場合に記載すること。
　　　4　石油機器技術管理講習修了者欄は、地震動等により作動する安全装置を設けることとされている設備又は器具を設置（変更）する場合に記載すること。
　　　5　※欄には、記入しないこと。
　　　6　工事等の概要欄には具体的な工事等の概要を記載すること。
　　　7　配置図欄には防火対象物の配置図を記載すること。

参考資料 4 消防用設備等検査済証

消防用設備等検査済証

第　19000152　号
平成　　年　　月　　日

　　　　　　　　　　　様

　　　　　　　　　　　　　　　　　　　消防署長

　下記の消防用設備等は、消防法第17条の技術上の基準に適合していることを証明します。ただし、設置届出書により申請された部分に限ります。

　　　　　　記

申請者	住　　所	
	氏　　名	
防火対象物	所 在 地	
	名　　称	
	用　　途	
	構造・規模	地上　　階　地下　　階 床面積　　　 m² 　延べ面積　　　 m²
消防用設備等の種類		
検査年月日	平成　　年　月　日	
検査員職氏名		

参考資料 5　歯科技工所の構造設備基準（抜粋）

（歯科技工士法第17条，第21条，第24条・歯科技工士法施行規則第13条）
歯科技工所が満たさなければならない構造設備の基準は，次のとおりとする．
1．歯科技工所は，別表1に示す歯科技工を行うのに必要な設備及び器具等を備えていること．
2．歯科補てつ物等の作製，修理又は加工（以下「歯科技工作業」という．）を円滑かつ適切に行うのに支障のないように設備及び器具等が整備，配置されており，かつ，清潔で，保守が容易に実施できるものであること．
3．手洗設備，便所又は更衣室を有すること．
4．歯科技工所は，次に掲げる事項に適合するものであること．
　(1) 常時居住する場所及び不潔な場所から明確に区別されていること．
　(2) 防火及び安全に配慮して機器が配置でき，かつ，作業を行うのに支障のない10平方メートル以上の面積を有すること．
　(3) 照明及び換気が適切であり，かつ，清潔な環境の下で歯科技工作業が行えること．
　(4) 床は，板張り，コンクリート又はこれらに準ずるものであること．ただし，歯科技工作業の性質上やむを得ないと認められる場合は，この限りでない．
　(5) 出入口及び窓は，閉鎖できるものであること．
　(6) 防じん，防湿，防虫又は防そのための設備を有すること．ただし，歯科技工作業に支障がないと認められる場合は，この限りでない．
　(7) 廃水及び廃棄物の処理に要する設備及び器具を備えていること．
　(8) 高圧ガス等を取り扱う場合には，その処理に要する設備を有すること．
　(9) 歯科技工作業にともない，塵あい又は微生物による汚染を防止するのに必要な構造及び設備を有すること．
　(10) 歯科技工作業に必要な書籍を備えていること．
　(11) 模型及び書籍の整理，整頓がなされていること．
　(12) 従事者の傷病に対する応急処置が可能であること．
5．歯科技工室に備える作業台は，作業を円滑かつ適切に行うのに支障のないものであること．
6．構成部品等（歯科補てつ物等の作成等に使用されるもので，原料，材料，中間物等をいう．）を衛生的かつ安全に貯蔵，保管するために必要な設備を有すること．
7．歯科技工作業を行うのに必要な機器の保守点検は1年に1回以上必ず実施すること．
8．歯科補てつ物等の点検及び記録の保存に必要な設備及び器具を備えていること．
　別表1　常備すべき設備及び器具等
　防音装置，防火装置，消火器，照明設備，空調設備，給排水設備，石膏トラップ，空気清浄機，換気扇，技工用実体顕微鏡（マイクロスコープ），電気掃除機，分別ダストボックス，防塵用マスク，模型整理棚，書籍棚，救急箱，吸塵装置（室外排気が望ましい），歯科技工用作業台，材料保管棚（保管庫），薬品保管庫，歯科技工に関する書籍，その他必要な設備及び器具，計測用機器（技工用ノギス・計量カップ・タイマー・メージャーリングディバイス・メスシリンダー・温度計等）

参考資料 6　診療所・歯科診療所の構造設備

診療所・歯科診療所の構造設備について（H20.10 葛飾区保健所による）

診療所等の構造設備

(1) 診療所は，他の施設と機能的かつ物理的に明確に区画されていること．

　例1 平屋の建物で診療所と居宅が併設されている場合
　　　　診療所と居宅の出入口がそれぞれ別にあり，廊下等を共用することなく明確に区画されていること．

　例2 2階以上の建物で診療所と事務所が併設されている場合であって診療所が数階にわたり，かつその最上階に事務所がある場合
　　　　診療所と事務所の出入り口がそれぞれ別にあり，かつ診療所内の専用階段と事務所の専用階段が別に設けられている等明確に区画されていること．

　例3 ビル内の場合
　　　　ビルの階段，廊下等と診療所が明確に区画され，また，他の施設との区画は，原則として天井まで仕切りがあること．ただし，ビルのフロア等の構造上，どうしてもパーテーションによる仕切り等しかできない場合，患者のプライバシー保護等に配慮した構造とすること．

(2) 医療機関の各施設は，それぞれ相互に有機的関係を持つべきものであることから，原則として構造上の一体性を保つ構造とすること．
　・医療施設を開設する場合，患者の使用することのない事務室，あるいは一定の条件を満たす併設デイケア施設を除き，各部門の有機的関連性があること．
　・雑居ビル等の2フロア以上を利用して開設される場合は，フロア間の有機的連関性を確保するため，医療機関の専用経路（直通階段又は専用エレベーター等）を確保すること．

(3) 内部構造は，原則として必要な各室が独立していること．
　廊下と診察室の区画が判然としない構造は不適当．

(4) 各室の用途が明示され，病室については，病室番号及び定床数が記入されていること．

(5) コンタクトレンズ購入に伴う検眼，装着指導等を目的とする眼科診療所の出入口は，道路又はビル内公共通路に面していること．

診察室について

(1) 一室で多くの診療科を担当することは好ましくない

(2) 小児科については，単独の診療室を設けることが望ましい．

(3) 他の室と明確に区画されていること．診療室が他の室への通路となるような構造は不適当である．また，診察室と待合室の区画は患者のプライバシー保護等に配慮し，扉が望ましい．

(4) 診察室と処置室を兼用する場合は，処置室として使用する部分をカーテン等で区画することが望ましい．

(5) 診察室は，医師一人につき一室が望ましい．

(6) 給水施設があることが望ましい．

(7) 診察室等の標準面積

診察室 $9.9\,m^2$ 以上

参考資料 6 （つづき）

歯科治療室 1 セット当たり 6.3 m²以上．2 セット以上は 1 セットにつき 5.4 m²以上

歯科技工室 6.6 m²以上

待合室 3.3 m²以上

歯科治療室について
(1) 他の室と明確に区画されていること．診療室が他の室への通路となるような構造は不適当である．
(2) 防塵装置その他必要な設備（防火設備，消火用機械・器具等）を設けること．
(3) その他，歯科技工所の構造設備基準に準じていること．

エックス線装置及び診療室について
(1) エックス線診療室は放射線防護がなされ，かつ，別に操作する場所を設けること．
(2) エックス線診療室には「管理区域」の標識及び使用中の旨の表示があること．
(3) 移動式のポータブル装置であっても，診療室などで大半を使用する場合，エックス線診療室が必要である．なお，歯科用ユニット付エックス線装置についても同様である．
(4) エックス線装置の総ろ過

利用線維の総ろ過は次のような基準となるように附加ろ過板を付すること．

・定格管電圧 70 キロボルト以下の口内法撮影用装置

アルミニウム当量 1.5 mm 以上

・定格管電圧 70 キロボルト以下の乳房撮影用装置

アルミニウム当量 0.5 mm 以上又はモリブデン当量 0.03 mm 以上

・輸血用血液照射装置，治療用装置及び上記に掲げる装置以外の装置

アルミニウム当量 2.5 mm 以上（1.5 mm は常設であること）

参考資料 7　主な歯科関連の特定保守管理医療機器

炭酸ガスレーザー	歯科用ユニット	超音波歯周用スケーラー
エルビウム・ヤグレーザー	歯科用オプション追加型ユニット	歯科用エアースケーラー
半導体レーザ治療器	歯科矯正用ユニット	回転式歯周用スケーラー
マイクロ波メス	歯科小児用ユニット	歯科用多目的超音波治療器
歯科用多目的超音波治療・汎用電気手術組合せ機器	予防歯科用ユニット	チェアサイド型歯科用コンピュータ支援設計・製造ユニット
	可搬式歯科用ユニット	
歯科用麻酔ガス送入ユニット	可搬式歯科用オプション追加型ユニット	歯科用根管長測定器
歯科集団検診用パノラマエックス線撮影装置	歯科診査・治療用チェア	歯周ポケット測定器
アナログ式口内汎用歯科エックス線診断装置	歯科用空気回転駆動装置	歯科用下顎運動測定器
デジタル式口内汎用歯科エックス線診断装置	歯科用電気回転駆動装置	歯科用咬合音測定器
アナログ式口外汎用歯科エックス線診断装置	歯科用ガス圧式ハンドピース	歯牙動揺測定器
デジタル式口外汎用歯科エックス線診断装置	歯科用電動式ハンドピース	電気式歯髄診断器
アナログ式歯科用パノラマエックス線診断装置	ストレート・ギアードアングルハンドピース	歯科用両側性筋電気刺激装置
デジタル式歯科用パノラマエックス線診断装置	歯科診療用電気エンジン及びエンジン用器具	電動式歯科根管拡大装置
アナログ式歯科用パノラマ・断層撮影エックス線診断装置	歯科用根管洗浄器	超音波歯科根管拡大装置
	治療用電気手術器	歯科用根管拡大装置
デジタル式歯科用パノラマ・断層撮影エックス線診断装置	歯科用噴射式切削器	電熱式根管プラガー
	歯科用電動式ドリルシステム	歯科用イオン導入装置
頭蓋計測用エックス線診断装置	歯面漂白用活性化装置	歯科麻酔用電動注射筒
頭蓋計測用一体型エックス線診断装置	歯科多目的治療用モーター	歯科重合用光照射器
アーム型エックス線CT診断装置	電動器具トルクコントロール装置	歯接触分析装置
コンピューテッドラジオグラフィー	歯面漂白用加熱装置	歯科用咬合力計
歯科用自動現像器	歯科用顎関節音測定器	歯科技工用金属表面処理器
歯科技工用エンジン	歯科技工用エンジン向けモーター	電動式吸引器
小型未包装品用高圧蒸気滅菌器	エチレンオキサイドガス滅菌器	乾熱滅菌器

参考資料 8 感染性廃棄物の判断フロー

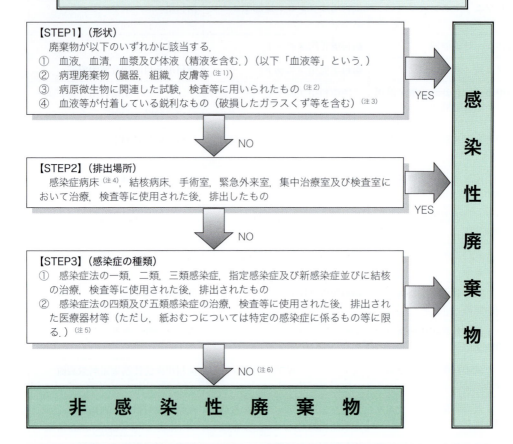

(注）次の廃棄物も感染性廃棄物と同等の取扱いとする．
　　・外見上血液と見分けがつかない輸血用血液製剤等
　　・血液等が付着していない鋭利なもの（破損したガラスくず等を含む．）
(注1) ホルマリン漬臓器等を含む．
(注2) 病原微生物に関連した試験，検査等に使用した培地，実験動物の死体，試験管，シャーレ等
(注3) 医療器材としての注射針，メス，破損したアンプル・バイアル等
(注4) 感染症法により入院措置が講ぜられる一類，二類感染症，指定感染症及び新感染症の病床
(注5) 医療器材（注射針，メス，ガラスくず等），ディスポーザブルの医療器材（ピンセット，注射器，カテーテル類，透析等回路，輸液点滴セット，手袋，血液パック，リネン類等），衛生材料（ガーゼ，脱脂綿等），紙おむつ，標本（検体標本）等
　　なお，インフルエンザ，麻疹，レジオネラ症等の患者の紙おむつ（参考1.1参照）は，血液等が付着していなければ感染性廃棄物ではない．
(注6) 感染性・非感染性のいずれかであるかは，通常はこのフローで判断が可能であるが，このフローで判断できないものについては，医師等（医師，歯科医師及び獣医師）により，感染のおそれがあると判断される場合は感染性廃棄物とする

参考資料 9　医療関係機関等から発生する主な廃棄物

種類		例
産業廃棄物	燃え殻	焼却灰
	汚泥	血液（凝固したものに限る），検査室・実験室等の排出処理施設から発生する汚泥，その他の汚泥
	廃油	アルコール，キシロール，クロロホルム等の有機溶剤，灯油，ガソリン等の燃料油，入院患者の給食に使った食料油，冷凍機やポンプ等の潤滑油，その他の油
	廃酸	レントゲン定着液，ホルマリン，クロム硫酸，その他の酸性の廃液
	廃アルカリ	エックス線現像廃液，血液検査廃液，廃血液（凝固していない状態のもの），その他のアルカリ性の液
	廃プラスチック類	合成樹脂製の器具，レントゲンフィルム，ビニルチューブ，その他の合成樹脂製のもの
	ゴムくず	天然ゴムの器具類，ディスポーザブルの手袋等
	金属くず	金属製機会機器，注射針，金属製ベッド，その他の金属製のもの
	ガラスくず コンクリートくず及び陶磁器くず	アンプル，ガラス製の器具，びん，その他のガラス製のもの，ギブス用石膏，陶磁器の器具，その他の陶磁器製のもの
	ばいじん	大気汚染防止法第2条第2項のばい煙発生施設及び汚泥，廃油等の産業廃棄物の焼却施設の集じん施設で回収したもの
一般廃棄物		紙くず類，厨芥，繊維くず（包帯，ガーゼ，脱脂綿，リネン類），木くず，皮革類，実験動物の死体，これらの一般廃棄物を焼却した「燃え殻」等

※感染性廃棄物の該否は感染性廃棄物の判断基準により行う

（環境省大臣官房：廃棄物・リサイクル対策部廃棄物処理法に基づく感染性廃棄物処理マニュアル）

参考資料 10 マニフェスト

産業廃棄物管理票（マニフェスト）A票　[直行用]　本伝票はノーカーボン紙・7枚複写です．強めにお書き下さい

交付年月日	平成　年　月　日	交付番号	**55114004525**	整理番号		交付担当者	氏名	印	排出事業者控

事業者（排出）
- 氏名又は名称
- 住所 〒　　電話番号

事業場（排出事業場）
- 名称
- 所在地 〒　　電話番号

産業廃棄物

□ 種類（普通の産業廃棄物）		□ 種類（特別管理産業廃棄物）		数量（及び単位）	荷姿
□ 0100 燃えがら	□ 1200 金属くず	□ 7000 引火性廃油	□ 7424 燃えがら（有害）		
□ 0200 汚泥	□ 1300 ガラスコンクリート・陶磁器くず	□ 7010 引火性廃油（有害）	□ 7425 廃油（有害）		
□ 0300 廃油	□ 1400 鉱さい	□ 7100 強酸	□ 7426 汚泥（有害）	産業廃棄物の名称	
□ 0400 廃酸	□ 1500 がれき類	□ 7110 強酸（有害）	□ 7427 廃酸（有害）		
□ 0500 廃アルカリ	□ 1600 家畜のふん尿	□ 7200 強アルカリ	□ 7428 廃アルカリ（有害）	有害物質等	処分方法
□ 0600 廃プラスチック類	□ 1700 家畜の死体	□ 7210 強アルカリ（有害）	□ 7429 ばいじん（有害）		
□ 0700 紙くず	□ 1800 ばいじん	☑ 7300 感染性廃棄物	□ 7430 13号廃棄物（有害）		
□ 0800 木くず	□ 1900 13号廃棄物	□ 7410 PCB等		備考・通信欄	
□ 0900 繊維くず	□ 4000 動物系固形不要物	□ 7421 廃石綿等			
□ 1000 動植物性残さ		□ 7422 指定下水汚泥			
□ 1100 ゴムくず		□ 7423 鉱さい（有害）			

中間処理産業廃棄物　管理票交付者（処分委託者）氏名又は名称及び管理票の交付番号（登録番号）
- □ 帳簿記載のとおり
- □ 当欄記載のとおり

最終処分の場所　名称／所在地／電話番号
- □ 委託契約書記載のとおり
- □ 当欄記載のとおり

運搬受託者
- 氏名又は名称
- 住所 〒　　電話番号

（処分先の事業場）運搬先の事業場
- 名称
- 所在地 〒　　電話番号

処分受託者
- 氏名又は名称
- 住所 〒　　電話番号

積替え又は保管
- 名称
- 所在地 〒　　電話番号

運搬担当者	氏名	受領印	運搬終了年月日	平成　年　月　日	有価物拾集量	数量（及び単位）
処分担当者	氏名	受領印	処分終了年月日	平成　年　月　日	最終処分終了年月日	平成　年　月　日

最終処分を行った場所　名称／所在地／電話番号　（委託契約書記載の場所にあっては委託契約書記載の番号）

照合確認	B2票	平成　年　月　日
	D 票	平成　年　月　日
	E 票	平成　年　月　日

参考資料 11 電子マニフェスト交付一覧（例）

下記内容でJWNETに情報登録いたします．

```
引渡し日      2018/01/11
排出事業者    ●●●
排出事業場    ●●●
　＜01＞
　　　連絡番号1        ×××              引渡し担当者（氏名）●●●
　　　廃棄物の種類     廃酸［0400000］
　　　廃棄物の名称     廃酸
　　　数量             10,000 kg
　　　荷姿             プラスチック容器
　　　有害物質
　　　収集運搬情報
　　　　区間1  収運業者  ▲▲▲
　　　　　　　運搬先    ▲▲▲
　　　　区間2  収運業者  ■■■
　　　　　　　運搬先    □□□
　　　　区間3  収運業者
　　　　　　　運搬先
　　　　区間4  収運業者
　　　　　　　運搬先
　　　　区間5  収運業者
　　　　　　　運搬先
　　　処分業者         ○○○
　　　処分事業場
　　　処分方法         中間    中和
　　　最終処分の場所   委託契約書記載のとおり
```

参考資料 12　国外で製作された歯科技工物の取り扱い

平成 17 年 9 月 8 日
医政歯発第 0908001 号

各都道府県衛生主管部（局）長

厚生労働省医政局歯科保健課長

国外で作成された補てつ物等の取り扱いについて

　歯科医療の用に供する補てつ物等については，通常，患者を直接診療している病院又は診療所内において歯科医師又は歯科技工士（以下「有資格者」という．）が作成するか，病院又は診療所の歯科医師から委託を受けた歯科技工所において，歯科医師から交付された指示書に基づき有資格者が作成しているところであり，厚生労働省では，「歯科技工所の構造設備基準及び歯科技工所における歯科補てつ物等の作成等及び品質管理指針について」（平成 17 年 3 月 18 日付け医政歯発第 0318003 号厚生労働省医政局長通知）において，歯科技工所として遵守すべき基準等を示し，歯科補てつ物等の質の確保に取り組んでいるところです．
　しかしながら，近年，インターネットの普及等に伴い，国外で作成された補てつ物等を病院又は診療所の歯科医師が輸入（輸入手続きは歯科医師自らが行う場合と個人輸入代行業者に委託する場合がある．）し，患者に供する事例が散見されています．
　歯科技工については，患者を治療する歯科医師の責任の下，安全性等に十分配慮したうえで実施されるものですが，国外で作成された補てつ物等については，使用されている歯科材料の性状等が必ずしも明確でなく，また，我が国の有資格者による作成ではないことが考えられることから，補てつ物等の品質の確保の観点から，別添のような取り扱いとしますので，よろしく御了知願います．

別　添

　歯科疾患の治療等のために行われる歯科医療は，患者に適切な説明をした上で，歯科医師の素養に基づく高度かつ専門的な判断により適切に実施されることが原則である．
　歯科医師がその歯科医学的判断及び技術によりどのような歯科医療行為を行いかについては医療法（昭和 23 年法律 205 号）第 1 条の 2 及び第 1 条の 4 に基づき，患者の意思や心身の状態，現在得られている歯科医学的知見等も踏まえつつ，個々の事例に即して適切に判断されるべきものであるが，国外で作成された補てつ物等を病院又は診療所の歯科医師が輸入し，患者に供する場合は，患者に対して特に以下の点についての十分情報提供を行い，患者の理解と同意を得るとともに，良質かつ適切な歯科医療を行うよう努めること．

1）当該補てつ物等の設計
2）当該補てつ物等の作成方法
3）使用材料（原材料等）
4）使用材料の安全性に関する情報
5）当該補てつ物等の科学的知見に基づく有効性及び安全性に関する情報
6）当該補てつ物等の国内外での使用実績等
7）その他，患者に対し必要な情報

出典：平成 17 年 9 月 8 日付医政歯発第 0908001 号厚生労働省医政局歯科保健課長通知

参考資料 13　補綴物のさらなる安全性の確保

平成 22 年 3 月 31 日
医政歯発 0331 第 1 号

各都道府県衛生主管部（局）長　殿

厚生労働省医政局歯科保健課長

補てつ物等の作成を国外に委託する場合の使用材料の指示等について

　歯科医療の用に供する補てつ物等については，患者を治療する歯科医師が歯科医学的知見に基づき適切に判断し，当該歯科医師の責任の下，安全性に十分配慮した上で作成されるものですが，通常，患者を直接診療している病院又は診療所内において歯科医師又は歯科技工士が作成するか，病院又は診療所の歯科医師から委託を受けた歯科技工所において，歯科医師から交付された歯科技工指示書に基づき歯科技工士が作成しているところです．
　また，国外で作成された補てつ物等の取扱いについては，「国外で作成された補てつ物等の取り扱いについて」（平成 17 年 9 月 18 日付け医政歯発第 0908001 号医政局歯科保健課長通知．以下「課長通知」という．）において，国外で作成された補てつ物等を歯科医師が輸入し，患者に供する場合は，使用材料の安全性に関する情報等について，患者に対して十分情報提供を行うよう指導したところです．
　今般，補てつ物等のさらなる安全性の確保等の観点から，補てつ物等の作成を国外に委託する場合の使用材料の指示等について，別添のような取扱いとしますので，よろしく御了知願います．

（別添）

　補てつ物等の作成の委託については，患者を治療する歯科医師の責任の下，安全性に十分配慮した上で実施されるべきものであることから，歯科医師は，補てつ物等の作成を国外に委託する場合，課長通知のとおり取り扱うとともに以下の事項を遵守されたい．

① 補てつ物等を作成する場所（名称及び所在地）を明示して指示を行うとともに，当該指示の内容の要点を診療録等に記録すること．
② 使用する歯科材料を明示して指示を行うとともに，当該指示の内容の要点を診療録等に記録すること．
　なお，指示に際しては，歯科材料の組成・性状や安全性等に関する情報を添付文書等により事前に把握し，（注 1）ISO 規格や（注 2）「歯科鋳造用ニッケルクロム合金（冠用）の製造（輸入）の承認申請について」（昭和 60 年 3 月 30 日付け薬審第 294 号薬務局審査課長通知）等で定める基準を満たした歯科材料を選定した上で，当該歯科材料が特定されるよう，製品名（製造販売業者名を含む）等を明示して指示を行うこととする．
　（注 1）ISO 規格においては，個々の歯科材料の成分分量等に関する基準が規定されている．
　（注 2）「歯科鋳造用ニッケルクロム合金（冠用）の製造（輸入）の承認申請について」においては，「ベリリウムを検出してはならない」等の基準が規定されている．
③ 補てつ物等を患者に供する前に，当該補てつ物等を作成した者から使用された歯科材料を証明する書類等を取得し，①及び②の指示の内容等に基づき作成されたかどうか確認を行うとともに，当該書類等を診療録に添付する等，適切に保管すること．

［厚生労働省医政局歯科保健課長通知（出典：平成 22 年 3 月 31 日付医政歯発 0331 第 1 号）］

索引

あ行

アクシデント ……………… 106
アドヒアランス …………… 16
アドボカシー ……………… 12

い行

インシデント ……………… 106
インフォームド・コンセント …… 9
一般廃棄物 ………………… 88
医業 ………………………… 24
医業等に関する広告制限 … 32
医行為 ……………………… 24
医事紛争 …………………… 140
　──の解決 ……………… 153
　──の原因 ……………… 143
　──の流れ ……………… 145
　──の防止 ……………… 146
医制 ………………………… 158
医道審議会 ………… 25, 110
医薬品の安全管理体制 …… 65
医薬品安全管理責任者
　………………… 62, 65, 74, 75
医薬品安全使用のための業務に関する手順書 …… 74
医薬品医療機器等法 ……… 77
医薬品業務手順書 ………… 65
医薬品, 医療機器等の品質, 有効性及び安全性の確保等に関する法律 …………………… 77
医療における倫理4原則 … 12
医療の不確定性 …………… 111
医療安全管理委員会 … 62, 63
医療安全管理指針 ………… 63
医療安全管理責任者 ……… 74
医療安全支援センター … 34, 35
　──の業務 ……………… 35
医療過誤 …………… 66, 107, 111
医療過誤防止策 …………… 112
医療介護総合確保推進法 … 27
医療介護総合確保法 ……… 161
医療記録 …………………… 121
医療危機管理 ……………… 105
医療機関の開設 …………… 31
医療機関の管理 …………… 31
医療機関の指導監督 ……… 31
医療機関の定義 …………… 30
医療機器の保守管理計画 … 78
医療機器の保守点検 ……… 56
医療機器安全管理責任者 … 62, 65
医療機器情報担当者 ……… 77
医療機器保守管理責任者 … 77
医療機器保守点検計画 …… 62
医療機能情報提供制度 …… 32
医療経済実態調査 ………… 162

医療事故 …………………… 66
　──に係る調査の流れ … 35
　──の事故分析手法 …… 68
医療事故調査・支援センター … 69
医療事故調査制度 … 35, 67, 69, 164
医療情報 …………………… 115
　──の標準化 …………… 118
医療情報管理 ……………… 115
医療情報標準化推進協議会 … 118
医療制度 …………… 158, 162
医療廃棄物 ………… 71, 88
医療扶助 …………………… 182
医療保険制度 ……………… 160
医療法 ……………………… 26
　──の目的 ……………… 27
　──の理念 ……………… 28
医療法人制度 ……………… 33
院内の掲示 ………………… 100
院内感染管理システム …… 70
院内感染対策 ……… 64, 71
院内感染対策委員会 ……… 62
院内感染対策指針 ………… 62
院内感染防止マニュアル … 103

え行

エックス線診療室 ………… 84
エックス線装置 …………… 83
栄養サポートチーム … 190, 193

お行

オーダーメイド医療 ……… 17
オーダエントリシステム … 129
おまかせ医療 ……………… 6
応招義務 …………………… 22

か行

カルテ ……………………… 121
ガラスバッジ ……………… 86
かかりつけ歯科医
　………………… 214, 216, 219, 220
かかりつけ歯科医機能
　………………… 215, 216, 222
かかりつけ歯科医機能強化型歯科診療所 ……… 217, 218
介護サービスの種別 ……… 175
介護サービス計画 ………… 174
介護医療院 ………………… 175
介護保険制度 ……… 161, 173
介護予防 …………………… 179
海外歯科技工 ……………… 211
開業時の各種届出書 ……… 49
開設における諸届けおよび申請 …………………… 49
解釈モデル ………………… 112
外来環 ……………………… 73

確認検査 …………………… 51
紙マニフェスト …………… 94
患者の権利 ………………… 6
患者の権利章典 …………… 8
患者の権利宣言 …………… 7, 8
患者主体 …………………… 222
患者中心の医療 …………… 2
患者情報 …………………… 116
感染性廃棄物 ……… 73, 88, 89
感染対策マニュアル ……… 70
監査 ………………………… 19

き行

基本診療料 ………………… 171
居宅サービス ……………… 179
居宅介護サービス ………… 175
共済組合 …………………… 168
行政責任 …………………… 107
協会けんぽ ………… 37, 165
業務上過失致死傷 ………… 109
業務独占 …………………… 24
緊急作業従事者等に係る健康診断 …………………… 79
緊急地震速報 ……………… 80

く行

クリニカル・パス ………… 115

け行

刑事責任 …………………… 109
経過一覧表 ………………… 19
経過記録 …………………… 18
健康寿命 …………………… 187
健康増進法 ………………… 161
健康保険以外の被用者保険 … 41
健康保険組合 ……… 37, 165
健康保険法 ………… 37, 160, 165
健保組合 …………… 37, 165
見読性 ……………………… 130
現状届 ……………………… 23

こ行

コーディネートスタッフ … 113
コード化 …………………… 117
コンプライアンス … 13, 14, 15, 16
個人モニタ ………………… 86
個人モニタリング用線量計 … 86
個人の尊厳 ………………… 9
個人識別符号 ……………… 136
個人情報 …………………… 136
　──の保護 ……………… 118
個人情報の保護に関する法律
　………………… 135, 136
個人情報取扱事業者 ……… 136
個人情報保護法 …… 135, 136

INDEX

個人線量当量管理票 ……………… 86
雇用保険 …………………………… 53
口腔ケアチーム …………………… 194
口腔衛生管理体制加算 …………… 179
口腔関連介護サービス …………… 177
広告可能な診療科名 ……………… 32
後期高齢者医療広域連合 …… 40, 168
後期高齢者医療制度 ………… 40, 168
高額療養費 ………………………… 170
高齢者の医療の確保に関する法律 ……………………………… 40, 165
高齢者医療確保法 …………… 40, 165
構造設備 …………………………… 59
構造設備の基準 …………………… 59
国際生活機能分類 ………………… 188
国保組合 …………………………… 168
国民皆保険制度 ……………… 160, 161
国民健康保険 ………………… 39, 168
国民健康保険組合 ………………… 168
国民健康保険法 ……………… 39, 168
根本原因分析 ……………………… 68

さ行

災害時の対応 ……………………… 80
災害時対応マニュアル …………… 80
最善の医療を平等に受ける権利 … 9
在宅医療 …………………………… 190
在宅医療相談窓口 ………………… 201
在宅医療廃棄物 …………………… 97
在宅高齢者の口腔管理 …………… 200
債務不履行責任 …………………… 107
産業廃棄物 ………………………… 88
産業廃棄物管理票 ………………… 94

し行

死亡原因疾患 ……………………… 185
知る権利 …………………………… 9
施設サービス ………………… 175, 179
歯科と多職種との連携 …………… 197
歯科医業 …………………………… 24
歯科医行為 ………………………… 24
歯科医師の義務 …………………… 22
歯科医師の社会的役割 …………… 21
歯科医師会入会届 ………………… 49
歯科医師法 ………………………… 158
歯科医療における感染管理のためのCDCガイドライン ………… 70
歯科医療の法的意義 ……………… 21
歯科医療管理 ……………………… 2
歯科医療機関数 …………………… 208
歯科衛生士の業務範囲 …………… 203
歯科衛生士法 ……………………… 161
歯科外来診療環境体制加算 ……… 73
歯科技工士の業務範囲 …………… 204
歯科技工士数 ……………………… 206
歯科技工士法 ……………………… 161
歯科技工所 ………………………… 209
歯科技工録 ………………………… 211
歯科口腔保健の推進に関する法律 ……………………………… 41, 161
歯科口腔保健法 …………………… 41
歯科疾患の予防処置 ……………… 203
歯科疾患実態調査 ………………… 45
歯科診療の補助 …………………… 204
歯科診療所の開設プロセス ……… 46
歯科診療所の設備 ………………… 56
歯科診療所の閉鎖 ………………… 59
歯科診療所開設時の検査 ………… 51
歯科診療報酬点数表 ……………… 171
歯科保健指導 ……………………… 204
歯科訪問診療 ……………………… 193
歯科補綴物 ………………………… 211
自律尊重原則 ……………………… 12
守秘義務 …………………………… 24
就業規則 …………………………… 55
就業歯科衛生士数 ………………… 205
集中治療チーム …………………… 193
準委任契約 ………………………… 6
職員研修 …………………………… 62
処方箋の交付義務 ………………… 22
初期診断 …………………………… 18
初期治療計画 ……………………… 18
叙述的記録 ………………………… 18
消防立入検査 ……………………… 52
照射録 ……………………………… 87
情報の収集 ………………………… 17
情報の評価 ………………………… 18
真正性 ……………………………… 130
診療記録 …………………………… 121
診療記録の開示 …………………… 127
診療所（歯科診療所）開設届 …… 49
診療情報 …………………………… 115
診療情報の提供などに関する指針 ………………………………… 123
診療情報開示 ……………………… 138
診療報酬 …………………………… 171
診療報酬明細書 …………………… 123
診療用エックス線装置備付届 …… 49
診療用高エネルギー放射線発生装置 ……………………………… 83
診療用放射線照射器具 …………… 83
診療用放射線照射装置 …………… 83
診療用放射線装置 ………………… 83
診療用放射線同位元素 …………… 83
診療録 ……………………………… 121
　——の記載 ……………………… 23
　——の保存 ……………………… 23

す行

スイスチーズモデル ……………… 67
スタッフ雇用にかかわる届 ……… 49
スタンダードプリコーション …… 70

せ行

セカンドオピニオン ……………… 180
生活保護 …………………………… 182
生活保護制度 ……………………… 182
生活保護法による医療機関指定申請書 ………………………… 49
正義（公正）原則 ………………… 12
税務に関する届出 ………………… 49
摂食嚥下チーム …………………… 194
船員保険 …………………………… 168
全国健康保険協会 ………………… 37
全国健康保険協会管掌の健康保険 ………………………………… 165
善行原則 …………………………… 12

そ行

創業融資制度 ……………………… 47

た行

第1号被保険者 …………………… 176
第2号被保険者 …………………… 176
代替的紛争処理手続 ……………… 142

ち行

チーム医療 ………………………… 190
地域ケア会議 ……………………… 196
地域における医療及び介護の総合的な確保を推進するための関係法律の整備などに関する法律 ……………………………… 27
地域医療介護総合確保基金 ……… 37
地域医療構想 ……………………… 36
地域医療連携推進法人制度 ……… 33
地域完結型医療 ……………… 120, 185
地域保険 …………………………… 37
地域包括ケアシステム ………………………………… 37, 195, 217
地域密着型サービス ……………… 175
地域連携クリニカル・パス ……… 120
中医協 ……………………………… 172
中央社会保険医療協議会 …… 171, 172
調剤報酬点数表 …………………… 171

つ行

通所サービス ……………………… 178

て行

出来高払い ………………………… 171
電子マニフェスト ………………… 94

と行

都道府県医療審議会 34
道徳 10
特定化学物質障害予防規則 79
特定保守管理医療機器 56
特別管理一般廃棄物 88
特別管理産業廃棄物 88
特別管理産業廃棄物管理責任者 91
特別養護老人ホームでの摂食嚥下指導事業 202
特掲診療料 171
匿名加工情報取扱事業者 137

な行

なぜなに分析 68

に行

日本医療安全調査機構 69
日本国憲法第13条 21
日本国憲法第25条 21
日本私立学校振興・共済事業団 41

ね行

ねたきり高齢者訪問歯科支援事業 200

は行

ハインリッヒの法則 106
バイオエシックス 8
バイオハザードマーク 73, 91
パターナリズム 6, 8
廃棄物処理法に基づく感染性廃棄物処理マニュアル 73

ひ行

ヒヤリハット 113
ヒヤリハット事例 67
ヒューマンエラー 67, 130
非感染性廃棄物 88, 90
非感染性廃棄物ラベル 90
被用者保険 37
標準化 118
標準歯科病名マスター 119
標準予防策 70
病院完結型医療 185

ふ行

フリーアクセス 163
プライバシー保護 9
父権主義 6
不法行為 6

電子診療録 129, 130

不法行為責任 108

へ行

ヘルシンキ宣言 8

ほ行

保険医 171
保険医療機関 171
保険医療機関指定申請書 49
保険外併用療養費 170
保険給付 37
　──の種類 37
保険者 37
保健指導 23
保健所の立入検査 101
保存性 130
包括評価制度 171
法 10
放射性同位元素装備診療機器 83
放射線の防御 86
放射線管理区域 85
放射線診療従事者の被曝防止 86
放射線測定器 85
放射線防護衣 86

ま行

マニフェスト 94

み行

民事責任 107

む行

無危害原則 12
無診察治療 22

め行

名称独占 25

よ行

要介護になる疾患 185
要介護認定 174
要配慮個人情報 136

り行

リスボン宣言 9
療養の給付 165, 169
療養担当規則 172
療養費 169
倫理 10

る行

ルミネスバッジ 86

れ行

レセプト 123

ろ行

労災保険 53
労働災害補償保険法 71
労働者災害補償保険 53
労働保険 53

数字

2017年の骨太の方針 214
2025年に向けた医療提供体制 36
4M-4E分析 68
5つのd 111

A

ADR 142

D

Dental Practice Administration 2
DICOM 119
DOS 17
DPC 171

E

EBM普及推進事業 149

H

HELICS協議会 118

I

ICD-10 119
ICF 188

M

M-SHEL分析 68

N

NST 190, 193
Nutrition Support Team 190, 193

P

PET診療用放射線同位元素 83
POS 17
　──の基本的構造 17
POS形式 18

R

RCA 68

S

SOAP 19

【編集委員略歴】

尾﨑 哲則
- 1983年　日本大学歯学部卒業
- 2002～2022年　日本大学歯学部医療人間科学分野教授
- 2002～2011年　日本大学歯学部附属歯科衛生専門学校校長
- 2008～2012年，2016～2018年　日本歯科医療管理学会副会長
- 2018年　一般社団法人日本歯科医療管理学会副理事長
　　　　　一般社団法人日本歯科医療管理学会指導医
- 2019年　一般社団法人日本歯科医療管理学会理事長

福澤 洋一
- 1979年　日本大学松戸歯学部卒業
- 1990年　福沢歯科（東京都港区）開設
　　　　　福沢労働衛生コンサルタント事務所開設
- 2014～2018年　日本歯科医療管理学会常任理事
- 2016年　日本歯科医療管理学会雑誌編集委員長
- 2018年　一般社団法人日本歯科医療管理学会理事
　　　　　一般社団法人日本歯科医療管理学会指導医
- 2023年　（公社）東京都港区芝歯科医師会監事
　　　　　虎ノ門ヒルズ福沢歯科開設

瀬川 洋
- 1984年　東北歯科大学（現奥羽大学）歯学部卒業
- 2013年　奥羽大学歯学部口腔衛生学講座教授
- 2016年　奥羽大学歯学部学生部長
- 2010年　日本歯科医療管理学会常任理事
　　　　　一般社団法人日本歯科医療管理学会指導医

藤井 一維
- 1988年　日本歯科大学新潟歯学部卒業
- 2008年　日本歯科大学新潟病院歯科麻酔・全身管理科教授
　　　　　日本歯科医療管理学会理事
- 2013年　日本歯科医療管理学会指導医
- 2017年　日本歯科大学新潟生命歯学部歯学部長
　　　　　日本歯科大学新潟生命歯学部歯科麻酔学講座教授
- 2012～2018年　日本歯科医療管理学会常任理事
- 2018年　一般社団法人日本歯科医療管理学会理事
　　　　　一般社団法人日本歯科医療管理学会指導医

新版 歯科医療管理
―安全・安心・信頼の歯科医療を提供するために

ISBN 978-4-263-45821-1

2018年 7月25日　第1版第1刷発行
2024年 1月20日　第1版第3刷発行

編　集　一般社団法人
　　　　日本歯科医療管理学会
発行者　白石泰夫
発行所　医歯薬出版株式会社
〒113-8612 東京都文京区本駒込 1-7-10
TEL. (03)5395-7638(編集)・7630(販売)
FAX. (03)5395-7639(編集)・7633(販売)
https://www.ishiyaku.co.jp/
郵便振替番号　00190-5-13816

乱丁，落丁の際はお取り替えいたします　印刷・三報社印刷／製本・皆川製本所
© Ishiyaku Publishers, Inc., 2018. Printed in Japan

本書の複製権・翻訳権・翻案権・上映権・譲渡権・貸与権・公衆送信権（送信可能化権を含む）・口述権は，医歯薬出版(株)が保有します．

本書を無断で複製する行為（コピー，スキャン，デジタルデータ化など）は，「私的使用のための複製」などの著作権法上の限られた例外を除き禁じられています．また私的使用に該当する場合であっても，請負業者等の第三者に依頼し上記の行為を行うことは違法となります．

JCOPY ＜出版者著作権管理機構 委託出版物＞

本書をコピーやスキャン等により複製される場合は，そのつど事前に出版者著作権管理機構（電話03-5244-5088，FAX 03-5244-5089，e-mail:info@jcopy.or.jp）の許諾を得てください．